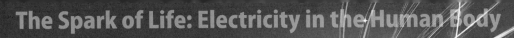
The Spark of Life: Electricity in the Human Body

生命の閃光

体は電気で動いている

フランシス・アッシュクロフト
Frances Ashcroft

広瀬 静 訳

東京書籍

警告

電気は間違った使い方をするときわめて危険です。本書に記載されている実験を「決して」自分自身や他の人、または動物に対して行わないこと。著者および出版社は、読者がこの警告に従わなかった場合に発生するいかなる問題・事故や損害に対しても、一切の責任を負いません。

生命の閃光

ロージーとチャールズに捧げる

THE SPARK OF LIFE : Electricity in the Human Body
by Frances Ashcroft

First edition was originally published in English 2012
by Allen Lane. Published by Penguin Books 2013
The Japanese translation rights arranged with
Frances Ashcroft c/o Felicity Bryan Associates, Oxford
through Tuttle-Mori Agency, Inc., Tokyo
Copyright © 2012 by Frances Ashcroft
Line Drawing copyright © 2012 by Ronan Mahon
Japanese edition copyright © 2016 by Tokyo Shoseki Co., Ltd.

No part of this publication may be reproduced in any material form
(including photocopying or storing it in any medium by electronic means and whether or not
transiently or incidentally to some other use of this publication)
without the written permission of the copyright owners.
All rights reserved.

ISBN 978-4-487-80797-0 C0047

Printed in Japan

「人間は電気仕掛けの土塊(つちくれ)にすぎない」

パーシー・ビッシュ・シェリー

目 次

図版一覧 　9

序 「ぼくは充電されたからだを歌う」 　11

1. 驚嘆の時代 　19
理解の始まり 21／火花を出す大きな玉 23／電撃ショック 25
マザーグースの「飛びはねる9人の貴族」さながらに 27
天空から稲妻をつかみ取る 29／青天の霹靂 33／落雷 34
カエルのダンスの先生 35／電気ショックの源 38／巨人たちの衝突 39
「マッド」サイエンティストたち 40／驚嘆の時代 44

2. 分子の通り道 　47
三位一体 48／性質の違い 51／生命の構成要素 52
貴重な体液 55／水際の検問所 56／自ら試して確かめよ 59
遺伝子の切り貼り 63／針の目 64／開いたり閉じたり 67

3. インパルスに影響するもの 　69
体の配線 70／インパルスに影響するもの 71
神経のおしゃべりを聞く 74／好機と幸運 76／軸索を制御する 79
計算が決め手 82／イカの奪い合い 83／発火！ 84／恐ろしい薬 85
赤潮と服毒自殺 88／毒の女王 91／ナトリウムルール 94

4. すき間のこと 　97
ノーベル賞につながった夢 99／ヒトラーの贈り物 102
スープと火花の戦い 104／すき間のこと 107／準備万端 109
毒矢 110／神経ガス 114／死のカラバル豆 116
稲妻の速さで 118／シナプス間隙を跳び越える 119

5. 活動を阻害するもの 　121
筋肉の配線 122／インプレッシブ：トロイの木馬 125
硬直する体 127／ヤギに習え 128／興奮－収縮連関 132
何てこった！ 134

6. 震えを呼ぶ魚 　137
なんというショック！ 140／筋肉の電撃的な使い道 142
スイッチを入れる 144／やられた！ 146
シビレエイ自身はなぜショックを受けないか？ 149
サメの攻撃！ 149／電気を感知する能力 150／暗闇のハンター 153
我が道を探す 155／電気語を話す 158

7. 問題の核心　　　　　　　　　　　　　　　　　　　　161
　　ビートは続く 162／心電図 164／心臓を病む 169
　　リズムを回復させる 172／「パッカー・ワッカー」174
　　地獄から逆戻り 176／心臓の電気活動 178
　　びっくりして死んでしまう人 181／テルフェナジンの物語 183
　　心臓どきどき 184／堪え忍べ、わが心よ 187／鼓動する心臓 189
　　サイレントキラー 190／バーチャルな心臓 191

8. 生と死　　　　　　　　　　　　　　　　　　　　　193
　　精子のターボチャージャー 195／壁を立てる 197
　　生死を分ける 198／血圧の調整役 200／しょっぱいお話 201
　　細胞の配管システム 204／凶器 206／菌との戦い 208
　　自殺する細胞 209／生きるべきとき、死ぬべきとき 210
　　ごま葉枯病のわけ 212／グリーン電力 213
　　低速の走行車線を行く 214

9. 知覚の扉　　　　　　　　　　　　　　　　　　　　217
　　目は見ている 218／光の感知 221／暗闇で見る 223
　　赤色を見る 224／レンズを通して、ぼんやりと 225
　　色覚にまつわる驚きの事実 227／音の正体 229／波を作る 231
　　グッド・バイブレーション 233／踊る有毛細胞 234
　　耳の歌 235／聾とともに生きる 235
　　今日は聞こえても、明日は 236／味覚の問題 239／香りを理解する 242
　　フルーツの王様 245／触れられる感覚 246／お熱いのがお好き 246
　　やっかいな痛み 249／もう安心 251／感覚を司る脳 252

10. 配線完了　　　　　　　　　　　　　　　　　　　　255
　　灰色の小さな細胞 256／1個1個の細胞を見る 260
　　脳を分解する 262／刺激してわかること 265／脳波 266
　　働く脳を見る 267／脳はどのようにして見るのか 270
　　注目！ 273／色つきの音を聞く才能 274／片頭痛 275
　　力のバランス 277／ジレンマに陥る 278
　　過ぎたるは及ばざるがごとし 280／恐ろしい硬直 282
　　『スタイルズ荘の怪事件』283／脳内の嵐 284／脳の配線をする 286

11. 心の問題　　　　　　　　　　　　　　　　　　　　287
　　気持ちいい！ 288／中毒 290／「ラヴ、ラヴ・ミー・ドゥー」292
　　（不）幸せのホルモン 294／記憶の技 297／過去の物事の記憶 298
　　記憶のもと 301／行動に「光」を当てる 303
　　眠るのは夢を見るため 305／夢の神 309／麻酔薬 311／私は誰？ 314

12. 広がる可能性　　　319

簡単便利になった電気 320／電気的喜びの王子 323
びりっとくるもの 326／システムへの一撃 328
ショッキングな終わり方 331／電流の戦い 333／電気椅子 335
フェイザー銃とスタンガン 337／感情のシグナル 338
マインドコントロール 339／バイオニックな耳 341／物をつかむ 342
未来に向けて 344

訳者あとがき　　　347

注記　　　349

参考文献　　　352

謝辞　　　354

本文および図版の使用許諾　　　356

索引　　　358

図版一覧

図 1-1　クリスチャン・アウグスト・ハウゼンの著書『Novi profectus in historia electricitatis, post obitum auctoris』(1743年)の口絵　24

図 1-2　ガルヴァーニの著書『Commentarius (解説)』の図1　35

図 1-3　斬首刑に処せられた罪人の死体を使った実験について、アルディーニが書いた論文「Essai théorique et éxperimental sur le galvanisme」の挿し絵　41

図 2-1　細胞膜の模式図　54

図 2-2　パッチクランプ法の模式図と単一チャネルの電流の記録　60

図 3-1　典型的な神経細胞の模式図　71

図 3-2　ミエリン化した神経　72

図 3-3　活動電位　78

図 3-4　歌川廣重の「いなだとふぐ」　86

図 4-1　神経−筋接合部の模式図　107

図 5-1　運動ニューロンによる筋線維の支配　123

図 5-2　筋緊張症のヤギ　129

図 5-3　正常な筋肉と筋緊張症の筋肉への刺激　131

図 5-4　人の筋肉の膜のイオンチャネル　133

図 6-1　サッカラの王妃ティイの墓にあるレリーフ (紀元前 2750年)　138

図 6-2　ボルタ電堆とシビレエイの体部の断面　143

図 6-3　デンキウナギの3つの電気器官　145

図 6-4　シビレエイの発電器官　147

図 6-5　サメが電気受容感覚を使って獲物の居場所を突き止める様子を明らかにした、アドリアヌス・カルミンの古典的実験　152

図 6-6　ジムナーカス　157

図 7-1　電気で動く心臓のシステム　163

図 7-2　オーガスタス・ウォラーのペット犬、ジミーを使った心電図の公開実験　166

図 7-3　心室の活動電位と心電図および心臓の収縮との関係　168

図 9-1　目の断面図と光感受性のある桿体細胞　219

図 9-2　外耳から内耳までの耳の構造　230

図 9-3　聴覚を担う蝸牛管の領域　232

図 9-4　有毛細胞　238

図 10-1　人の脳の断面にみられる主な領域　257

図 10-2　サンチャゴ・ラモン・イ・カハールが1899年に描いた、ハトの小脳のプルキンエ細胞と顆粒細胞のスケッチ　261

図 10-3　錯覚　271

図 12-1　電気治療　322

序
「ぼくは充電されたからだを歌う」

　そのときわたしは新しい惑星が突如視界に入ってきたのを
　目にした天体観測者のような思いがした、
　あるいはまた鷲のような眼で太平洋を睨んだ
　あの勇猛なコルテスにもひとしかった——部下たちは
　ことごとく盛んな憶測で眼と眼を見交わして——
　無言のまま、ダーリエンの峰の上で。

ジョン・キーツ「初めてチャップマン訳ホーマーをのぞき見て」
（『世界文学全集 38：世界詩集』ジョン・キーツ著、安藤一郎訳、
講談社、1976年10月20日1刷、50頁より、一部改変）

　生まれてまだ2～3カ月の頃、ジェイムズは突然重い糖尿病を発症して入院することになった。そして生涯にわたってインスリン注射が必要だと宣告された。しばらく経っても歩くことも話すこともうまくできず、普通の子どもより発達が遅れていることがわかってきた。5歳になる頃にはようやく歩けるようになったが、意思を伝えることはまだできず、2歳くらいの子がするような癲癇の発作をよく起こした。ジェイムズの両親にとっては、心の休まることのない不安な日々だった。

　しばらくすると、ジェイムズの糖尿病はとても珍しいタイプであることがわかってきた。ATP感受性カリウムチャネル（K_{ATP}チャネル）というタンパク質の遺伝子欠損（突然変異）による新生児発症型糖尿病だったのだ。K_{ATP}チャネルの突然変異にはいくつかの種類があり、糖尿病だけを発症するタイプもあるが、5人に1人くらいの割合で、発育遅滞や過敏性、行動異常、筋肉の機

能不全といった一群の神経障害も現れる。ジェイムズはまさにこのタイプだった。なぜこうしたさまざまな症状が出るかと言えば、K_{ATP}チャネルはインスリンを分泌する細胞のほかに、筋肉や脳の細胞にもあって、それぞれの細胞の電気活動に深く関与しているためだ。ジェイムズの病気には、やがて私自身も密接なつながりを持つことになった。なぜなら、このK_{ATP}チャネルこそ、私が生涯を通じて取り組んできた研究テーマであるからだ。そして、私たちがまさにこのチャネルの仕組みを解明したことで、ジェイムズは糖尿病のコントロールに欠かせなかった1日何回かのインスリン注射をやめ、薬を2～3錠飲むだけですむようになったのだ。

　糖尿病という病気は、膵臓のβ細胞からインスリンが十分に放出されず、血糖値が異常に上昇することで起きる。1984年に、私はこの糖尿病の発症の仕組みにK_{ATP}チャネルが関係していることを突き止め、論文にして『ネイチャー』誌に発表した。当時、新たに発見したことは、膵β細胞の細胞膜にK_{ATP}チャネルがあって、β細胞の電気活動とインスリン放出の調節に関係しているということだ。K_{ATP}チャネルは分子レベルの小さな穴のようなものだが、β細胞の細胞膜では、血液中の糖の濃度（血糖値）の変化に応じて、チャネルの穴の開閉が間接的に調節されていた。つまり、血糖値が上がると、この穴が閉じて、膵β細胞からのインスリン分泌が刺激され、血糖値が下がると、穴が開き、インスリン分泌が抑制されるという関係にあったのだ[1]。

　研究成果の発端となる発見をした日のことは、今も鮮やかに覚えている。画期的な発見というものは、なぜか夜中に1人で仕事をしているときによく起きるものだが、その日もそうだった。当時の私は、「β細胞の培養液に糖（グルコース）を加えるとチャネルが閉じる」という仮説を立て、実験で検証することに取り組んでいた。そして、その夜の実験で、仮説通りのことが起きたのだ。なのに私は、きっと自分が何か操作ミスをしたせいに違いないと考え、実験をやめかけた。それでも、もしかするとそうではないかもしれない、とまた思い直し、今度はグルコースを取り除いてみることにした。もし本当にグルコースの影響でチャネルが閉じたのなら、グルコースを取り除けばチャネルは再び開くはずだ。しかし、もし単なる操作ミスで起きたことなら、グルコースを取

り除いてもチャネルは閉じたままだろう。培養液からグルコースを取り除いて、やきもきするような気持ちで反応を待つこと数分間……チャネルは再び開いた。嬉しさが爆発した。私は興奮のあまり、ロケットで宇宙に飛び出し、きらめく星に囲まれて舞い踊るような気分だった。その瞬間のことを思い出すだけで、今も興奮に胸が高鳴り、笑みが浮かんでくる。何か新しいことをこの地球上で誰より早く見つけ出し、その意味を知るという新発見の喜びは、何にも勝るものだ。科学者にとって、そうした経験はごく稀なことで、生涯にたった一度でもあれば良いほうだろう。普通はそこに至るまでに地道な努力が何年も何年も続くのだ。それでも新発見の喜びは、まさに魅惑的で、人生を変えてしまうほどの一大事である。だからこそ、困難なときも続けていくことができるのだ。私たち研究者が科学というものに離れがたい魅力を感じるのは、まさにこの点だ。

　あの夜、私はダーリエンの峰に静かにたたずむ、たくましいコルテスのような気分だった。眺めていたのは太平洋ではなく、心の中の展望だ。これから自分の研究がどこに向かうのか、どんな実験が必要なのか、それが何を意味するのかについて、私は確信に満ちた気分だった。そして次の日の朝になると──お決まりのことだが、揺るぎない気持ちはすっかり消え失せ、あのすばらしい実験結果は単なるミスだったに違いないと、また思えてきた。はっきりさせる方法はただ1つ。実験を繰り返すこと──何度も何度も、何度でも。単調な骨折り仕事こそが科学の現実なのだ。新発見の喜びとはほど遠い世界である。

　それから何年も研究を続けるうちにわかってきたことは、血糖値が上昇したときにあのチャネルが閉じなければ、インスリン分泌が阻害され、その結果として糖尿病の原因になるらしいということだ。私たちはこの予想を証明するために、糖尿病を発症した人のK_{ATP}チャネルのDNAを分析することにした。チャネルタンパク質をコードする遺伝子を調べれば、突然変異が見つかるはずだと考えたのだ。それから10年かけて、世界中の数多くの研究者がDNA配列の解明に取り組んだ。そして、すべての配列のスクリーニングを終えたとき、突然変異は……何も見つからなかった！

しかし、さらに10年が経った頃、ついにそのような突然変異が発見されるときがきた。見つけ出したのは私の友人のアンドルー・ハタスリーである。アンドルーは長身でスリムで薄茶色の髪をして、繊細な心を持ち、暖かく思いやりのある性格で、すばらしい医師でありながら科学者としても異彩を放つという、とても特別な人物だ。彼は、私たちが探し求めていた突然変異は（時間が経ってから糖尿病を発症する人ではなく）生まれながらに糖尿病を持つ人から見つかる可能性が高いということを思いつき、世界中の研究者に協力を呼びかけた。そして2003年に、アンドルーと同僚のアナ・グローインが1つ目の突然変異を発見したのだ。彼はそのとき私に電話して、一緒に研究しようと誘ってくれた。あの電話のことを私は生涯忘れないだろう。

　私たちの共同研究では、K_{ATP}チャネルの遺伝子変異があると、チャネルが開いたまま固定されてしまい、細胞の電気活動とインスリン分泌が阻害されるために糖尿病になる、という現象を解明することができた。さらにすばらしいことに、私たちはこの欠陥のあるチャネルを閉じることのできる薬を発見した。それは2型（成人発症型）糖尿病の治療に50年以上にわたって安全に使用され、正常なK_{ATP}チャネルを閉じる作用のあることがすでにわかっているスルホニル尿素薬だ。

　この薬が見つかるまでの間、生まれながらに糖尿病を持つ子どもたちはインスリン注射による治療が行われるのが常だった。より一般的な1型糖尿病（小児糖尿病）に症状が似ていることから、その極端な早期発症型とみなされていたのだ。1型糖尿病はβ細胞が自分の体から攻撃され、壊れてしまうために、生涯にわたってインスリン注射が欠かせない病気である。そういうわけでジェイムズも例にもれず、ほかの薬を試してみることもしないまま、インスリン注射が開始されていた。ところが私たちの研究で、ジェイムズのような患者もスルホニル尿素薬の錠剤で治療できることがわかったのだ。さらに誰もが喜んだことに、この新しい治療法は効き目があるだけでなく、現実にインスリンを上回る効果を示した。現在では新生児糖尿病患者の90％以上が、この薬への切替えに成功している。

　基礎科学の研究者にとって、自分の研究成果が診療に生かされるところを

目にすることは、めったにない栄誉である。人生が変わったとまで言う人に会うことは、もっと珍しい。そういう意味で、私はきわめて幸運だった。自分の研究が助けになったという子どもたちやその家族に会うと、言葉にできないほどの感動を覚えるものだ。あるときなど、可愛らしいティーンエイジャーの女の子が私のほうにやって来て、こんな風に言った。「先生のおかげでワンピースが着られます」。私はまごついて、「どうして?」と尋ねた。するとその子は、こう答えた。「だって、もうスカートとかパンツのベルト通しのところにインスリンポンプをぶら下げなくていいんですから」。その意味はすぐにわかった。インスリンポンプをつけた生活は少なからず制約を受けるものだ。夏休みに海に行っても、いきなり波とたわむれたりすることは、まずできない。水に入ったり出たりするたびに、ポンプをはずしたり付けたりしなければならないからだ。そして、あのごつごつしたポンプは、身体にぴったりした服のラインを台無しにしてしまう。錠剤による服薬治療であればこうした問題はなく、注射の痛みからも解放される。その上、もっと重要なメリットもあることがわかってきた。理由はまだ不明だが(もちろん私たちは研究を続けているが)、スルホニル尿素薬はインスリンより、はるかに血糖値を安定させるのだ。血糖値の激しい変動は過去のものとなり、低血糖ショックはきわめて起こりにくくなった(一部の症例では事実上なくなった)。さらに予想もしなかったことだが、血糖値が概して下がるので、腎疾患や心疾患、視力喪失、四肢切断といった糖尿病性合併症のリスクも低くなった。

　新生児糖尿病の患者(とその家族)は、この新しい治療法を奇跡と呼んでいる。しかし、それは奇跡でも何でもない。純粋に科学のなせる業である。患者が注射針とインスリンポンプに別れを告げ、錠剤に切り替えることを可能にしたのは、イオンチャネルが膵β細胞の電気活動とインスリン分泌をどのように調節するかがわかったからだ。そして、いつかは患者たちの神経症状に対しても、一層良好な治療法が開発されるだろう。ただし、そのためには、神経と筋肉細胞の電気活動の背景にある仕組みをさらに解き明かさなければならない。

　機械が電気から動力を得ていることは、誰もがよく知っている。しかし、そ

れが人間にも当てはまるということは、あまり知られていないだろう。あなたがこの文章を読んで内容を理解することも、何かを見たり聞いたり、考えたり話したり、手や足を動かしたりすることも——そして、あなたが自己意識を持つことさえも——あなたの脳の神経細胞や手足の筋肉細胞で電気的な現象が起きるからこそ可能なのだ。そのような電気活動を始動させたり調節したりするのが、あなたの体に備わったイオンチャネルの働きである。あまり知られていないが、きわめて重要なこのイオンチャネルというタンパク質は、私たちの体のすべての細胞、地球上のあらゆる生物のすべての細胞で見つかっている。そして受胎の瞬間から最期の息を引き取るまで、私たちの生命を調節している。イオンチャネルは私たちの行動のあらゆる側面を支配するという意味で、まさに「生命の源」である。精子の尾のむち打つような動きから、異性へのアピール、心臓の鼓動、チョコレートをもうひとかけ食べたいと思う気持ち、そして日光を肌で感じることまで——すべての生命現象の土台にはイオンチャネルの活動がある。体内の至るところにあって機能的にも重要であることを考えれば、当然とも言えるが、数多くの医薬品は、このイオンチャネルという小さな分子機構の活動を調節することで効果を発揮する。また、人や動物の疾患の中には、イオンチャネルの機能の不具合が原因になるものが数多くある。震えながら死に至るブタ、びっくりさせると転んでしまうヤギの群れ、嚢胞性線維症、てんかん、不整脈、あるいは（私が身をもって体験している）片頭痛などの病気を持つ人々は、すべてイオンチャネルの機能不全の被害者である。

　パリ市立近代美術館には、電気の発見に貢献した科学者や哲学者たちへの並外れた敬意の印が展示されている。縦10メートル、横60メートルにも及び、「電気の精」と題されたその巨大な絵は、1937年にパリ万国博覧会が開かれたときに「光の館」を飾るため、パリの電力会社から発注されたものだ。描き手は、色彩豊かな小舟の絵などがよく知られているフランスの野獣派の画家、ラウル・デュフィである。デュフィは2人の助手とともに、4カ月かけてその絵を完成させた。絵の一番左手には、空を飛ぶ電気の精が描かれ、その下には世界中の有名な建築物が並んでいる。エッフェル塔、ビッグ・ベン、ローマのサンピエトロ大聖堂などだ。電気の精の後方には、古代ギリシャから現代ま

で、電気の発達に関係した110人ほどの人々が連なる。時代を追って移り変わるカンバスを眺めていくと、田園風景に始まって、蒸気機関車、溶鉱炉、産業革命を象徴する品々などが現れ、最後に、この世界に電気を運ぶ電線が取り付けられた巨大な鉄塔がある。

　デュフィの偉大な絵が讃えるのは、私たちが暮らす現代社会を形作った科学者や技術者たちだ。アルキメデス、アンペール、エジソン、フランクリン、ファラデー、オームなどの姿が見える。そして、そこにはそれほど有名でない人々もいる。「動物電気」の発見者、ガルヴァーニに連なる科学者たち。現代の病院に当たり前のようにあるさまざまな薬や技術、そして私たちの身体の電気的仕組みについての知識は、すべてこれらの人々のおかげである。本書には彼らの物語がつづられる。動物電気の概念が発展してきた歩みを描き出し、電気そのものについての理解の深まりと、どのような関係にあったかを見ていこう。この過程を通して、人体の電気活動がどのように起きるかが理解できるだろう。それから、何かの不具合があるときに発生する、劇的で興味深く、ときに悲しい数々の物語をお話ししよう。心臓発作に見舞われるとどんなことが起きるのだろう？　恐怖のあまり死んでしまうことが本当にあり得るだろうか？　バナナを食べると立っていられなくなる人がいるのはなぜ？　ボトックスの本当の作用とは？　デンキウナギはどうやって人に電気ショックを与えるのだろう？　吸血コウモリが獲物を察知する仕組みは？　私が見ている赤色とあなたが見ている赤色は同じだろうか？

　本書を読めば、これらを始めとする数多くの問題の答えが得られるだろう。イオンチャネルの働きと、それらを介して人の神経や筋肉がどのような電気活動を繰り広げているかを解説しよう。イオンチャネルがどのようにして「世界に向けた窓」として働くのか、そして私たちのあらゆる知覚経験——モーツァルトの弦楽四重奏曲を聴くことから、テニスボールがどこに落ちるかを判断することまで——がいかにイオンチャネルの能力に依存するかがおわかりいただけるだろう。私たちが外界から受け取る感覚的な情報を、イオンチャネルが電気信号に変換してくれるからこそ、私たちの脳はその情報を解釈することができるのだ。さらに、人が眠っている間や意識を失っているときに何が起きるのか

も探ってみよう。脳の電気活動が理解されるにつれ、心と脳との関連づけがどのように進められ解明されてきたか、という問題も論じてみたい。

　本書は基本的に、1つの特別な種類のタンパク質——イオンチャネル——についての探偵小説のようなものである。古代ギリシャ時代から現代科学の最先端まで、数々の研究成果をたどりながら、イオンチャネルが人知れず働く「現場」を詳しく探っていこう。ただし、その多くは現代の話である。静電気や雷が体に及ぼす作用は何世紀も前から知られていたが、イオンチャネルが発見されてその機能が明らかになり、美しく、繊細で、複雑なそれらの構造が科学者たちの目に触れるようになったのは、ほんの20〜30年前のことだからだ。本書はまた、私個人が特別な思いを寄せるさまざまなイオンチャネルへの賛辞でもある。若き科学者だった頃、私はこれらのタンパク質に魅せられ、その後の人生を通して熱烈な情熱を注いできた。アメリカの詩人ウォルト・ホイットマンのすばらしい言葉を借りれば、私の望みは「充電されたからだを歌う（sing the body electric）」ことである。

1
驚嘆の時代

> 私はまったく正反対の2種類の人たちから攻撃されている──科学者と、何の知識もない人たちだ。どちらも私のことを「カエルのダンスの先生」と言って笑うが、私にはわかっている。私は自然界に存在する偉大な力の1つを発見したのだ。
>
> ルイージ・ガルヴァーニ[1]

「それは、十一月のとある寒々しい夜のことでした。それまでの苦労が実を結ぶところを、ついに眼にするときがやってきたのです。募る不安は肉体的な苦しみの域にまで達しようとしていましたが、わたしは生命を吹き込むための道具を取り揃え、足元に横たわる物体に生命の火花を注入しようとしていました。時刻は午前一時をまわろうとしています。雨が陰気に窓を打ち、蠟燭は今にも燃え尽きようとしていたそのとき、半ば消えかけたその不確かな明かりのなか、足元に横たわった物体の、くすんで黄色がかった瞼が、まずは片方だけ開くのが見えたのです。それから、その物体は荒く苦しげに、ひとつ息をつきました。すると、その四肢に痙攣が走りました」(『フランケンシュタイン』芹沢恵訳、新潮文庫。平成27年4月15日2刷、109頁より)。メアリー・シェリーによるゴシック小説の名作『フランケンシュタイン』(1818年)の中で、主人公のヴィクター・フランケンシュタインは怪物を生み出したときのことをこのように記している。

　フランケンシュタインが怪物に命を吹き込むときには、雷という形の電気を利用したのだと広く信じられている。しかし、それはおそらく、この作品の映

画版（1931年にボリス・カーロフが怪物を演じて評判になった）に由来する誤解である。シェリー自身はかなり慎重に言葉を選び、「生命を吹き込むための道具」としか書いていない。それでもこの小説を読めば、電気を使って怪物に「生命の息吹」を注入したのだと感じさせるものがある。例えば、フランケンシュタインが若き日に、オークの老木が落雷で木っ端微塵になるのを目撃したときの劇的な描写がある。あるいは稲妻の実体とは何かと問い、それは「電気」であると教えられるくだりがある。そしてシェリーの「まえがき（1831年版）」にも、生理学と電気を結びつける記述があるのだ——「でも、死体を甦らせることはできるかもしれない。ガルヴァーニ電流は、その可能性を示していると言えるのではないか」（『フランケンシュタイン』同上、14頁より）

　実際にメアリーと恋人（のちの夫で高名な詩人）のパーシー・ビッシュ・シェリーは、電気という新しい科学と、その人体への影響に大いに興味を引かれていた。パーシーはとくに熱心で、イートン校やオックスフォード大学で電気の実験を経験した上に、家でも行っていたほどだ——彼の妹は、「子ども部屋のテーブルを囲んで手をつながされ、電気をかけられる」ことがどれほど怖かったかと語っている。パーシーは結局、オックスフォードを退学になった。在学中は無神論の立場からさまざまな意見を述べ、1810年には、彼にとって最後となる学期前の冬休みに教師に手紙を書き、人間とは「宇宙に偏在する知性を閉じ込め、足かせをはめて台無しにする力を持った、電気仕掛けの土塊だと思う」と書いたことが問題視されたのだ。それから200年以上が経つが、この「電気仕掛けの土塊」という表現は、今見ても人間の脳の描写として、かなり理にかなっている。

　電気を使えば死んだ生物に生命を吹き込むことができる、という考え方は今なら物笑いの種になるだろう。落雷がしばしば人の命を奪うことも私たちは知っている。それでも、電気が生命の源であるという概念は、今も私たちを魅きつける。イギリスでテレビ放送されているアート系の深夜番組（「サウスバンク・ショー」）では、ミケランジェロの有名なシスティナ礼拝堂の天井画『アダムの創造』の一部に手を加え、神の指先から電気火花が飛び出すところをオープニングに使っている。この発想もまったくのでたらめというわけではな

い。なぜなら、ほとんどすべての生物と同じように、人間の体も電気で動いているからだ。「身体電気」についての知識の進展は、人が電気そのものを理解していく過程と密接に結びついている。本章ではそのことをお示ししよう。

理解の始まり

　乾燥した冬の日に車のドアを開けたり金属製のドアノブをつかんだりすると、鋭い電気ショックを感じることがあるだろう。ナイロン製のシャツを脱ぐときに、火花が飛んだりパチパチいったりすることもある。足にまとわりつくペチコート、回転式乾燥機から取り出すとすぐにくっつき合う洗濯物、帽子を脱ぐと逆立つ髪の毛、誰かとキスしたときにバチッとくる衝撃、髪の毛をクシでとかすと小さなお化けたちが撃ち合いでもしているかのように電気火花がパチパチいう音——これらはすべて、私たちの体で静電気が発生して起きる現象である。こうした電荷は空気が湿っているとすぐに消えてしまうが、乾燥した状況では何千ボルトもたまってしまうことがある。その状態で金属に近づいたり、誰かほかの人に接近したりすると放電するのだ。電気はすき間を飛び越えることができるので、直接接触しなくても放電は起き、そのときに火花が飛ぶのである。2人の間で「ビビビッ」と何かが閃いた、と言われることがあるが、あれはただのおのろけ話ではないのかもしれない。

　静電気の科学は古代ギリシャ人が琥珀に魅せられたことから始まる。「電子（electron）」そして「電気（electricity）」を表す英単語は、琥珀という意味の古代ギリシャ語の「electron」からきている。そしてその語源の「elector」は「輝くもの」という意味である。琥珀はよく海辺に打ち上げられた状態で見つかるが、それがどこから来たのかは長らく謎であった。歴史家のデモストラトゥスはオオヤマネコの尿が結晶化してできるのだろうと言った。一方、古代ローマの詩人オウィディウスは別の物語を残している。オウィディウスによると、太陽神アポロンの息子パエトーンが父親の馬車（太陽）を走らせていたとき、あまりに地球に近づきすぎるのを見たゼウスが、惨事が起きないようにするためにパエトーンを殺してしまった。悲嘆にくれたパエトーンの姉妹たちは、ポプ

ラの木に変身してしまう。このとき彼女たちの流した金色の涙が琥珀となり、パエトーンが溺れ死んだエリダヌス川に注いだというのだ。

　当然ながら、現代の私たちは、琥珀とは絶滅種の琥珀松の樹脂が硬化したものだということを知っている。琥珀は宝石としてもおなじみだし、太古の虫をそのままの姿で永遠に閉じ込めていることでもよく知られている。それでも琥珀には、興味深く奇妙な特徴がもう1つある。羊毛でこすると静電気が発生して、薄い紙切れや羽毛、小麦のもみ殻、人の髪の毛など、さまざまな乾燥した軽い物体を引きつけるようになるのだ。シリアの女性たちは羊毛を紡ぐためのスピンドル（つむ、紡錘）の先端に、装飾的な琥珀の錘（おもり）をつけて使ったが、羊毛くずが吸い付いて離れないその場所を「クラッチャー（引き寄せるもの）」という意味の名前で呼んでいた。琥珀が物を引きつける性質をもつことに気づいた最初の人物は、ミレトスの哲学者タレスで、紀元前5世紀のことだとされている。ただし、彼の発見については後世の哲学者たち（例えばテオフラストス）が書き記すまで、口づてにしか伝えられていなかったため、真偽のほどは定かでない。

　羊毛でこすった琥珀に静電気が発生するのは、羊毛を構成する原子から電子を引きつけるからである。このプロセスで琥珀は負（マイナス）の電荷を帯びるようになり、羊毛には正（プラス）の電荷が残る。ちなみに、電荷の移動に必要なのは琥珀と羊毛が密着することであって、こすったときに生じる摩擦は、直接は関係していない。こすり合わせると両者が接触する表面積が著しく大きくなるため、電荷が発生しやすくなるだけだ。発生した電荷の基本的な性質として、反対の電荷は引きつけ合うという現象がある。このため琥珀が負の電荷を帯びると、もともと正に荷電しているあらゆる物質が琥珀に引きつけられるのだ。逆に、同じ電荷は反発し合う性質がある。人の髪の毛に静電気がたまると、1本1本の毛が、同じ電荷を持つ隣の毛からできるだけ離れようとして立ち上がり、ドイツの絵本に登場する「もじゃもじゃペーター」のように髪の毛がふわふわに逆立つのだ。さらに言えば、「静」電気は本当は静的なものではない。静電気という言葉は、正と負の電荷が物理的に分離されて存在することを意味しているにすぎない。正に荷電した物質が負に荷電した物質に

十分近づけば、たちまち一方から他方へと電流が流れるだろう——電気火花が飛ぶのが見えるのは、このときだ。

静電気を鋭敏に検知する測定器（初期の検電器）を初めて作ったのは、エリザベス1世の侍医を務めたウィリアム・ギルバートである。彼はこの装置を使って、こすると電気を帯びる物質の膨大なリストをまとめあげた。また、琥珀が物を引きつける力と磁石の力（磁力）の違いも突き止め、2つの別々の現象が関係していることを論じた。ギルバートは真の科学者だった。読んだものをそのまま信じるのではなく、自分自身で実験してみるべきだと人々に呼びかけたのだ。「昨今では、理解しがたい神秘主義や人を驚かす不可思議な現象についての書物が世にあふれ、そのどれもが、琥珀や黒玉はもみ殻をおびき寄せるのだと説いている。しかし、そうした書物は事物を言葉で論じているにすぎない。実験を通して何らかの根拠や証拠を明らかにしているわけではないのだ。そのような文言こそが事実を深い霧の中に隠してしまっている」と書き、次のように結論づけた。「怪しげな書の説く知識からは、得るものがない」。彼の言葉は今日の状況を予知しているようだ。現代の科学者たちは、占星術や代替医療の信奉者に対して（今も）同じような苦言を呈している。

火花を出す大きな玉

静電気を発生させる装置を初めて作ったのはドイツのオットー・フォン・ゲーリケで、1663年頃のことだった。子どもの頭ほどの大きさの硫黄の玉の真ん中に木の軸を刺し、軸受け台に乗せ、取っ手を回すと、この軸を中心にして硫黄玉が回る仕組みである。回転する硫黄玉に乾いた手や当て布を押し当てると、静電気が発生した。この機械が、現代の言葉で言うところの「電気」を起こしていることをフォン・ゲーリケがわかっていたとは考えにくいが、彼はこの硫黄玉が羽毛などの軽い物体を引きつけることを観察し、引きつけられた羽毛が少しでも玉に触れれば弾かれること、そして玉を軸受け台からはずして近づけていくと、逃げる羽毛を追い回せることも知った。慎重に操作すれば、別の物体（例えば、同僚の鼻先など）の上で羽毛にバランスをとって立た

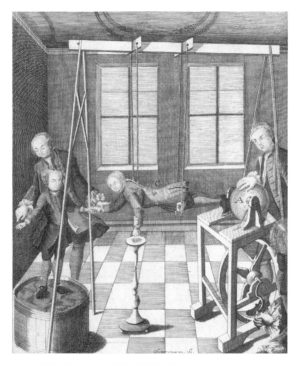

図1-1 クリスチャン・アウグスト・ハウゼンの著書『Novi profectus in historia electricitatis, post obitum auctoris』(1743年) の口絵 スティーヴン・グレイの「空飛ぶ少年」の実験の様子を描いている。画面右手にフォン・ゲーリケの硫黄玉が見える。画面の左手にいる少年は太鼓のような形の絶縁台の上に立っているため、宙吊りの少年に触れても電気ショックを受けることはない。一方、背後に立つ男性が宙吊りの少年に触れると、両者の指の間に火花が飛び、電気が流れる。そして電流は男性の体を通って地面に流れていく。

せることもできた。

　フォン・ゲーリケの機械を使った最も有名なエピソードの1つは、1730年にスティーヴン・グレイが行った「空飛ぶ少年」の実験である。グレイはこの実験でイギリス王立協会から第1回コプリ賞を授与された。実験では絹でできた絶縁帯を使って子どもを宙吊りにし、その足を回転する硫黄玉に当てて帯電させた。すると、紙切れやもみ殻などの軽い物体が少年の手のひらに引き寄せられ、放電するときにはそれらの物体から火花が飛んだ。

大きな硫黄玉を手に入れるのは簡単なことではない。そこで、やがて静電気発生装置にはガラスの円盤（または球）が使われるようになった。ガラスを回転させながら、固定した布に押し当てる方法で、例えば、直径約1.2メートルもの大きな装置が皇帝ナポレオンのために作られている。現代でも同様の仕組みのバンデグラフ起電機がある。数百万ボルトを発生させることもできるこの装置は、「髪の毛を逆立てる」見世物に使われることでよく知られている。

電撃ショック

　静電気を貯めておく方法は1745年10月になってようやく発明された。ドイツの聖職者で自然科学者のエヴァルト・ユルゲン・フォン・クライストが、瓶の中に静電気を蓄える仕組みを考案したのだ。それからわずか数カ月後にはオランダの科学者ピーテル・ファン・ミュッシェンブルークが、同様の発見について独自にパリ科学アカデミーに報告した。ミュッシェンブルークの報告はパリのカルトジオ大修道会のジャン＝アントワーヌ・ノレ修道院長の手で翻訳された。そしてノレは、ミュッシェンブルークの研究の地であるオランダの都市ライデンにちなんで、その装置をライデン瓶と命名した。

　ライデン瓶はジャムを入れておくガラス瓶のような形で、瓶の内側と外側が底から3分の2くらいの高さまで金属箔で覆われている。絶縁体のコルクで栓をして、そこに真鍮の棒を差し込み、棒の先端を瓶の首くらいの高さまで挿入する。その先端からたらした鎖が瓶の内側の金属箔につながっている。この瓶の外側の金属箔を接地させておけば、真鍮棒に静電気発生装置をつなぐことで瓶内部に電荷を貯めることができるのだ。瓶のガラス壁が絶縁体の役割をして、外側の金属箔には電気が流れていかないため、内外の金属箔の層の間にきわめて高い電位差が発生するのである。2本の針金を使って内と外の金属箔をつなげば放電が起きる——針金を近づけていくと、びっくりするような火花が飛ぶだろう。あるいは（あまりお薦めはできないが）両方の手で内外の金属箔に触れても放電する。

　ライデン瓶に蓄えられる電気は、かなりの量になることがある——つまり、

きわめて危険である——ということにミュッシェンブルークも気がついた。彼はこう書いている。「私は右手に衝撃を受け、雷に打たれた人のように全身が痙攣した（……）腕と体に受けた衝撃のひどさは、書き表すことができないほどだ。自分はもうだめかと思った」。彼は、フランス王国全土をあげると言われても、あの実験をもう一度やろうとは思わない、とも語り、ほかの人たちにもやらないように警告した。しかし、それでももちろんやる人はいた。そして結果は予想通りだった。痙攣した人もいれば、一時的に麻痺を起こした人もいた。ドイツのある大学教授など、ひどい衝撃を受けて鼻血を出した末に、もう一度自分で試すことは拒んだが、代わりに今度は自分の妻で試してみたのだ！

　こうした電気の効果を、間違いなくジュール・ヴェルヌもよく知っていた。ヴェルヌは『海底二万里』の中で風変わりな装置のことを書いている。小説の中でネモ船長はアロナックス教授に、自分の水中銃はガラスのカプセルを発射するのだと説明し、それは「まさにライデン瓶で、その中では電気が非常に高圧になっています。ごく小さな衝撃でも放電が起こり、どんなに強力な動物でも死んでしまうのです」と話している（『海底二万里』ジュール・ヴェルヌ著、朝比奈美知子訳、2007年、岩波文庫、上巻235頁より）。ネモ船長の説明には、いくらか大げさなところがあるが、ライデン瓶がどれほど危険なものと思われていたかがわかる。

　ライデン瓶から受ける衝撃があまりに激しいことに実験者たちは驚いた。その衝撃は火花を1回飛ばすだけの静電気発生装置のときより、かなり強力だったのだ。瓶には何回もの火花で流れた電流を貯めておくことができ、すべて一度に放電させれば激しい衝撃になるのだ。最初のうち電気は流体であると信じられていた。それで電気を貯めておくには、さまざまな形の瓶を使うのが自然なことだと思われていたが、やがてそうではないということが知られるようになり、今日ではライデン瓶に代わってコンデンサーが用いられるようになった。仕組みはまったく同じである。コンデンサーは平行に配置した2枚の金属板の間に、マイカ（雲母）、ガラス、空気といった非電導性物質の薄い層がはさんである。コンデンサーが蓄えることのできる電荷の量は、金属板の面積と2枚の間の距離によって決まるが、かなりの量を貯めることができる。1930

年代にジョン・コッククロフトとアーネスト・ウォルトンがケンブリッジ大学で建造した初めての粒子加速器には、ずらりと並べたコンデンサーが用いられ、百万ボルトほどの電気を発生させて蓄えていた。

マザーグースの「飛びはねる9人の貴族」さながらに

　初期の頃に人体への電気の影響を明らかにしたもう一つの実験は、あのノレ神父が行ったものだ。1746年、神父は200人の修道士たちに長い鉄線を持たせて丸く並ばせ、周囲が数百メートルもある大きな輪を作らせた。全員が並び終えたところで、神父は鉄線の両端をこっそりライデン瓶につないだ。すると、アッと驚くようなことが起きた。瓶からの放電による衝撃が波のように伝わって、人の輪の端から端まで全員が次々に飛びはねたのだ。そしてわかったことは、電気はものすごい速さで伝わるということだった。フランス科学アカデミー会員のルモニエは、このように書いている。「衝撃に驚いた人たちがさまざまな動きをし、間髪入れずに叫び声が続く。なんとも不思議である」。実験のことを聞きつけたフランス国王ルイ15世は、ベルサイユ宮殿で再現するよう命じた。ほどなくして、手をつなぎ合った180人の兵士たちが一斉に飛びはねることとなった。18世紀末頃に人気のあった「電気興行師」のイギリス人、アダム・ウォーカーは、さらにその上を行っていた。「私は2個連隊の兵士たちに電気を通した。総勢1800人だ」と豪語している。

　こうした実験は大きな反響を巻き起こした。電気現象の公演は瞬く間に大流行になり、国中を渡り歩いて巡回公演をする者も現れた。彼らが意図したのは科学と言うよりも見世物だった。公演の宣伝では、その教育的な内容についてと同じくらい、娯楽としての面白さが強調されるのが常だった。最も名を馳せた演者の1人、ベンジャミン・マーティンは、1746年にイギリスのバースで期間限定の連続公演を始めた見事なエンターテイナーである。マーティンはライデン瓶を使って放電による発光現象を起こさせ、「不思議な紫色の火の流れ」を見せた。ほの暗い室内で、それは美しくも魅惑的な光景だった。ノレ神父がしたように、マーティンも観客たちに手をつながせて電気ショックを与

え、彼らを興奮させたが、「言われているほど強烈でも危険でもなかった。それでも苦痛に耐えてくれる観客は、それまでのあらゆる人（とくにあの兵士たち）にも匹敵するほどの、たいした人たちだ」と書いている。当時のある手紙には、このような見世物のことを評して、「どこへ行ってもその話題でもちきりだ。上品な貴婦人たちも、トランプ遊びや噂話は忘れて、電気の作用のことばかり話している」とあった。

　一般の人たちを招いて体に静電気を貯め、指先から出る火花でブランデーやエーテルに火をつけるという体験をさせることもあった。女性たちには絶縁用のガラスのスリッパを履かせて、電気をあてた。そこに男友達がすぼめた口を突き出しながら近づくと、2人の唇の間に火花が飛んだ。「電気仕掛けのヴィーナス」という名で知られた女性の見世物は、しびれるようなキスが売り物だった。たくさんの電気のおもちゃも登場した。隠した言葉を魔法のように見せる「稲妻ボード」は、電気の通り道のあちこちに小さな切れ目を入れておくと、そこに火花が飛んで光り、文字が浮かび上がる仕組みだ。静電気の誘引力と反発力で生き生きと動く紙の踊り子人形や、建物への落雷の影響を見せるために使われた「サンダー・ハウス」。そしてもっと派手なところでは、電気火花の熱を使って発射するピストルやおもちゃの大砲もあった。

　こうした初期の見世物——そしてその演じ手たち——の多くは不信の目を向けられた。電気は生命力の表れであって、それに遊びで手を出すような行為は冒涜だと信じられていたからだ。電気を火の一種と考える人たちもいた。メアリー・シェリーが自分の小説『フランケンシュタイン』に「現代のプロメテウス」という副題をつけたのも、プロメテウスが神々から火を盗んで人間に与えたというギリシャ神話にちなんだものだった[2]。総じて電気とは単なる目新しいもの、実用的な価値はないが面白くて物珍しいものの1つくらいにしか考えられていなかった。ところがそこにベンジャミン・フランクリンが現れ、このような見方を完全に変えることとなる。フランクリンの手によって、電気はサロンを離れ、科学の分野になったのだ。

天空から稲妻をつかみ取る[3]

　フランクリンは雷が電気の一種であることを初めて明らかにしたことが、広く知られている。最も有名な実験を行ったのは1752年6月。雷雲が近づく中で凧をあげ、稲妻は電気を帯びた大気の流れであることを証明した。フランクリンは硬くてとがった短い針金を凧の頭に取り付け、凧糸の手元側には金属製の鍵を結びつけた。そして、この鍵を絹のリボンにつないで、地面から絶縁した。雷雲が頭上を通り過ぎるたびに、凧糸の荒い麻の繊維が総毛立つのをフランクリンは見た。それは凧糸が帯電したことを意味している。フランクリンはさらに、鍵から自分の指の方へ火花が走ることにも気づき、この鍵にライデン瓶をつなげば充電できることを知った。フランクリンは幸運にも雷に打たれることはなかったが、これは大変危険な実験だった。

　実は、雷が放電現象であることを初めて解き明かしたのはフランクリンではない。その栄誉はフランス人のトマ=フランソワ・ダリバールのものである。同じく1752年の5月、ダリバールは太さ2.5センチメートル、高さ12メートルの鉄の棒を用意して、地面から絶縁するために、3本のワイン瓶を脚がわりにした厚板の台の上に慎重に立てた。さらに絹のロープで固定しておけば、雷が近くに来たときに鉄棒を通してライデン瓶に火花を引き込むことができた。ダリバールが認めているように、彼の実験は電気の「実験と観察」のことを書いたフランクリンの論文にインスピレーションを受けたものだった。フランクリンは論文の中で、あのようなとがった棒は雲から稲妻を誘い出すに違いないと推論し、実験者に危険が及ぶことをいかにすれば避けられるかを忠告している。ダリバールの実験はヨーロッパ中で評判になり、たちまち試してみる者が続出した。悲しいかな、その全員がダリバールほど慎重でも幸運でもなかった。1年後、ドイツの科学者、ゲオルク・ヴィルヘルム・リヒマンは雷を誘導する実験中に感電死した。エラズマス・ダーウィン（かの有名なチャールズ・ダーウィンの祖父）は大層華麗な詩を書いてリヒマンの死をいたんでいる。詩の語り手は――

痛ましさと驚きをもってみた
銀色の光が走るのを、そしてあの瑠璃色の火炎を
すると鋼(はがね)が飛び散り、矢のように電気が駆け抜けた
勇敢なる賢人は倒れ、死者の中に数えられたのだ!

　アメリカのフィラデルフィアにあるフランクリン記念碑には、政治家でもあったこの科学者の名言がいくつか刻まれている。「死んで朽ち果てても、すぐには忘れ去られたくないなら、読まれるに値するものを書くか、書かれるに値することをなせ」。もちろんフランクリンは、この両方を成し遂げた。彼の永遠の遺産の1つは避雷針である。雷は電気の一種にすぎないということに気づき、背の高い物体ほど落雷が起きやすいことも理解したフランクリンは、避雷針の取り付けを促して、こう述べている。「大建築物の一番高いところに鉄の棒を立てよ。棒は針のようにとがらせ、錆びないようにメッキを施しておく。根元には針金を取り付け、建物の外壁に沿って地面までおろすのだ」。このとがった棒は落雷を安全に地面に誘導してくれるので、建物には被害が及ばないだろう——あるいは、もっと詩的な彼の表現によれば、「あの突然の恐ろしい災いから、われわれを守りたまえ!」——と考えたのだ。

　当初、フランクリンのアイデアは必ずしも世間からは支持されなかった。避雷針は家屋に雷を引き寄せるので、かえって危険が増すという反対の声が上がったのだ。神の意志のじゃまをする、畏れ多い行為だと考える人々もいた。フランクリンの時代、雷は罪深い人間に神が下した罰である、と考える人も多かった。フランクリンは、雷は「雨やあられ、天から届く日光などと同じように、自然現象以外の何ものでもない。それらの不都合を避けるのに屋根や日よけを使っても、良心の呵責など感じないではないか」と反論した。その主張と発明品の明らかな有用性によって、すぐに多くの火薬商の店舗には避雷針が取り付けられるようになり、大聖堂も例外ではなくなった。

　一方、イギリスでは問題が起きた。避雷針の先端をとがらせるというフランクリンのアイデアを支持する人たちと、丸い球飾りのほうが良いという人たちの間で激しい論争になったのだ。この後者の論拠は、先端をとがらせると雷を誘導しすぎて危険だというものだった。先頭に立ったのはベンジャミン・ウィル

ソンである。ウィルソンは有力な友人たちを味方につけ、フランクリンへの反論を活発に展開した。事態が山場を迎えたのは1777年。テムズ川のほとりのパーフリートにあった兵器省管理下の火薬庫に落雷があり、壁の煉瓦がいくつか崩れたのだ。フランクリンらの勧めに従って取り付けられていた先端のとがった避雷針は、建物を守ったようには見えなかった。ウィルソンはこの災害を最大限に利用した。先端を高くとがらせるのは危険であり、低くて角のない球のほうが望ましいということを証明するために、奇抜な電気ショーを企画して、当時ロンドンのオックスフォード・ストリートにあった娯楽場の大パンテオンで上演した。その場に臨席した国王ジョージ3世と有名な政府要人たちにも、ウィルソンの主張が強く焼き付けられた。さらに事態に拍車をかけたのは、これがアメリカ独立戦争の最中の出来事だったことだ。最初は科学の世界の小さな論争だったものが、たちまちエスカレートして、イギリスの球飾り派とアメリカのとんがり派の間で大変な争いになったのだ。ウィルソンは、敵国の発明をしりぞけることこそイギリスの愛国者の義務であると主張した。フランクリンの友人たちも、負けじと政治的な話を持ち出して激しく反論した。ついには王立協会もこの争いに加わり、一連の実験を行った末に、フランクリンが正しいという結論に達した。それでも国王はウィルソンの側につき、王宮と兵器省のすべての建物からとがった避雷針を取り除くよう命じるとともに、王立協会には結論を取り消すよう求めた。しかし、会長のジョン・プリングルはそれを拒み、このような印象的な言葉を述べている。「彼(か)の者は常であれば、自らの意志だけでなく職務の上からも、陛下のお望みを最大限の力で遂行しようとするでしょう。けれども陛下、(……)私は自然の法則と営みを変えさせることはできません」。国王はただちに、プリングルに遠回しながらも辞任を迫った。そのすぐ後には、しゃれのうまいフランクリンの友人の1人が次のような風刺詩でジョージ国王を嘲笑している。

  偉大なるジョージ国王、あなたは学識を追いやり、
   とがった避雷針を丸くするようお望みなれど、
   それでお国は大混乱：
  フランクリンはもっと賢き道を行く、

脱線せずにその先端についていったなら
　　　あなたのお国の雷も無害な景色になるものを

　フランスでも事は簡単にはいかなかった。フランス北部の都市アラスに住むヴィセリー氏という男性は、自宅の煙突に取り付けた避雷針をはずすよう命令されたが、反発して裁判に訴えた。それから3年に及ぶ論争の末、1783年に地方裁判所への最後の不服申し立てが行われる頃には、この件がパリ中の話題になり、政治的な色彩も帯びるようになっていた。ここに登場したのが、マクシミリアン・ロベスピエールという無名の若手弁護士だ。彼は「理論はその解釈をする専門家が必要であるが、事実にはそれは必要ない」と論じて迷信から科学を守り、勝訴して名声を博した。そして10年後、ロベスピエールが主導する国民公会は、このときと同じような論拠を使って、大物政治家たちやすべての国立アカデミー、文学協会などを排斥した。ロベスピエールは恐怖政治を敷き、多くの貴族政治主義者をギロチン台に送ったことで有名である。ヴィセリー氏とその避雷針の弁護に勝利しなければ、ロベスピエールがパリに移り住むこともなく、フランスの歴史の流れはまったく違っていたかもしれない。

　今日、ほとんどすべての高い建物には、フランクリンが提唱したのと同じような避雷針が備えられ、電流を安全に地面に逃し、建物を守っている。大きな構造物になると複数の避雷針を備えているものもある。例えばロンドンのセントポール大聖堂には、屋根をぐるりと囲むように等間隔で避雷針が立っている。避雷針は不可欠なものであり、エンパイア・ステート・ビルなどは激しい雷雨にあえば必ず雷が落ちるのだ。かつて「雷は同じ場所には二度と落ちない」と格言のように言われていたが、この言葉は危険な誤りであることを身をもって示しているかのようだ。

　フランクリンの忠告によると、雷雨のときに、孤立した木の下に避難することは賢明ではない。そのような木は落雷を誘いやすいからだ。また、衣服が濡れていると（体の外側に）電気抵抗の低い通り道ができて地面までつながるため、電流は体の中を通るのではなく表面を駆け抜けていくことが多い。フランクリンはこのことに気づき、「濡れたラットに電気瓶の放電を当てても死な

ないが、乾いたラットは死ぬ」理由がここにあると説明した。ある少年が落雷にあったのに無傷で助かるという出来事があった。なぜそうなったのかはフランクリンのいう通りかもしれない。この少年が身につけていた防水布（レインコート）は激しい雷雨でびしょ濡れだったのだ。少年の父親は退避していたピックアップトラックの中から少年の体に雷が落ちるのを目撃し、急いで息子を病院に運んだが、息子はとくに悪いところもなく、1時間後に退院したという。ただし、たいていの人はこれほど幸運ではなく、毎年、何百人もの人が落雷で命を落としたり負傷したりしている。

青天の霹靂

　雷は積乱雲の中で生まれる。積乱雲とは平らな底面から両サイドにもくもく広がりながらそびえ立つ、大きな台形の雲である。暖かく湿った空気が上昇して、徐々に温度が下がり、氷点ほどの高度に達したところで発生する。こうしてできた雷雲の中では、大気の動きによって、氷の粒と水滴が渦を巻きながら絶えず衝突している。小さな氷の結晶は正に荷電して雲のてっぺんまで吹き上げられるが、氷と溶けかけの雪が混じった比較的大きな（小さなあられほどのサイズの）塊は負に荷電して雲の底の方に沈む。このようにして雲の中で電荷の分離が生じ、上の方の層は正の電荷、下の方の層は負の電荷を帯びる。負の電荷を帯びた下層の雲と地面との電位差は1億ボルトにもなることがあるが、ある時点で、この電位差が大気の絶縁容量を超えると、地面への放電が起き、稲妻が走るのだ。稲妻は1秒の何分の1にも満たない、ほんの一瞬の現象である。雲の頂上から稲妻が走る珍しいタイプの雷もあるが、この「正極性の雷」は、晴れた日に何の前触れもなく、何マイルも離れた雲から地面に落ちることがあり、きわめて危険だ——文字通りの青天の霹靂である。

　雷のスピードは秒速6万メートルにも達することがある。温度は3万℃にもなり、太陽の表面より5倍も高温である。平均すると雷の長さは約4.8キロメートルほどだが、幅は1cmくらいしかない。ピカッと光る稲妻は実際には何回かの放電の集まりだが、あまりの速さで起きるため、肉眼ではほとんど見分けが

つかないだろう。稲妻が点滅するように見えるのはそういう理由からだ。1回の落雷でTNT火薬1トン分ほどのエネルギーが解放され、高熱で大気の爆発的な膨張が引き起こされる。音速を超えるほどの膨張が大きな音をとどろかせ、雷鳴として聞こえてくるのだ。雷と稲妻は同時に発生するが、光が伝わる速さは音速よりずっと速いため（光速が秒速約30万キロメートルであるのに対して、音速はわずか340メートルほどだ）、まず閃光が見え、少ししてから雷鳴が聞こえることになる。この時間のずれは、雷からどのくらい離れているかによって変わる。

落雷

　もし、あなたが不幸にも雷に打たれたなら、電流の一部はあなたの体の表面を素通りし、一部はあなたの体の中を通っていく。この両者がどのような比率で起きるかは、それぞれの経路の抵抗の違いで決まることだ。人体にとって危険が少ないのは、前者の体表面を通る方だ。落雷にあっても無事だった人は、そのような「フラッシュオーバー（表面での放電）」にあった可能性が高い。そのとき、もし体や衣服が雨で濡れていたら、水分が蒸気になって衣類を吹き飛ばしたり皮膚に火傷を追わせたりすることもあるだろう。一方、電流が体の中を通る場合は、体内に深刻なダメージを受ける可能性がある。落雷にあった人の多くは心停止状態になるため、脳障害を回避するには、ただちに心肺蘇生が必要になる（落雷にあった人が電気を帯び続けることはないので、触れても安全である）。脳の呼吸中枢が損傷して、呼吸が止まってしまうこともある。心臓の機能は回復したにもかかわらず、落雷から最大20分間も自力で呼吸ができなかったケースが複数報告されており、死亡したように見えても人工呼吸を続けることが重要だ。蘇生に成功するケースも多いが、意識喪失、錯乱、記憶喪失、部分麻痺（とくに下肢）などの神経症状が残る人もかなり多い。ほかにも聴覚損失、失明、睡眠障害、重度の火傷などが起きる。電流には筋肉の収縮を刺激する作用もあるため、落雷にあった人は飛び上がったり、部屋の端から端へ飛んだりすることがある。全身の筋肉が一斉に収縮すると、

人は空中に放り出されてしまうのだ。

カエルのダンスの先生

　静電気発生装置や雷の実験で放電の劇的な作用が示されたことが契機となって、18世紀には多くの実験者が電気の生理学的作用の解明に乗り出した。中でもとくに偉大な科学者は、「動物電気」を発見したイタリアのルイージ・ガルヴァーニである。ガルヴァーニはもともと聖職者になるつもりだったが、両親から医学を学ぶよう説得され、1762年には故郷のボローニャで解剖学の教授に就任した。当時の多くの科学者たちと同じように、ガルヴァーニは静電気に興味をもち、早くも1780年には筋肉の収縮に対する電気の作用の研究を始めている。彼は自分と妻、そしてカミーヨとアルディーニという2人の甥とでささやかなチームを組み、自宅にしつらえた実験室で研究した。

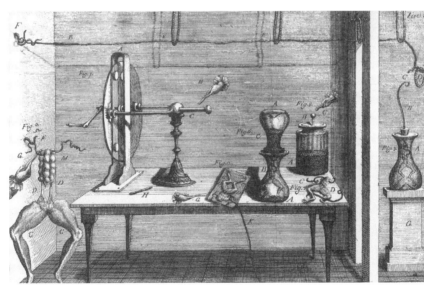

図1-2　ガルヴァーニの著書『Commentarius（解説）』の図1　切断されたカエルの下肢がいくつか描かれている。静電気発生装置がテーブルの左手に置かれ、右手にはライデン瓶がある。装置を指し示しているレースの袖口付きの小さな手（モンティ・パイソンの映画にこういうものが使われていたことを思い出す）は、ルネサンス時代にポイントを示すのによく使われた手法。

第1章　驚嘆の時代　　35

1781年1月26日のガルヴァーニの日記によると、死んだばかりのカエルの足に通じる神経に彼の助手が金属で触れたとき、カエルの両足のあらゆる筋肉がぴくぴく激しく動くことに偶然気がついた。ただし、それが起きたのは静電気発生装置の放電で火花が飛んだ瞬間だけだった。ガルヴァーニはこの実験をさまざまな方法で何度も繰り返したが、結果はいつも同じだった。そこからガルヴァーニは、電気火花が筋肉の収縮を刺激する、という仮説を立てた。そしてさらに、雷もカエルの筋肉を収縮させるのではないかと考えるようになり、このアイデアを甥のカミーヨに手伝わせながら試してみた。カエルの足の筋肉につながる神経に長い針金を取り付け、それを自宅の屋根のてっぺんにある金属の釘につないだ。釘は空に向けて立てておく。すると彼が予想した通り、雷雨がやってきて稲妻が閃くたびに、カエルの足はぴくぴくと激しく動くことがわかった。

　慎重な科学者であったガルヴァーニは、比較のために、穏やかな天候の日にも実験してみた。このときはカエルの下肢につながる脊髄の部分に真鍮製のフックを突き刺し、そのフックをバルコニーの鉄の手すりにぶら下げておいた。しばらくの間、何も起きなかった。ところが、ガルヴァーニがカエルの足をいじっているときに驚くようなことが起きた。カエルの足が勝手に不規則な動きをし始めたのだ。しかしそれは天候の変化とは何の関係もなく、ただフックと足が手すりと擦れあったときにだけ起きていた。

　この実験結果を得たガルヴァーニは、動物の細胞は電気によって刺激を受けるだけではない——実は細胞自身が電気を発生させることがある——というように解釈した。そして、この電気による（自己）刺激が筋肉の収縮を引き起こすのだろうと推測した。1791年には自らの発見を『De viribus electricitatis in motu musculari commentarius（筋肉の動きに対する電気の作用についての解説）』と題した小冊子にして発表した。その中でガルヴァーニは、動物電気は雷や静電気発生装置から生まれる電気とは種類が違うと主張し、「この電気は動物自身が生まれながらに持つものである」と論じている。ガルヴァーニは自分の論文の複製を何冊か自費で作り、仲間の科学者たちに送った。その中には、同郷の友人でパヴィア大学の物理学教授を務めるアレッサンドロ・ボルタ

がいた。

　最初のうち友人たちは、慎重さと興奮の入り混じった様子でガルヴァーニの考えを受け入れ、彼の実験を再現しては同じ結果を得ていった。すると、たちまち生きたカエルが手に入りにくくなった。ガルヴァーニの出版から1年後には、エウセビオ・ヴァリが仲間にこんな泣きごとを言っている。「拝啓、カエルが欲しいんだ。君なら見つけられるだろう。もし見つけられなかったら許さないぞ。どうか頼む。敬具、ヴァリ」

　ボルタは当初、ガルヴァーニは正しいと考えていたが、実験を重ねるうちにその判断を見直すようになった。代わって主張したのは、外からの電気刺激のない状況でガルヴァーニが観察した筋肉の痙攣は、動物電気というものが元からあるために起きたわけではない、ということだ。ボルタの（正しい）推論によると、その現象が誘導されたのは2種類の異なる金属の間を電流が流れたためである。2種類の金属とは、バルコニーの手すりの鉄と、カエルの足を支配する神経に取り付けたフックの真鍮だ。こうして、あの刺激の発生源は生物にあるのか、それとも物質にあるのかをめぐって、2人の科学者の間で激しい議論が巻き起こった。

　ボルタの主張を聞き及んでもなお、ガルヴァーニは動物電気という現象が実在するという信念を捨てなかった。決定的な証拠として、神経を筋肉に接触させるだけでも痙攣が起きる——金属はまったく必要ない——ということを実験で確かめた。現代の私たちには、この実験がなぜこうなったのかがわかる。損傷を受けた組織からは、ある種の電流が発生するため、それが筋肉に刺激を及ぼしたのだ。ただ、ガルヴァーニはそこまでは理解していなかった。さらに残念なことに、彼はこの実験を匿名で公表したために、いささか説得力に欠けていた。

電気ショックの源

　それでも、神経と筋肉を接触させるだけで収縮が起きるという事実は、ガルヴァーニの理論（動物電気）の勝利を意味し、ボルタにとっては不利である。しかしボルタはあきらめず、異種の金属の接触が関係するという考えに立って引き続き研究した。電気は動物由来ではないと信じていたボルタは、カエルを使わないことにした。ボルタは銀と亜鉛の円板を交互に積み重ね、円板の間に塩水に浸した厚紙をはさんでおくと、その一番上と一番下をつなぐだけで電流が流れることを見つけ出した。初めての電池（ボルタ電堆）の発明である。金属板の一番上と一番下の層を、それぞれ片方の手で触れると、確かに電気ショックを感じた。またボルタは、この装置がデンキウナギやシビレエイの発電の仕組みととてもよく似ていることにも気がついた。デンキウナギやシビレエイは、人にかなりの電気ショックを与えることが当時からよく知られていた。これらの動物の電気の発生源は、電導性のある液体をはさんで積層した細胞で構成されており、銀板と亜鉛板を積み重ねたボルタ電堆に似ているのだ。

　ボルタの初期の電池が生み出す電気ショックは、ライデン瓶のショックに比べると微弱ではあるものの、電池に特有の長所もあった。例えば、ショックを何回でも発生させられることや、前もって静電気発生装置から充電しておく必要がないということなどだ。金属板を高く積み重ねるほど、より大きな電流を——そして、より大きなショックを——発生させることができた。ボルタは1800年にロンドンの王立協会に宛てて、「異種の電導物質の接触のみで起こる電気について」と題した書簡を送り、自分の発明について説明した。イタリアの科学者がイギリスの機関に宛ててフランス語で書いたその手紙は、1800年の当時でも科学は国際的な営みであったことを物語っている。ボルタは後に、自ら作ったボルタ電堆の1つをロンドンの王立科学研究所に寄贈した。それは今でも同施設に展示されている。

巨人たちの衝突

　カエルの実験の解釈をめぐるガルヴァーニとボルタの不一致は、今でもときおり科学論争の1つとして引き合いに出されるが、ガルヴァーニが負けたとされるのが常である。電池の発明はボルタがガルヴァーニに勝ったということ、そして物理学が生物学に勝ったということとみなされたのだ。けれどガルヴァーニは完全に間違っていたわけではない。動物の神経線維や筋線維で電気信号が発生するという考え方は、後に正しいことが明らかになった。残念ながらボルタの説が優位に立ってしまったため、動物電気についての学問はしばし遅れをとることになった。

　この問題は科学界を2分し、それぞれの支持者たちが争ったが、当のボルタとガルヴァーニに限って言えば、激しく対立したわけではなかった。ボルタはガルヴァーニの研究について、「何よりすばらしく、驚きに満ちた発見の1つ」があったと書いていた。そして、「ガルヴァーニ電気（galvanism）」という用語を考案したのはボルタであると言われている。さらにボルタはガルヴァーニの研究成果のことを王立協会に知らせ、「ボローニャのガルヴァーニ氏が成し遂げたいくつかの発見の説明、ならびに関係する実験と結果」について書き送ってすらいた。面白いことに、ボルタはまず冒頭で、その書簡は「動物電気」の発見と研究についてお知らせするものである、と述べている。彼はやがて、この電気の存在を否定することになるのだが──。

　ガルヴァーニの発想が頓挫した原因としては、彼が競争相手に比べて印象が薄かったということもあるかもしれない。ガルヴァーニはどちらかと言えば内気な人物だった。研究成果を発表したのは1791年の1回きりで、初めての実験から10年以上も経っていた。しかもそれはボローニャ科学研究所の議事録に（ラテン語で）投稿した論文だった。つまり、誰でも読めるというものではなかったのだ。さらに、ガルヴァーニは旅行を嫌い、手紙もあまり書かず、いくつかの実験はまったくの未発表に終わり、研究成果については身近な仲間にしか伝えないのが常だった。こうした振る舞いが状況を一層困難にしたのだ。政治的な問題もガルヴァーニの業績の妨げになった。1794年にナポレオ

ンがボローニャを征服すると、2年後にガルヴァーニは教授職を追放された。フランスの衛星国たるチザルピーナ共和国に忠誠を誓うよう大学から求められたが、自分の政治的、宗教的な主義に反するという理由でそれを拒んだためだった。ガルヴァーニは弟のジャコモの家に隠れ住み、失意のうちに健康を害していった。友人たちがガルヴァーニの学術的な偉業を理由として、忠誠の宣誓を免除するようとりなしてくれたが、悲しいことにガルヴァーニは復職がかなう前に亡くなった。まだ61歳だった。

　一方、ボルタは性格も人生もまったく違っていた。彼は講演すれば雄弁でカリスマ性があり、著者としても多作で（ときに傲慢に）数カ国語で出版した。自分の業績を広く宣伝し、新しい政治体制を進んで受け入れた。ボルタはとても有名になり、ヨーロッパ中で祝福された。1801年にはパリに招待され、金メダルを授与された。そして自分の研究成果についての講演を3回行ったが、そのいずれもナポレオンの臨席を得た。ほかにも数多くの賞や栄誉を与えられ、1805年にはナポレオンからレジオン・ドヌール勲章を授けられた。その後、イタリアの上院議員に任ぜられ、さらには伯爵に叙された。電圧の単位も彼を讃えて「ボルト」と定められた。ボルタはガルヴァーニに比べてはるかに政治的に抜け目がなく、ナポレオンの失脚により権力がオーストリアに移ってからも引き立てられた。

「マッド」サイエンティストたち

　ガルヴァーニの実験は少なからぬ興奮を巻き起こした。ヨーロッパ中の科学者たち、そして素人たちが一斉に彼の発見を再現しようとして、死んだばかりのカエルだけでなく、ほかの動物の死体も使って実験した。ガルヴァーニの甥のジョバンニ・アルディーニは派手好きな性格で、とりわけセンセーショナルなやり方をして、電気を大衆の注目の的にした。科学者と見世物師が同居したような、この世にも稀れな人物の（悪）名高い公開実験は、メアリー・シェリーが小説『フランケンシュタイン』を書くきっかけになったのかもしれない。というのも、アルディーニはカエルの足に電気ショックを加えるだけでは満足

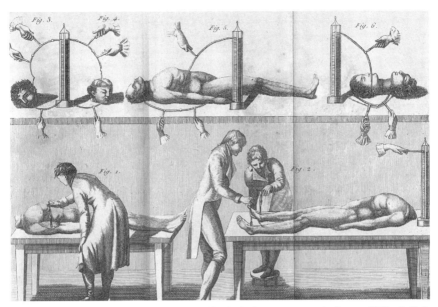

図1-3 斬首刑に処せられた罪人の死体を使った実験について、アルディーニが書いた論文「Essai théorique et éxperimental sur le galvanisme（ガルヴァーニ電気に関する理論と実験の試論）」の挿し絵　背の高い鉛筆のような形のボルタ電堆（原始的な電池）で電流を発生させている。曲がった針金を通して死体に電流を流す。針金には電気を通さないガラスの取っ手がついていて、実験者はここを握れば感電しなくてすむ仕組みになっている。

せず、処刑されたばかりの罪人の体を使ったのだ。彼がボルタと激しく対立していたことを考えれば皮肉なことだが、実験に必要な電気ショックを得るためには、ボルタ電堆に頼らざるを得なかった。

　アルディーニの1802年のノートには次のような記録がある。「処刑場のほど近くに選んでおいたその部屋に、斬首された罪人が初めて運ばれてきた。百枚の銀板と亜鉛板を積み重ねた電堆を使い、まずは頭部にガルヴァーニ電気を当てた。両耳の穴を塩水で湿らせておき、片方ずつに針金を入れた。反対側の末端は電堆の上部か底部のどちらかにつないだ。すると、まず顔のあらゆる筋肉が強く収縮した。顔面がひどくゆがんで乱れ、すさまじい苦悶の表情のようになった。まぶたがとくによく動いたが、人間の場合は雄牛の頭部を使ったときほど激しい動きではなかった」。

アルディーニの最も悪名高い公開実験は、1803年1月17日にロンドンで行われた。トーマス・フォースターという殺人犯の死体に電気を当てたのだ。死刑（絞首刑）が執行されるとすぐに、死体は大勢の見物人が待つ王立外科学会に運ばれた。アルディーニは2本の電線を手にとった。それぞれ一方の端をボルタ電堆につないである。そして、1本目の線の端を死体の口に、2本目の線の端を耳に当てた。するとすぐに「顎が震え出し、周りの筋肉がひどくゆがんだ。そしてなんと左目が開いた」。切開した親指の筋肉に電線を当てたときには、指が「力強くこぶしを握るような動きを見せた」。また別の実験では、腕のあらゆる筋肉に激しい痙攣が起きた。最大の見せ場は、電線を耳と直腸に当てたときだった。「筋肉の収縮は強くなる一方で（……）、あまりの力強さに、ほとんど生き返ったかのように見えた」

　しかし、人間を使ったのはアルディーニが初めてではなかった。早くも1798年には、フランス革命でギロチン刑に処せられた人間の体を使って（処刑から40分もしないうちに）グザヴィエ・ビシャが実験を行っている。彼は実験材料には事欠かなかった。そしてわかったことは、電気を直接当てて刺激すれば心臓が動き出すということだ。このような実験が、科学と文学の両方に不気味な魅惑に満ちたイマジネーションを巻き起こしたのだ。

　同じくらいグロテスクな実験が1818年に医師のアンドルー・ユーアによって行われ、死体と同じような電撃的な反応を観客にも巻き起こした。ユーアが著書『A Dictionary of Chemistry and Mineralogy（化学および鉱物学辞典）』に書いているように、使ったのは非常にたくましい若者の死体である。命を落としてから10分もしないうちにグラスゴー大学の解剖劇場（公開解剖場）に運ばれたものだ。ユーアは死体の何カ所かを切開して、電線で電池と神経を直接つないだ。1本の電線を脊髄に、別の1本を坐骨神経に当てると、全身が激しく痙攣した。そして「2本目の線を大腿部から踵の方に動かしていくと、それまで曲がっていた膝が急に伸びた。助手の1人は放り出された足をよけきれず、あやうくなぎ倒されるところだった」。次の実験では、電線を首のところの横隔神経に当てた。その成功は「本当にすばらしかった。深い、しかしぎこちない呼吸が、たちまち始まったのだ。胸部が持ち上がり、そして下りた。腹部

が突き出し、そしてまたへこんだ。横隔膜は弛緩して持ち上がったり、また下がったりした」。電線で眼窩上神経に触れると、ひどく奇妙なしかめっ面になった——「激怒、恐怖、絶望、苦悶、そして気味の悪い笑みが合わさった、おぞましい表情が殺人犯の顔に浮かんだ」。何人かの見物客は恐怖のため、あるいは気分が悪くなって、退出を余儀なくされ、1人の男性が気絶した。しかしもっと恐ろしかったのは、尺骨神経に電気刺激を与えたときに指が活発に動いたことだ。それは「ヴァイオリン奏者の指のように素早く動いた」。そしてある瞬間に腕が震え、人差し指が伸びて、見物客を指差したように見えた。中にはそれが生き返ったと思った客もいた。

　このような見世物を見せられれば、医者はみんないかさま師だという世論が起きるのは避けられなかった。バイロン卿がこんな風に書いたのも無理はない。

　　奇妙なものが入れ替わり立ち替わり私たちをそそのかすこと！
　　牛痘、トラクター、ガルヴァーニ電気、そしてガス
　　次々に現れ、民衆は目をみはるばかり
　　膨れ上がった泡がはじけるまでのこと——そしてすべては風の中に！

　こうした実験には、死者の「よみがえり」を可能にするという冒涜的な性質があることも、見過ごされなかった。フランケンシュタインの怪物とも相まって、科学者とは「マッド（気が変）」で「バッド（悪人）」だという見方が生まれた。それは今でもメディアに浸透しているイメージである。

　現代の知識をもってすれば、ガルヴァーニらの実験は容易に説明がつく。生体の細胞は、動物（あるいは人）自体が息を引き取るのと同時に死んでしまうわけではない。だからこそ、ある人から別の人への臓器移植が可能であるし、輸血が有効なのだ。多細胞生物の死とは、それが木っ端微塵になるようなケースを除けば、瞬間的に起きることは稀れであり、むしろ徐々に終わっていくもの、段階を経て消えていくことである。神経と筋肉の細胞は個体の死後もしばらく生き続ける。だからこそ電気を当てれば「活発に動く」可能性があるのだ。電気ショックで人間の神経を刺激すれば、その神経が支配する筋肉が収縮す

第1章　驚嘆の時代

るのとまさに同じように、死んだばかりの死体の神経でもそうしたことは起こり得る。実際にユーアとアルディーニの実験からは、それぞれの神経がどの筋肉を支配するかがはっきりとわかる。それでも死亡から実験を行うまでの時間は、短ければ短いほど、より多くの反応が得られる可能性が高くなる。

驚嘆の時代

　18世紀の終わりまでには、電気を発生させたり蓄えたり、かなりの距離を電線を使って導いたりすることが可能になった。電気の驚くべき作用は科学者の興味をかきたて、研究を活発に刺激(ガルバナイズ)した。科学の進展を専門家でない人々にも伝えよ、と命じる啓蒙主義の文化により、より広く市井の関心を呼び覚ます見世物的な公開エンターテインメントが生まれた。現に、ロンドンの王立研究所の教授職にあったマイケル・ファラデーが公開の講演を行うと、裕福な紳士たちの間で人気を呼び、アルベマール・ストリートは大混雑になった。とくに講演の後は馬車に人々が殺到したため、ロンドンで最初の一方通行が導入されることになったほどだ。

　あらゆる種類の病的な症状の治療として、電気を使うことが広く推奨された。このことについては第12章で述べる。避雷針と初期の電池は、ほかにもさまざまな用途に応用され、新たな電気の時代の到来を告げた。それでも電気がもたらすさまざまな可能性に、すべての人がたちまち感銘を受けたというわけではない。当時、イギリスの大蔵大臣だったウィリアム・グラッドストンは、ファラデーの研究室を訪ねたことがある。大臣はこの科学者の電気装置を前にして、しばらく黙って佇み、それからこう言った。「大変興味深いですな、ファラデーさん。だが、現実にそれが何の役に立つのかね？」ファラデーは大臣よりも一枚上で、こう答えたと言われている。「閣下、これらの機械が何の役に立つのか、私は存じません。ですが、いつの日か、閣下はこの機械に税を課すことになりましょう」

　神経と筋肉の線維が電気ショックで刺激されることも知られるようになった。ガルヴァーニの動物電気という発想には異論が唱えられたが、擁護者が

まったくいなかったわけではない。電場が強い電気ショックを発生させることは、かなり昔から知られていたからだ。さらに1797年には、若き科学者で探検家でもあったアレクサンダー・フォン・フンボルトが、ガルヴァーニとボルタの説はどちらも正しいことを立証し、何らかの筋肉が収縮する際には必ず先行して、その筋肉につながる神経からの放電があるだろう、と予言した。この意味では、ガルヴァーニ電気によって生命のない物体（ヴィクター・フランケンシュタインの怪物のような）に命を吹き込むことができるという考えも、想像力をほんの少し広げるだけのことだ。とは言え、神経と筋肉のインパルス（活動電位）の伝達に伴う電気の流れを記録し、その背景にあるメカニズムを解明するには、それにふさわしい装置の開発と、電気そのものについての理解の深まりを待たねばならなかった。

2
分子の通り道

> インプレッシヴという名の
> アメリカンクォーターホース、
> 痙攣するブタ、
> テキサス州のヤギの群れ、
> そして、この最前列に座るあなたたちの中にも
> いろいろ欠陥はあるものだけど
> 私がこけるのを見たときは
> ふと気の毒に思うでしょう、
> それもこれも、
> 一瞬開くイオンチャネルのなせるわざ
>
> ジョー・シャプコット「Discourses(会話):
> Poems for the Royal Institution」,2002より

　1890年頃のオックスフォード大学でのこと。ある学生が口頭試問の場で、「電気について説明できますか」と尋ねられた。学生は緊張しながらも、それが何であるかを以前は間違いなく知っていた——でも、忘れてしまった——と答えた。「なんと、残念な」と試験官は言った。「電気とは何かを知っていたのは、今のところ2人だけだ。『ネイチャー』誌の論文の著者と君だよ。なのに2人のうち1人は、もはや忘れてしまったとは」
　現代人なら誰でも、電気はこの産業化社会を動かす原動力であることをよく知っている。私たちが使うものは、ほとんどすべて(輸送手段から照明、通信機器、そして私が今この原稿を書いているコンピュータさえも)が電気で動く。

けれど、あまりよく知られていないことがある。それは、私たち自身も電気仕掛けで動くということ、そして生命そのものの核心部分には電流があるということだ。生物の体の中で、そのような電流が生まれるのはイオンチャネルのおかげである。カエルの脚を使ったガルヴァーニの実験から、どのような飛躍があって、てんかん（あるいはジェイムズのような新生児糖尿病）などの電気活動の異常を治療することが可能になったのだろう。そのことを知るためには、イオンチャネルとは何なのかということと、それらが細胞の電気的反応にどのような貢献をするかということを理解する必要がある。

　ガルヴァーニから1世紀半以上もの間、科学者たちは懸命になって人の神経の電気インパルスを測定し、その意味を解読しようとした。電気インパルスを発生させるイオンチャネルを見つけ出すまでには、さらに長い時間がかかったが、その発見こそが私たちの理解を大きく変えた。若き日の学生だった頃の私が、悪戦苦闘して、（とくに試験の日が近づくと）幾度も眠れぬ夜を過ごすことになったあの難しい概念は、突如として一点の曇りもなく解明されたのだ。本章では時代を飛び越えて、イオンチャネルが働く仕組みについての最先端の知見をお示ししよう。ただしまず最初に、電気とは何なのか、あなたの頭の中にある電気と、あなたの自宅に届く電気はどう違うのかを知っておくと役に立つだろう。

三位一体

　電気はエネルギーの一形態であり、その土台になるのは電荷である。電荷とは、原子より小さい粒子（亜原子粒子）が持つ最も基本的な特性の1つである。家庭の電気配線——そして私たちの神経——を流れる電流は、アンペア（A）、ボルト（V）、オーム（Ω）という3つの基本的な単位の関係で決まる。これらは、それぞれフランスのアンドレ＝マリ・アンペール、イタリアのアレッサンドロ・ボルタ、ドイツのゲオルク・オームという、18世紀ヨーロッパの偉大な物理学者にちなんで命名されている。アンペアで測るのが「電流」、オームで測るのが電流に対する「抵抗」、ボルトで測るのが電流を流す力を意味する「電圧」だ。

電線を通る電流の流れは、よく水道管を通る水の流れに例えて説明される。電気の用語で言うときの「流れ」とは、荷電した粒子が連なって動く速さのことである。1アンペアの電流と言えば、1秒あたりおよそ6の100万倍の100万倍の100万倍（6×10^{18}）個の粒子の流れに相当する。

　抵抗は流れやすさ、または流れにくさの指標である。水道管を細くすると水の流れが制限され、太くすればたくさんの水が流れる、ということと同じである。電気回路の中では、電気が流れやすい金属などの物質は電気伝導体と言う（または電導体、伝導体、導体と言われることもある）。一方、紙や空気のように電気の流れにくい物質は絶縁体（または非電導体、非伝導体、非導体）と呼ばれる。農場などには野生動物を近づけないための電気柵が設置されることがあるが、そのむき出しの電線部分をつかむと不快な電気ショックを感じるだろう。ところが、柵の入口のところにある取っ手を握れば、電気を感じることなく柵を開けることができる。取っ手には絶縁体が使われているからだ。

　ある1点と別の1点の間の電圧の差は、ある場所から別の場所へ水が流れるときの水圧の差に似ている。電気の流れは基本的に、この電圧の差によって発生する。電圧の差は電気的な位置（ポテンシャル）エネルギーの差という意味であることから、電位差（または単に電位）と言われることもある。もし2つの地点がつながっていなければ、その間を水が流れることはないのと同じように、電流が流れるのも回路がつながっている場合に限られる。雷雲と地面の間には、とてつもなく大きな電位差が生じることがあるが、雷が空間を飛び越えて地面に届かなければ電流が流れないのは、このためである。また同じ理由から、電子は電気回路が閉じていなければ電線を伝って動くことはない。あなたがスイッチをオンにして線をつながなければ、机の上の照明が点灯しないのも、そういうわけだ。水圧を増せば水の流量が増すのとちょうど同じように、電圧を上げれば電流が増える。例えば、照明に供給する電圧を大きくすると、明るさが増すことになる。

　地面（つまり地球）は電圧が最も低い場所として定義されている。そして、水の場合と同じように、電流は常に最も低いほうに向かって流れる性質がある。この現象は、かなり古くからわかっていたようだ。1785年にジョゼフ゠エニヤ

ン・シゴウ・ド・ラ・フォンは、ライデン瓶にかなりの電気を蓄えておき、手をつないで輪になった60人の人々に流すという実験を行ったが、電気ショックを感じたのは最初の6人だけだったと知り、当惑した。なぜ電気が6番目の男で止まってしまったのかは謎とされ、その人物に何か特殊な事情があるに違いないと言われるようになった。噂にのぼったのは、問題の若者が「男性としての固有の特徴を構成するすべての要素」を備えていない——つまり、本来あるべき機能に不具合がある——のではないか、というものだった。不能な男は電気を通さない、という噂はたちまちパリ中に広まった。

　科学的な考え方を好んだ王族のシャトル公がこの噂を聞きつけ、証明してみせるよう命じたことから、国王お付きの去勢歌手（カストラート）3人を使って実験が行われた。比較のために、能力に問題のない若者たちも実験に参加させられたが、歌手も若者も、皆どこか不安気だったのも無理はないだろう。実験結果はシゴウをさらに困惑させた。カストラートは3人とも電気ショックを感じたのだ。それからさらに実験を繰り返すうちに、ようやく謎が解明された。電気を伝えなかった人は皆、湿ったところに立っていた。湿った地面は人の体より電気を通しやすいため、電流が隣の人に流れるのではなく、地面のほうに流れたのだ。人が誤って送電線に触れると電気ショックを感じるのも、同じような原理で説明できる。つまり、その人が立っている地面は電線よりも電位が低いため、電流は電線を流れるのをやめて、（その人の体を伝って）地面のほうに流れるようになるのだ。

　アンペアとボルトとオームという3つの電気の特性は、互いに密接な関係があり、永遠に離れることはない。そのことを最初に発見したのはオームだった。オームは「電流（I）は電圧（V）を抵抗（R）で割ったものに等しい」という有名な法則を編み出した。数式で表せば「$I = V/R$」になる。もし電気抵抗が同じなら、電圧を高くするほど流れる電流の量が増す、ということがこの式からわかるだろう。同じように、もし電圧は一定のままで抵抗を小さくすれば、電流は増える。このように、いろいろな言い換えができるこのシンプルな式は、オームの法則と呼ばれている。この式こそが、神経——そして電気——の働く仕組みを解明するための鍵である。

性質の違い

　とはいえ、私たちの体の活力になる電気と、町の明かりを灯す電気の間には基本的な違いがある。家庭に供給される電気を運ぶ媒体は、電子である。電子とは、目に見えない亜原子粒子の一種で、負の電荷を持っている。電荷の基本的な性質として、反対の電荷は互いに引き付け合う（同じ電荷は反発し合う）ことから、電子は必ず、負の電荷を帯びた場所を離れ、正の電荷を帯びた場所へと向かっていく。ただし、紛らわしいことに、電流の向きは正の電荷が流れる方向として定義されている。つまり、電線を流れる電流は電子によって運ばれているのに、その流れの方向は電子とは逆の向きに決められているのだ！

　一方、動物界に存在する電流は、ほとんどすべてがイオンによって運ばれている。イオンとは、電荷を帯びた原子のことである。人の体内で電気を運ぶイオンは主に5つあり、4つは正に荷電したイオン（ナトリウムイオン、カリウムイオン、カルシウムイオン、水素イオン）で、1つが負に荷電したイオン（塩素イオン）だ。イオンはどれも電荷を帯びているため、イオンが何らかの動きをすれば、必ず電気の流れが発生する。正のイオンであればイオンの動きと同じ方向に電流が流れ、負のイオンであれば（電子の場合と同じように）イオンの動きと反対向きに電流が流れることになる。

　もう1つの注目すべき性質は、電気回路の中の電流が電線に沿って流れるのとは違い、神経インパルスを発生させるイオン電流は、細胞をくるむ細胞膜を横切る方向に流れるということだ。つまり、細胞を出たり入ったりする動きである。このため例えば、細長い神経線維や筋線維に沿って電気インパルスが伝わっていくとき、そのインパルスを発生させるイオン電流はインパルスの進行方向に直交して動く。

　私たちの頭の中の電気信号と、家庭用電気のもう1つの違いは、伝達速度である。電線を伝わる電気は、光の速度（秒速、約30万キロメートル）に近い高速で流れている。家庭の照明のスイッチを入れればたちまち点灯するし、電話やインターネットを使えば地球の反対側にもほぼ瞬間的につながることな

どから、その速さは理解できるだろう。これに対して、私たちの体の中を伝わる神経インパルスの伝達速度は、最も速いものでも秒速約120メートルと、悲しいくらい遅い。世界で一番賢い人でも、光の速さで頭を働かせることはできないのだ。

　人の体内で発生する電気インパルスは、速度が遅いというだけでなく、大きさにおいてもかなりつつましい。例えば、電気ポットでお湯を沸かすには3アンペアほどの電流が必要だが、人の心臓を鼓動させる電流はわずか数百万分の1アンペアだ。そしてどちらの電気も発生させるにはエネルギーが必要だが、電流を起こす起動力（電池と言ってもよいだろう）の仕組みはまったく違っている。この点については、また後で述べる。

　動物電気と家庭用電気のこのような違いは、言葉で言うのは簡単だが、解明されるまでには長い年月が必要だった。電気の基本特性は19世紀初頭までには理解されたが、私たちが生体電気の発生源のことを知るようになったのは、わずか60年ほど前のことである。そして、人の神経細胞や筋細胞の電気活動を担う分子（イオンチャネル）が実際にどのような姿をしているかが、おぼろげながらも見えるようになったのは、ほんのここ15年ほどのことなのだ。

生命の構成要素

　人間とは細胞の集まりにほかならない。人体は何十兆個もの（星の数ほど多い）細胞で構成されている。細胞には、例えば筋細胞、脳細胞、血球などのように、さまざまな種類があり、形や大きさも多様だが、基本的な構造はすべて同じである。1665年に顕微鏡を使って細胞の構造を初めて観察したのは、イギリスの博物学者、ロバート・フックだ。フックはコルクを観察していたときに、細かい区画に分かれた構造があるのを発見し、細胞（cell）と命名した。それは修道士たちが暮らす修道院の小部屋（cell）を思い出させたからだ。とはいえ、細胞の様子を身近にイメージするためには、小さな区画が並ぶハチの巣を小さくしたようなものを想像するとよいだろう。

　1つ1つの細胞の内部には、さまざまな分子が入っている。それらがあらゆ

る種類の複雑な反応を進めながら、せっせとタンパク質を作ったりDNAを複製したり、エネルギーを産み出したりしているのだ。ただし、本書では細胞の電気特性を理解するために、細胞の表面付近で起きることだけを考えよう。細胞内外の電位差が発生して、神経インパルスが伝わっていく場所は、細胞の表面だからである。

　人間の細胞は1つ1つがそれぞれ膜に覆われている。細胞の内容物を囲い込み、外界に対するバリアとして機能するこの膜は、石鹸の泡の膜のようなものと考えればよい。膜の成分には脂肪（専門用語では脂質という）が含まれているため、「油と水は混ざらない」という単純な原理に基づいて、細胞膜は水溶性物質をほとんど通さない。とはいえ、細胞膜を構成するリン脂質の分子には、水を嫌う（疎水性の）脂質成分だけでなく、水と混ざりやすい（親水性の）リン酸基の部分もある。このリン酸基の丸い「頭」に脂質の「尻尾（テール）」がぶら下がったような形のリン脂質分子が、テール部分をサンドイッチにするような形で2層に配列した「脂質二重層」が、細胞膜の構造上の1つの特徴である。ただし、細胞膜の「脂質」はバターのように固い油ではなく、もっとサラサラした機械油のようなものである。細胞膜には（イオンチャネルを始めとする）さまざまなタンパク質がはさまっているが、それらがサラサラの油の層に浮かんで流されていかないのは、細胞膜の内側に張り巡らされた細胞骨格という固い構造体につなぎとめられているからである。

　人の、そして地球上のすべての生物の、細胞の内側にある液体（細胞内液）はカリウムイオンの濃度が高く、ナトリウムイオンの濃度が低い。一方、細胞の外側にある液体（細胞外液）や血液はその逆で、カリウムイオンの濃度が低く、ナトリウムイオンの濃度が高い。神経や筋肉の細胞で電気インパルスが発生する仕組みには、こうしたイオン濃度の差が利用されている。それは水力発電所のダムに貯められた水と同じようなもので、濃度差という形でポテンシャルエネルギーが効果的に蓄えられているのだ。ダムの水門が開くと水のエネルギーが一気に解放されるように、チャネルが開くとイオンは膜の内外で同じ濃度になろうとして自ら移動する。私たちの神経と筋肉に電気インパルスを発生させるのはこのイオンの動きなのである。

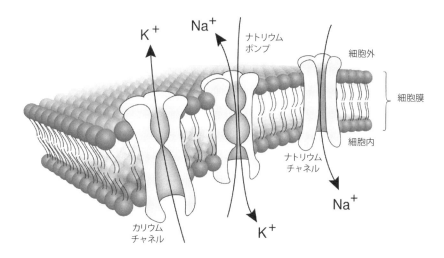

図 2-1　細胞膜の模式図　脂質二重層の間にイオンチャネルなどの膜タンパク質が埋め込まれている。K^+はカリウムイオン、Na^+はナトリウムイオンの略号。

　膜内外のナトリウムとカリウムの濃度勾配は、ナトリウムポンプという微小な分子モーターの働きで維持されている。細胞膜を貫通するこのタンパク質のポンプは、細胞内に入り込んだ過剰なナトリウムイオンを汲み出し、カリウムイオンと交換する。もし、このポンプが働かなければ、膜内外のイオンの濃度勾配は徐々に小さくなっていくだろう。そして、もしポンプの機能が完全に破綻すると、電気インパルスがまったく発生しなくなってしまう。それは車のバッテリーがあがって、エンジンがかからなくなるような状態だ。そうなれば、あなたの感覚器、神経、筋肉など、体内のすべての細胞は完全に機能停止に陥ってしまう。これが人が亡くなるときに起きる現象である。ナトリウムポンプを動かすエネルギーが消え去り、細胞膜内外のイオン濃度の差を維持できなくなると、私たちの細胞はたちまち機能しなくなるのだ。また、体外から電気ショックを加えられると私たちの神経および筋細胞の電気インパルスは干渉を受けるが、いったん細胞膜内外のイオン濃度勾配が破綻してしまうと、体外から電気ショックを加えたところで修復不可能である。電気を使っても死体を蘇らせることはできないのは、このためである。そして、生命の源である電気現

象が家庭に供給される電気と異なる理由は、ここにある。

　イオン濃度勾配の維持は高くつく作業である。私たちは自前で電気を生み出してはいるものの、それにはコストがかかるのだ。意外にも、私たちが呼吸で取り入れる酸素の約3分の1、そして私たちが食べる食物のおよそ半分が、細胞膜内外のイオン濃度勾配を維持するために使われている。脳だけでも、ナトリウムポンプを動かして神経細胞のバッテリーをチャージするために、呼吸による酸素摂取量の約10％を利用している。驚かれるかもしれないが、頭の中で何かを考えるだけでも、エネルギーの観点からみればコストがかかる行為なのだ。

貴重な体液

　私たちの細胞がどのようにしてカリウムイオンで満たされるようになったのかは、ちょっとした謎である。最初の細胞が高濃度のカリウム溶液の中から生まれてきたからだ、と考えるのが最もシンプルだろう。脂質は何の操作を加えなくとも、自然にリポソームという小さな球体になり、脂質の一枚膜の中に液体を閉じ込める性質がある。そのような脂質の薄い層が細胞膜の起源になり、この膜に包まれたリポソームが最初の細胞の前身になったのかもしれない。今から35億年以上も前に、そうしたリポソームがRNAやDNAといった自己複製能のある分子を包み込み[1]、まさに最初の細胞が生まれたのだと想像してみよう。

　最初期の原始細胞に封入された液体は、当然ながら周囲にある液体と同じようなものだっただろう。つまり、最も単純な細菌から最も複雑な生命体まで、あらゆる細胞の特徴である高濃度の細胞内カリウムは、生命の起源となった「原始スープ」の組成を反映しているのかもしれない。ただ、それでも謎は残る。カリウムの豊富なその古代の水は、どこにあったのだろう？ 現在よく言われているのは、大洋底に無機物を豊富に含む超高温水が噴き出す熱水噴出孔（ブラックスモーカー）という場所があり、その中で生命が進化したという見方である。しかしながら生理学者の観点からすると、これはかなり現実味の

ない説のように思える。なぜなら先カンブリア紀の海は、現代と同じようにナトリウム濃度が高かったことがわかっているからだ。そこで私自身は、「暖かい小さな池」の中で生命が進化したことを提唱したチャールズ・ダーウィンと同意見である。何十億年か前、さまざまな有機分子が濃縮された浅い水たまりのような場所がいくつもでき、そこに周囲の岩石や粘土から滲み出たカリウムイオンが溜まり、やがて最初の細胞の誕生の地になった、という考え方である。

そのような場所で生まれた細胞たちは、しばらくはバラバラに存在していたが、ある時点になって、「まとまって生きることにすれば、進化の選択の上で有利である」ということに気づいたのだ。こうして最初の多細胞生物が誕生した。さらに、人の体内にある細胞外液はナトリウム濃度が高いことを考えれば、そのような初期の多細胞生物が進化してきた場所は、ほとんどが塩化ナトリウム（食塩）の溶液からなる海中だったと考えられる。このように、私たちの細胞の内外にある液体の成分が、人類の来歴を示す指紋のような役割をして、初期生命が進化してきた道筋を示すのに役立つとは、実に興味深いことである。

水際の検問所

細胞膜の存在は、生物に数々のメリットをもたらした。分子はもはや拡散して無秩序に散らばるのではなく、細胞内にごく接近した状態で保持される。そして、そこでさまざまな分子が相互に作用して、反応を及ぼし合うようになることに、とくに重要な意味があった。それらの反応により、細胞はさまざまな特別な機能を持つようになり、筋肉、肝臓、神経細胞など（これらはごく一部の例にすぎない）に分かれて進化したのだ。中世都市を取り囲む城壁と同じように、細胞膜も周りの環境にある毒素の類から細胞を守ったり、細胞内への物質の出入りを制限したりする。こうした働きは、膜を構成する脂質がほとんどの物質を透過させないからこそ可能なのだ。そしてその結果として、大切な栄養成分や廃棄物の出入りのために、頑丈に守られたゲートが必要になった。

このゲートは高度に特殊化した輸送タンパク質である。数多くの種類があるが、中でもとくに重要なのがイオンチャネルだ。プリーモ・レーヴィはかつて、

「水路とは何かは誰もが知っている。それは本来、乗り越えられない両側の土手の間を、水源から出口まで水を流す通路である」と述べたが、この「水路（channel）」という言葉は、また別のタイプの通路の記述にもよく使われる。その一例が、細胞膜の内外のイオンの流れを可能にするイオン「チャネル」である。端的に言えば、イオンチャネルとはタンパク質でできた、ただの細い通り道だ。その中央部にはイオンが通り抜けられる小さな穴（細孔）があり、さらに、必要に応じて開いたり閉じたりすることでイオンの移動を調節するゲートが、1つまたは複数ある。ゲートが開くと、ナトリウムやカリウムなどのイオンは群れをなしてこの細孔を通り抜け、1秒あたり百万個以上のイオンが細胞内に入ったり、細胞から出て行ったりする。逆に、ゲートが閉じていればイオンの流れは起こらない。

　かなり例外的ではあるが、多数のイオンが一度に通ることができる、まさにただの巨大な穴のような大きなイオンチャネルもある。負に荷電したイオン（陰イオン）も正に荷電したイオン（陽イオン）も透過できるし、もっと大きな分子も通るそうしたチャネルが開口すれば、細胞がきわめて慎重に守ってきたイオン濃度の勾配がたちまち消滅するために、その細胞は死に至るだろう。実際に、ある種の細菌は、まさにこのようなイオン濃度勾配を消失させる作用のある毒素を使って、別の細胞を殺してしまう。とはいえ、ほとんどのチャネルは細孔を通過させるイオンを慎重に選んでいる。陽イオンならなんでも通すチャネルも（すべての陰イオンを通すものも）あるが、大多数のチャネルはきわめて厳しい識別能力をもつ。例えば、カリウムチャネルはカリウムイオンだけを通過させ、ナトリウムイオンやカルシウムイオンは受け付けない。一方、ナトリウムチャネルが通行を許すのはナトリウムイオンだけであって、カリウムイオンもカルシウムイオンも通さない。もうおわかりかと思うが、イオンチャネルの名前は、それぞれが最も好んで通すイオンの名前になっている。

　イオンは抵抗の最も少ない方へ、また高濃度の場所から低濃度の場所へ、濃度勾配を下るように移動する。ナトリウムイオンの数は細胞内より外のほうがずっと多いため、ナトリウムチャネルのゲートが開けば、ナトリウムイオンは細胞内にどっと流れ込む。逆に、カリウムイオンは細胞外より細胞内に多くあ

カリウムをめぐる電気と化学の戦い

　静止した状態にあるすべての細胞は細胞膜の内外に電位差があり、細胞内のほうが細胞外より60〜90ミリボルト低いのが普通である。この静止膜電位は、細胞膜内外のカリウムイオンの濃度勾配と電気的勾配の綱引きによって発生している。（膜電位は神経細胞の内外で生じている電位の差である。見かけ上安定し、イオンや電位の移動のない状態の膜電位を静止膜電位と呼ぶ）

　静止状態では、細胞膜にある多くのカリウムチャネルが開いている。カリウムイオンは細胞内には高濃度、細胞外には低濃度で存在するため、チャネルが開くと、この濃度勾配に従って細胞からカリウムイオンが流れ出る。カリウムイオンは正の電荷を帯びているため、それらが大移動すると細胞内の正の電荷が失われる——つまり、細胞内が徐々に負の電荷を帯びるようになる。そうして細胞内の負の電荷が増していくと、カリウムイオンを引きつける力が発生してその動きに対抗するようになり、ある時点でカリウムイオンの流出が止まる。細胞からのカリウムイオンの流出を促す化学的な力（濃度勾配）と、細胞内に引き留めようとする電気的な力が、ちょうど釣り合ったときの膜電位を平衡電位と言う。

　もし細胞膜がカリウムイオンだけを透過させるのなら、静止膜電位はカリウムの平衡電位とぴったり同じになるだろう。しかし、現実世界はそれほど単純ではない。ほとんどの細胞の膜には、ほかにもいくつかの種類のイオンチャネルがあって、正に荷電したイオンを細胞内に流入させるため、静止膜電位は正の方向に傾く。

　静止膜電位の重要なところは、それが小さなバッテリーのような働きをすることである。このバッテリーに（イオンの濃度勾配という形で）蓄えられる電気は、脂質膜の絶縁特性によって膜の内外に分離されている。そのようにして蓄えられたエネルギーが、私たちの神経線維や筋線維の電気インパルスを生み出すために使われているのだ。

るため、カリウムチャネルが開くとカリウムイオンは細胞から出て行きがちになる。イオンは荷電しているため、それらが動くと電流が発生する。このイオンチャネルを通るイオンの動きで生まれる電流こそが、私たちのあらゆる神経と筋線維のインパルスの基礎になっている。また、私たちの心臓の鼓動や筋肉の動き、思考などを発生させる脳内の電気的シグナルを調節するのも、この電流である。基本的には、このように濃度勾配として蓄えられたエネルギーが、神経および筋線維の電気インパルスの原動力として利用されるのである。

自ら試して確かめよ

　イオンチャネルの重要性を考えると意外なことかもしれないが、イオンチャネルは20世紀の半ばまで、その存在が想像されることすらなかった。イオンが特別なタンパク質の細孔を通って膜を透過するという概念は、1970年代になってもまだ推測の域を出ていなかったのだ。それらの存在を直接的に示すには、1つのチャネルが開いているときに、そこを通って流れる電気を測定することが必要だが、実行するにはかなり困難なのだ。そのような電流はきわめて微弱で、きわめて特殊な電子工学的装置でしか測定することができない。単独のイオンチャネルが開口したときに流れる電流は、電気ポットを使うのに必要な電流の百万分の百万分の1ほど——わずか数ピコアンペア——である。そう考えれば、いかに限りなく小さいものかがわかるだろう。
　この問題の解決には、2人のドイツ人科学者の見事な発明が生かされた。エルヴィン・ネーアーとベルト・ザクマンがノーベル賞を受賞した技術である。真に革新的な科学というものは、異なる領域の接点のようなところでよく生まれるものだが、この2人の才能が合体して受賞に至ったこともその好例である。ネーアーは物理学、ザクマンは医学を学んでいたことから、2人は問題に取り組む技能を補い合うことになったのだ。協力し合う中で新技術の行く末を広い視野で見ることができるようになり、実験法の完成に必要な細部にまで注意が行き渡るようになった。2人の同僚のデイヴィッド・カフーンはかつて、彼らのことを「科学者の中の科学者である——控え目で、謙虚で、失敗を恐れ

ない——そして、ひらめきに満ちている」と述べていた。

　ネーアーとザクマンは論理的に考えて、もしイオンチャネルが実際に存在するとしたら、そこを通る微弱な電流の記録は可能に違いない、という結論に達し、試してみることにした。1970年代初め頃のことだ。彼らが考案したのは、液体を充満させた微細なガラス管（ピペット）を記録用電極として使うことだ。ガラス管の先端をきわめて細くしておき、それを細胞表面にそっと配置すれば、電極の先端の下に細胞膜の小さな区画とともに1個のイオンチャネルだけを分離することができる。これで、そのチャネルが開いたときに発生する弱い電流の流れが検出できるのだ。この技術は「パッチクランプ法」として知られている。細胞膜の小さな区画（パッチ）を通る電流を記録するところから、ついた名称である。

　とは言え、ネーアーとザクマンが成功をおさめたのは、さらに何年か後のことだ。困難だったのは、きわめて微弱なシグナルを増幅させる特殊な装置を要したことだ。そのような装置は市販されていないのはもちろん、発明すらされていなかった。つまり、彼らは増幅装置を自分たちの手で作らなければなら

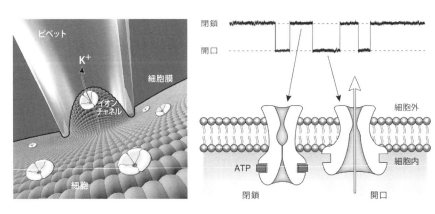

図 2-2（左）パッチクランプ法の模式図　細胞膜の小さな区画（パッチ）にある1個のチャネルをガラス電極で単離し、チャネルが開いたときにそこを通る微弱な電流を検出する。
（右）単一チャネルの電流の記録（上段）。チャネルが開くと（下段右）、イオンが通過することで瞬間的な電流が発生し、その痕跡として、電流計の下向きのふれが記録される。下段に示すチャネルは、細胞内化学物質のATPが結合すると閉じ、ATPが離れると開いている。

なかったのだ。テクノロジーの新展開があるたびに2人は装置を作り直し、測定を繰り返した。決定的な問題は、探している微弱なシグナルがノイズに埋もれていたことだった。古いラジオからは「シャー」という雑音が聴こえてくるように、電気回路（生物学的な回路も含む）は電気ノイズを発生させる。ネーアーとザクマンは背景のノイズを少なくするさまざまな方法を試したが、ついに1974年頃になって、忍耐が報われた。実験を重ねるうちに、ノイズの中に単一チャネルの電流が現れるのがわかるようになったのだ。チャネルが開くたびに、イオンが細孔を通って電流が発生すると、ごく短い信号が、電気の流れを示す小さな四角いパルス（図2-2 右上）となって記録紙に現れた。それでも最初のうち2人は、この実験結果をあえて発表しようとはしなかった。彼らが見たのは、最も望ましい条件下で生まれた電流だけだったからだ。しかし、それから数多くの実験を重ねた末に、2人は十分な確信をもって結果を公表した。

　彼らの論文は大評判になったが、簡単に習得できる技術でないことは明らかだったため、2人の実験を再現しようとする者はほとんどいなかった。やはり問題になったのは、背景のノイズが微小電流の測定に混ざり込んでくることだ。それから2年間、2人はさらに記録の質を高めることに専念した。実験はなかなかうまくいかずいらいらが募る一方だったが、あるとき、まったく突然に、すばらしい記録の片鱗がほんの一瞬だけ現れるようになった。以前にも同じようにノイズが劇的に少なくなって、電流の記録線がほぼ平坦になることはあったのだが、おそらく電極の先端にゴミでも詰まったのだろうと思い込み、そこで実験を中止していたのだ（そして、うかつにも貴重なものを見逃していた）。ごく稀ではあるが、通常の小さなノイズ信号が連発する記録の中で、突然びっくりするほどクリアな電流パルスが現れるのが観察されるようになった。当時の2人には何が起きたのかはわからなかったが、実は細胞膜がガラス電極にぴったり密着した瞬間だけ、背後のノイズがほとんど入らなくなったのだ。記録の性能は大きく進歩した。

　しかし完璧な記録を間違いなく再現できるようになったのは、ようやく1980年1月のことだ。ある土曜日の午後、ネーアーは、新しく作った電極の使い始めには細胞膜との密着による「シール」ができる確率が高いということ

に突然気がついたのだ。彼は嬉しげに相棒に電話して、こう言った。「チャネルの捕まえ方がわかったぞ！」。それでも、まだこの話は終わらない。新しいピペットを使っても、シールが必ずできるとは限らなかったのだ。細胞膜に貼りついたゴミを取り除いたり、もともと非常にきれいな膜を持つ組織培養後の細胞を使ったりするうちに、徐々に成功率が高まった。最後につかんだコツは、電極の内側にわずかな吸引をかけることだった。この工夫によって、おそらく細胞膜の一部だけが電極の中に吸い込まれ、シール形成の信頼性が高まるのだ。ここまでくるのに、ほぼ10年かかっていた。

　科学における真のブレークスルーとは、新聞記事などを目にして想像するよりはるかに数が少なく、しかも一夜にして成るものではないのだ。ネーアーらの物語が示しているように、単調な仕事を、懸命に何年も続けるのが普通のことである。ともあれ、このようにして完成されたパッチクランプ法は、まさに画期的だった。この技術は当初予想されたよりも、はるかに用途が広いことがすぐにわかってきた。ガラスのピペットと細胞膜の間のシールの驚くべき安定性により、細胞にダメージを与えることなく膜の微小な一区画を吸い上げ、単離したパッチ部分のチャネル活性を記録することができるようになった。この方法なら体内のさまざまな種類の細胞に応用して、従来の技術では細胞に傷をつけずにアクセスすることが困難だったのような場所でも研究することができそうだった。

　ネーアーとザクマンの研究チームは、あらゆる部位の細胞で精度の高い記録をとる方法を細かく記して発表した。論文は科学界に興奮を巻き起こし、たちまち古典的名著のような位置づけになる。ほとんど一夜にして、誰もがパッチクランプ法を試してみたがるようになり、ネーアーとザクマンは惜しみなく研究室の扉を開いた。その手法を学ぼうと、世界中からゲッティンゲンへ、研究者が引きも切らずに押し寄せる。それでも当時は、装置そのものをまず自力で作らなければならず、とても容易なことではなかった。私自身も、片手に熱いハンダごてを握り、もう片方の手で涙をぬぐいながら、複雑な電気回路と格闘して何週間も過ごしたものだ。ただ幸運なことに、この苦行は長くは続かなかった。2〜3年もすると、完璧に作動するパッチクランプ用の増幅器（アン

プ）が市販されるようになったのだ（つまりは、購入する資金があればの話だが）。

　こうしてチャネルの電気特性を調べることができるようになり、あらゆる種類の疑問に取り組むことが可能になった。チャネルは何種類あるのだろう？　それぞれが何をするのだろう？　どのくらい精密な仕事をするのだろう——つまり、イオンチャネルが開閉するときには、どのような分子レベルの挙動をし、透過させるイオンをどのように選んでいるのだろう？

遺伝子の切り貼り

　ネーアーとザクマンのおかげで、イオンチャネルの働きを目にすることができるようになったのとほぼ同じ頃、科学の世界では第2の革命が起きていた。私たちが持つあらゆるタンパク質の青写真は符号化（コード化）されてDNAに保存されているが、分子生物学を応用した新技術の開発により、個別のタンパク質をコードするDNAの塩基配列を同定したり操作したりすることが可能になったのだ。タンパク質はアミノ酸がヒモ状に連なってできているが、ビーズの首飾りを床に落としたときのように、そのヒモは折り重なって、かなり複雑な形になっている。タンパク質は細胞膜に埋め込まれているものもあれば、細胞内や細胞外に存在するものもある。ぐるぐる巻きになって、一部の構造がひっくり返ったり、T・S・エリオットの詩の一節にあるように、「終わりは、また始まりになる」といった状態のものもある。あるタンパク質がとる三次元の形態には、きわめて重要な意味がある。そのタンパク質がイオンチャネルであればイオンが流れる通り道がなければならないし、シグナル伝達を担う分子なら、向かった先の標的受容体とぴったり結合する形でなければならない。構造タンパク質であれば互いにしっかり固定し合う必要がある。ときには複数のタンパク質の鎖が合わさって、一層複雑な構造になることもある。例えばカリウムチャネルには、よく似た4つの部品（サブユニット）が組み込まれていることが多い。それらのサブユニットがつながり合って、中央にイオンが通る細孔を形作るのだ。

（現時点では）タンパク質のアミノ酸配列だけを見て、その三次元構造を予測することはできない。それでも、何らかのチャネルが機能する仕組みを十分理解するためには、それがどのような構造であるのかを、いくらかでも知っておくことが大切である。タンパク質の構造と機能の関係を理解するためには、DNAの配列を知ることが第一歩になる。あるタンパク質の遺伝暗号がわかれば、それを改変して、研究テーマに合うようにさまざまにデザインしたチャネルを作ることもできるのだ。特定のアミノ酸の働きを知りたい？ であれば単純に、そのアミノ酸を別のアミノ酸に入れ替えて、何が起きるかを見てみるとよい。いかにも簡単そうに聞こえるが、今はまさに、簡単な時代になったのだ。現在ではヒトゲノム（と、ほかの多くの種のゲノム）の全配列が解読済みで、私たちはどれでも好きなタンパク質のDNA配列をオンラインのデータベースで探し出すことができる。さらに、そうしたDNA断片のサンプルを販売する会社もある。注文して1000ポンド（約19万円）ほども支払えば、2～3日中には小さな濾紙片に浸み込ませた目に見えない溶液の形で届けてくれる。それが1980年代くらいまでは、何事もそう簡単ではなかったのだ。当時はDNA配列を自分自身で解読しなければならないのが普通であって、とても時間がかかっていた。その作業に何年も何年も費やすこともあったのだ。

針の目

　ともあれ分子生物学と新しい電気記録法という2つの進展が合わさって、今度はイオンチャネルの選択性——チャネルはどのようにしてイオンを選ぶのか——という問題が徐々に取り上げられるようになった。多くのチャネルは、「同じ電荷は反発し合い、反対の電荷は引きつけ合う」という性質を利用するように、入口付近に電荷を帯びたフィルター機能を備えていて、イオンの種類ごとに排除したり入りやすくしたりする選択を行っていることがわかってきた。例えば、あるチャネルが負の電荷（陽イオンを引きつけるが、陰イオンは反発する）のフィルターを持てば、正に荷電した陽イオンはどれでも通すが、負に荷電した陰イオンはすべて排除する、という選択が可能になる。それでも、多くのイ

オンチャネルが実現しなくてはならない重大な問題は、細孔を通るイオンの速度を下げずに、高い選択性を実現することである。さらに私たちが解明するべき最も難しい問題の1つは、カリウムチャネルが、どのようにしてカリウムイオンを通過させながら、カリウムよりずっと小さいナトリウムイオン（同じように正に荷電している）は通さないようにするかである。この問題は長年にわたって科学者たちを悩ませた。イオンチャネルの研究は機能面については過剰なほどの実験が行われ、チャネル機能の仕組み（作用機序）を漫画のようなモデルで示した実態のないアイデアだけは先行していた。しかし、本当に必要だったのは、機能的な情報と構造の解明とを一体化させることだった。そもそもカリウムチャネルとはどのようなものなのだろう？　この難問が最終的に解けたのは、1998年にロッド・マキノンが成し遂げた驚くべき大躍進のおかげである。マキノンはカリウムチャネルタンパク質の結晶を成長させ、そこにX線をあてる方法で、カリウムチャネルを原子1つ1つのレベルで可視化することに初めて成功したのだ。細孔内部のさまざまな位置にトラップされているカリウムイオンを、そのまま画像として見るこの方法により、イオンが膜を横切っていく様子を、この上なく詳細に知ることが可能になった。

　細身で茶目っ気のある顔立ちをしたマキノンは、私が知る中でも最も才能ある科学者の1人である。彼はチャネルの作用機序の問題を解明しようと決意するや、唯一の方法はチャネルの構造を原子1個1個のレベルで直接見ることであると、誰より早く気がついた。かつて誰もやったことがなく、どうすればできるのかは誰にもわからず、たいていの人は近い将来実現することなど考えてもみなかったその仕事は、臆病者にはとうていできないことだった。技術的な困難はほとんど克服しがたいレベルだったし、当時は彼自身が結晶構造解析の専門家ですらなかったのだ。それでもマキノンは単に優秀な科学者であるというだけでなく、恐れを知らず、高い集中力を持ち、誰より勤勉でもあった（寝るのは実験の合間に2～3時間だけで、休みなく研究することで有名だ）。マキノンは数々の困難にもくじけず、研究分野と仕事の両方を一度に変えることにして、ハーバード大学を辞職するとロックフェラー大学に転籍した。そのほうが環境が良いと感じたからだ。同じ分野の研究者の中には、マキノンは

頭がおかしくなったのではないかと考えた人もいた。けれども振り返って見れば、それは賢い決断だった。わずか2年後に、マキノンはカリウムチャネルの構造を世界で初めて明らかにし、学会という場では前例のないことだが、スタンディングオベーションで讃えられることになるのだから——。そしてイオンチャネルは、またしてもストックホルムの舞台に上った[2]。

　X線結晶構造解析によって、カリウムチャネルがどのように働くかがきわめて詳細に明らかになり、カリウムイオンが非常に迅速に処理される仕組みも解明された。カリウムイオンはあまりに素早く処理されるため、イオンの動きを遮るものなど何もないかのように見える。しかしその一方で、カリウムチャネルは、カリウムより小さなナトリウムイオンは通過させないという離れ業を同時に実現しているのだ。カリウムチャネルは特殊な「選択性フィルター」を持つように進化を遂げている。それはチャネルの細孔部分がひときわ狭くなった短い領域で、イオンがここを通過する際には、チャネルの壁と必ず相互作用することになる。簡単に言えば、この領域はカリウムイオンがどうにか通れるだけの幅しかなく、カリウムより大きいものは一切通れない。そして実は、カリウムイオン自身も身にまとっていた水分子（水和シェル）を脱ぎ捨てなければ、どうしても通れないほど狭いのだ。あらゆるイオンは水溶液中では水和という現象により、水分子に厚く覆われていて、それらを振りほどくにはかなりのエネルギーがいる。しかし、カリウムチャネルの選択性フィルター部分は、水分子と同じような挙動をしてカリウムイオンを包み込んでくれるのだ。このため、カリウムイオンは喜んで水分子を脱ぎ捨てる。ところがナトリウムでは、こうはいかない。ナトリウムは水分子をまとっていなければ、カリウムチャネルの細孔を簡単に通れるほど小さいが、水和シェルを脱ぎ捨てるにはカリウムよりはるかに多くの労力を必要とする。そのエネルギーは、選択性フィルターに包み込まれて得られるエネルギーよりも、はるかに多いため、ナトリウムイオンは水和シェルをまとったまま離さず、結果として大きすぎるので、カリウムチャネルを通過することはできないというわけだ。

開いたり閉じたり

　イオンチャネルは細胞の門番である。その最も重要な性質は、チャネルを開いたり閉じたりしながらイオンの移動を調節することである。そして、何より重要なことは、このチャネルの開閉（ゲーティング）が厳密に調節される現象であるというところだ。細胞内外の化学物質がチャネルに結合したり、チャネルが機械的刺激を受けたり、細胞膜内外の電位差に変化が起きたりすることがゲーティングの調節につながっている。

　チャネルの開閉を調節する分子の一例として、神経伝達物質がある。神経伝達物質は神経細胞同士が会話を交わすための、化学的なメッセンジャー役の分子である。神経伝達物質は、メッセージを伝える先の「標的」細胞の膜にある特定のイオンチャネルと相互作用をし、鍵が鍵穴にはまるように、受容体の特異的な部位とぴったり結びつく。両者がこのように緊密に結合した状態になると、チャネルタンパク質の立体構造（コンフォメーション）に変化が起き、細孔が開いてイオンが通れるようになるのだ。ただし、このような構造変化がどのようにして起きるのか、つまり、ある部位への化学物質の結合がどのようにして同じタンパク質のほかの部位（遠く離れている場合もある）の構造変化につながるのかは、まだよくわかっていない。とはいえ、この種のゲーティング機構は、細胞間の情報伝達にとって重要なだけでなく、医薬品や毒物の作用に関係するものもある。さまざまな化合物が本物の伝達物質と同じ部位に結合して、その活性を遮断したり模倣したりすることで、チャネルのゲーティングに（ひいては細胞機能に）影響を及ぼすのだ。

　例えば、南米の原住民が毒矢に使うクラーレという物質は、運動神経から筋肉へのシグナル伝達（神経筋伝達）に関わるイオンチャネルに結合して、本来の神経伝達物質の作用を阻害することで、麻痺を引き起こす。一方、幻覚剤のLSDは脳内でセロトニンという神経伝達物質と同じような振る舞いをして、特定の神経細胞を過剰に刺激する。また、私自身がとくに関心を持っているK_{ATP}チャネルは、グルコースの分解産物であるATPが結合すると細孔を閉じる性質がある。糖の代謝から、このチャネルの閉鎖とその後のインスリ

ン分泌につながるための、重要な架け橋になっている。例えば、ジェイムズのような遺伝子変異によって結合部位が変化すると、ATPが結合できないため、K_{ATP}チャネルが閉じなくなり、インスリンが分泌されなくなる——その結果が糖尿病である。

　また別の開閉の仕組みである「電位依存性」ゲーティングの場合は、細胞膜内外の電位の変化をチャネルが感知することが始まりだ。あらゆる細胞の細胞膜の内外には電位差があり、通常、細胞の内側は外側より70ミリボルトほど電位が低くなっている。ところが、ある神経が電気インパルスを発火する際には、この電位が突然100ミリボルトほど変化し、細胞内の電位が瞬間的に細胞外より高くなる。100ミリボルトと聞けば大したことはないように思われるかもしれないが、細胞膜はきわめて薄いため、影響は甚大だ。膜の厚みを考慮に入れると、チャネルにかかる電場は1センチメートルあたり10万ボルトというオーダーになる。イギリスの商用電源は240ボルトで供給されているが、もしあなたが（これまでも、今後とも、決してないことをお祈りするが）、不幸にもその電気ショックを経験したことがあれば、神経細胞がインパルスを発したときにイオンチャネルが感じる電気ショックの大きさがおわかりになるだろう。このように考えれば、電位変化がタンパク質の立体構造を変化させ、タンパク質をある形から別の形に変えてしまうとしても、何の不思議もないだろう。チャネルがどのようにして電場を感知するのかは、ここ25年ほどの間に少しずつ解明が始まっているものの、細部についてはまだ盛んに議論されている段階である。

　静止状態の神経と筋の細胞では、電位依存型ゲートを持つナトリウムおよびカリウムチャネルが、負の膜電位の影響で固く閉じられている。それらが開くのは膜電位が上昇したときと、それによって電気インパルスの引き金が引かれたときだけである。こうした現象がどのようにして起きるのかを、ここからいくつかの章で見ていこう。神経と筋肉の働く仕組みの解明につながった、長く複雑な研究の道のりも見えてくるだろう。

3
インパルスに影響するもの

　　逢ぬ恋　おもひ切ル夜や　ふくと汁
　　　　　　　　　　あは　　　　　　　　よ　　　　　　じる

　　　　　　　　　　与謝野蕪村
　　　　　　　　　　（『蕪村俳句集』尾形仂校注、岩波文庫、
　　　　　　　　　　1989年3月16日1刷、259頁より引用）

　1774年に南洋航海の途上にあったジェイムズ・クック船長は、醜い姿の珍しい魚を採取した後で、自分の身に起きた独特な症状について、次のように書き記している。「われわれは記録や作図に没頭して時間をとったので、あまりにも遅くなってしまい、肝臓と卵しか料理されなかった。ふたりのフォスター氏と私がほんのちょっとそれを味わってみた。朝の三時か四時に、雪でこちこちになった手足を火にさらしたときにおこるようなマヒした感じをともなう、全身のおどろくべき衰弱にとらわれた。私はものを感ずる感覚をほとんど失い、また軽いものと重いものも区別することができなくなってしまった。たとえば水を入れた一クォートの容器と一枚の羽毛が、手の中で同じ重さに感じられたのである。われわれはみな嘔吐し、その後汗をかいたところ、ずっと楽になった。〈朝〉になって、内臓を食べた豚の一頭が死んでいるのが発見された。（中略）朝になって原住民たちが船にやってきて、その魚が吊されているのを見たときに、最大級の嫌悪を示しながら、けっして食べてはならないということをすぐにわれわれにわからせた」（『クック太平洋探検④ 第二回航海（下）』増田義郎訳、岩波文庫、2005年2月16日1刷、225頁より）

クック船長と船員は、うっかりフグを口にしたのだろう。この魚の肝臓、腸、皮、そして卵巣はテトロドトキシンという名の猛毒を含んでいる。神経と筋細胞のナトリウムチャネルを遮断し、神経インパルスの伝達と筋肉の収縮を阻害する物質だ。この毒にやられると、呼吸筋の麻痺を起こし、窒息死することが典型的である。幸運にも、クック船長の食べた量は致死量に至らなかったのだ。

体の配線

　神経線維は体中に電気信号を伝達する役割を担っている。私たちが通常、神経と呼ぶものは、実際には多数の神経線維の集合体である。それらが束になって、外側にある鞘（さや）のような構造に保護されている様子は、何千本もの電話線を束ねたケーブルにかなり似ている。ほとんどの神経は私たちの組織の奥深くに位置していて、外からの傷害を受けにくくなっているが、例外は、枝分かれして皮膚の最外層に広がる知覚神経の末端と、腕の肘のあたりで皮膚表面近くを通る尺骨神経である。肘（尺骨の端）を強く打ちつけると独特なびりびりするような痛みが腕に走るのは、そのせいである。この神経をぶつけると、小さな電気ショックを加えたのと同じような刺激を感じるのだ。

　神経細胞（ニューロン）は、脳を含む神経系の構成要素である。形も大きさもさまざまなものがあるが、どれもが細胞体と、そこから伸びる多数の細かく枝分かれした突起を持っている。通常は、ほかよりかなり長い突起が1本だけあって、神経線維またはアクソン（軸索）と呼ばれている。軸索にはきわめて長いものもある。例えば、人の尺骨神経の軸索は脊髄から指先まで届いている。また、迷走神経——脳神経の中で最も長い神経——は脳から胃まで伸び、キリンの場合だと5メートルもの長さになることもある。ただし、長さはあっても1本の神経線維はきわめて細く、直径は人の髪の毛の10分の1以下である。

　神経線維はどのような方向にもインパルスを伝導できるが、普通は一方向にしか伝えない。運動神経は脳および脊髄から外向きにシグナルを伝達し、筋肉を収縮させる。一方、体の末端の感覚を伝える知覚神経の情報伝達はその

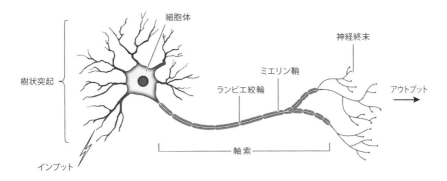

図 3-1　典型的な神経細胞の模式図　細胞体から軸索と、多数の細かく枝分かれした突起が伸びている。軸索の終末には指のような複数の突起がある。

逆で、感覚器から脳に向かう。

　細胞体は神経細胞の指令センターである。細胞体は核を擁し、そこに遺伝情報を担うDNAが保存されている。神経細胞の細胞体からは多数の短く枝分かれした突起が伸びており、樹木の枝に似ているところから、樹状突起（dendrite）という名がついた。その語源は、ギリシャ語で「木」を意味する「dendron」だ。樹状突起は別の神経細胞からさまざまなシグナルを受け取る場所であり、最前線の情報処理センターさながらに、入ってくる情報をすべて統合した後に細胞体に伝達する。神経細胞の細胞体は、ほとんど例外なく脳と脊髄にあるが、その場所は脳脊髄液を血液から分離する「血液脳関門」の働きによって守られている。脳はすべての神経系の指令中枢の役割を担っている。脳には数え切れないほどの神経細胞があり、それぞれが多数の突起を出して、別の細胞とおびただしい数の結合を形成している。

インパルスに影響するもの

　神経細胞は、神経インパルスまたは活動電位という名の電気信号を使って情報を伝達する。この信号は、最大で時速400キロメートルものスピードで神経線維を駆け抜ける。一番伝達速度が速いのは、絶縁性のミエリン鞘（髄鞘）

に囲まれた神経である。ミエリン鞘とは、特殊な細胞（シュワン細胞）の膜が軸索の周りに次々と重なり合い、まるでお菓子のスイスロールかトイレットペーパーのように、軸索をぐるぐる巻きに包み込んでいる構造だ。この絶縁性のミエリン鞘があることで、神経線維は電気信号をより迅速に伝えることができるが、逆にミエリン鞘が損傷したときは神経伝達が阻害される。

　ミエリン化した軸索には、その全長に沿って多数のシュワン細胞が巻きついている。巻きついたシュワン細胞の層には、数マイクロメートル間隔で小さなすき間があり、ランビエ絞輪と呼ばれている。そのすき間の部分では、シュワン細胞の巻きついていないむき出しの神経細胞の膜が細胞外液と接触を保っている。一方、絶縁性の高いミエリン鞘の部分では、神経細胞から細胞外液に電流が流れることはできない。つまり、神経細胞から電流が流れ出し、活動電位が起きるのは、ランビエ絞輪の部分だけである。活動電位はランビエ絞輪の部分を中継局のようにして飛び飛びに進みながら（跳躍伝導）、中継局で電位が増幅されたり、伝達速度が加速されたりするのだ。つまり、ミエリン化した神経線維の伝達速度が速いのは、神経インパルスの先端がランビエ絞輪の部分を飛び移りながら一気に進むためである。

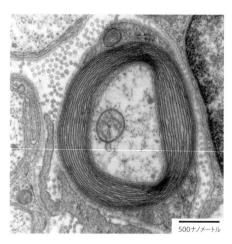

500ナノメートル

図3-2　ミエリン化した神経　絶縁性のミエリンの層が神経軸索に巻きついている。神経の中心部にある小器官は、細胞の発電所のような役割をするミトコンドリアである。

ミエリンに重要な意味のあることが劇的に示される実例は、ギラン・バレー症候群の患者である。この稀れな自己免疫疾患は、通常は下肢のしびれと脱力で始まり、その後に恐ろしいほどの速さで両足の麻痺が進む。それから手と上腕、さらに胸部の筋肉へと麻痺が広がり、患者は呼吸ができず、人工呼吸器をつけなければならなくなる。最終的にはほぼすべての神経が麻痺し、顔面も例外ではなくなるため、しゃべることができず、まばたきでしか意思疎通ができなくなる。最悪の場合、正常だった神経機能が1日も経たないうちに、ほぼ完全な麻痺に至ることもある。

　ギラン・バレー症候群の原因は、外から入ってきたタンパク質に対抗するために体が作り出した抗体である。それらの抗体が、なぜか自分自身の組織を攻撃してしまうのだ。細胞レベルでの「同士撃ち」のような現象である。この攻撃によってミエリンが失われ、神経線維のミエリン鞘が破壊される結果として、インパルスの伝達ができなくなってしまうのだ。ただし、この抗体は脳と脊髄の周りにある防御柵のような血液脳関門を通過することはできないため、脳と脊髄だけは攻撃から守られ、脳内のミエリン化線維には害が及ばない。また幸いなことに、麻痺は永続的ではないことが多く、いったん全身から抗体が消失すればミエリンはまた回復する。しかし、ミエリン化の回復は時間のかかるプロセスで、1日に1センチメートルほどしか進まない。背の高い人だと、いくつかの筋肉に再び正常な神経が行き渡るようになるまでには1年以上かかることもある。多くの場合、完全な機能回復は望めない。

　同様に、ミエリン鞘への自己免疫による攻撃が徐々に、しかし容赦なく進むことで起きる疾患として、多発性硬化症がある。神経伝達が進行性の障害を示し、やがて協調運動の喪失と歩行困難に至る病態だ。視神経が損傷して視力喪失を引き起こすこともある。この病気の患者の中で一番の有名人は、イギリスの夭折の天才チェリスト、ジャクリーヌ・デュ・プレだろう。彼女の指先の感覚がなくなり始めたのは、まだ26歳のときだった。すぐにチェロの弦の感触がまったくなくなり、2年後には演奏活動を断念している。（その後47歳で死亡）

神経のおしゃべりを聞く

　私たち人間は、ずっと昔からデジタル式だった。コンピュータなど、まだ夢にも考えられなかった頃から、インパルスは私たちの神経線維を介してデジタル信号として送られていた。活動電位は振幅が常に一定で、開始のきっかけとなった刺激の強弱で差が出ることはないので、「全か無か」であると言われている。刺激の強さが増すと頻度（周波数）が高くなる様子は、例えて言えば、マシンガンのようなものと言えるだろう。引き金を十分強く引けば発射するが、引く強さが一定レベルに達しないと弾（活動電位）はまったく出ない。さらに、情報はマシンガンの弾に似て、同じ大きさの発火の連発として神経線維を伝わっていく。もし刺激が強くなれば、電位の大きさが変わるのではなく、発火の数が増えるのだ。このような頻度の符号化には、とても有利なところがある。例えば、この方式では情報がゆがんでしまったり信号強度が減衰したりすることなく、長い距離をインパルスが伝わることができるのだ。

　神経インパルスが発生して広がる様子を研究するためには、ごく短い電気信号を検出するための高感度の検出器が必要である。ガルヴァーニのような初期の頃の研究者たちを悩ませたのは、神経インパルスが起こす現象——例えば、カエルの筋肉の痙攣——は簡単に検出できたが、それを電気的に記録することがまったくできないことだった。19世紀中頃までには、（ガルヴァーニに敬意を表して）ガルヴァノメーターと命名された特別な装置（検流計）が発明された。多くの研究者がそうした装置を利用して、神経と筋肉が確かに独自の電気信号を発していることを観察したが、それを正確に測ることはまだできなかった。物事はうまくいかないもので、装置の感度を上げれば反応が遅くなり、反応速度を上げれば感度が不十分になった。神経科学者たちが神経インパルスを正確に検出するための増幅器を作製するには、もともと無線通信のために開発された熱電子管（三極真空管）の発明を待たねばならなかった。

　エドガー・エイドリアンとキース・ルーカスは、この新装置を利用して、1本の神経線維が発生させた微弱な電気信号を2000倍ほどに増幅させるという画期的な実験を行った。エイドリアンはテクノロジーの重要性を強く信奉し、

「電気生理学の歴史は電気記録装置の歴史によって決められてきた」と考えていた。この言葉からうかがえる通り、彼の実験室には「かつて誰も見たことのないほど、壮麗なるがらくた」があったという。エイドリアンは、自分の実験結果については、「何も特別懸命になって研究したわけではないし、自分の側の知性というものもとくに関係していない。ただ実験室で装置を組み立てたり、どんな結果になるかを観察していると、たまたま何かが起きたという類のものだった」とも言っていた。エイドリアンの弟子のアラン・ホジキンは後に、ほとんどの人は「装置を組み立てて、何が起きるか観察していても、エイドリアンのような重要な発見などしないものです」とそっけなく語っている。興味深いことに、ホジキンはそんな発見をすることになる、ごくわずかな人物の1人だった。

　エイドリアンはまだケンブリッジの学生だった1912年に、キース・ルーカスの助手として働き始めた。ルーカスの研究室はうす暗くてじめじめした地下の小部屋で、雨が降るたびに水浸しになるため、雨の多い気候になると、研究者たちはスノコの上を歩かなくてはならなかった（それは電気の実験にとって最良の環境とは言いがたい。現在なら健康と安全上の理由から、間違いなく禁止されるだろう）。ルーカスはエイドリアンにわくわくするような課題を与えた——神経インパルスの伝導を研究することだ。以前の実験では、神経線維が全か無かの法則にのっとって発火するという考え方に、ある程度の裏づけが得られていたが、まだ疑問の余地も残されていたのだ。ところが、彼らがまだ何の結果も出さないうちに研究は中止になった。第一次世界大戦が勃発したのだ。さらに悪いことに、ルーカスのキャリアは永遠の終わりを迎えることになる。イギリス空軍の要請で、何かの装置のテスト飛行を行っているときに、飛行機の空中衝突事故で命を落としたのだ。終戦後、エイドリアンはケンブリッジで師の実験室を引き継いだ。そして、苦心の末に、神経束から1本の神経線維を単離して取り出すことに成功した。この線維を使って発見したのが、神経を刺激すると一連の小さな電気インパルスが発生するが、その振幅は一定で、頻度がさまざまに変わるということだ。刺激の強さが大きければ大きいほど、発火が起きる速度が速くなる。言い換えれば、知覚の強度は知覚神経

インパルスの発火頻度に比例するということである。

エイドリアンは、いつもそれを不意に思い出すのだと言いながら、記憶に残るある実験のことを話してくれた。それは彼がヒキガエルの視神経にいくつかの電極を当てたときのことだ。「室内はもうずいぶん暗くなっていた。私は、増幅器につないだ拡声器から、繰り返しノイズが聞こえることに困惑していた。ノイズの多さからすると、何かものすごい数のインパルス信号が発生し続けているが、その原因が皆目わからなかったのだ。しばらくして私は、室内を動き回る自分の動きとそのノイズに関係があることに気がついた。ようやくわかったことは、私がそのヒキガエルの視野の中にいるということだ。ノイズは私の動きを見て発せられる信号だったのだ」

好機と幸運[1]

20世紀の中頃までには、神経から筋肉への情報伝達が電気インパルスという形で行われることが知られるようになった。しかし神経インパルスが厳密にどのような仕組みで発生し、神経線維に沿って広がっていくのかは依然として謎だった。

この問題の解明につながった先駆的な実験は、1本のイカの神経線維を用いて行われたものだ。以後、この生物は、生理学者たちの心の中で特別な存在になっている。イカ（ヨーロッパオオヤリイカ）が肉眼で見えるほどの大きな神経線維を持っていることを発見した人物は、博識の科学者、ジョン・ザッカリー・ヤングである（親愛の情を込めて JZ と呼ばれている）。JZ は長身で気品があり、豊かな銀髪とその熱意が（周囲に）強い影響力を及ぼす、忘れがたい人物だ。タコとイカについての研究を続けるために、彼は毎年、夏になると必ず研究室から姿を消して、イギリスの港町プリマスかイタリアのナポリに行った。イカの外被にとてつもなく太い神経線維が走行していることを初めて見つけたのも、そうした場所にいるときだった。その巨大な細胞は神経インパルスを超高速で伝達する。イカが敵に遭遇した際に猛烈な速さで逃げ出せるのは、この神経のおかげなのだ。科学者にとっては、神経インパルスの発生の仕組

みを研究する格好の材料になるとともに、彼らが海辺で長い時間を過ごすことについてのすばらしい言い訳にもなった。とくに人気があったのは、新鮮なイカが手に入る2つの海洋研究所——イギリスのプリマスにある海洋生物研究所と、アメリカのケープコッドにあるウッズホール海洋生物研究所だった。

　巨大なイカの神経軸索は直径が0.5～1ミリメートルある。ということは、軸索の内部に電極を挿入することも可能ということだ。このおかげで神経細胞の内部と外部の電位差が初めて測定できるようになった。ケンブリッジの2人の若き科学者、アラン・ホジキンとアンドルー・ハクスリーが、有名な協力関係のもとで、1939年8月始めにその実験を成し遂げた[2]。まだ医学生だったハクスリーにとっては初めての研究経験だった。彼らは慎重に1本の巨大神経線維を単離して、フックで吊り下げ、電極用の細い銀の線（ガラスの毛細管で保護されている）を上からゆっくり差し入れていった。小さな鏡を使って、線が軸索の側面の膜に触れないように確認しながら、軸索の中央付近までまっすぐ挿入することに成功した。そして、もう1つの電極を軸索の周りの海水中に配置して、2つの電極の間の電位差を測定した。このようにして、細胞内外の電位差を測ることが初めて可能になったのだ。

　この実験では、静止状態の神経細胞の内側は外側より約50ミリボルトほど電位が低いことがわかった。負の静止電位は以前から予想されていたため、それはまったく予期せぬ結果というわけではなかった。前の章で述べた通り、活動していない細胞から正に荷電したカリウムイオンがわずかに流れ出ることで、この電位が生じるのだ。ところが、彼らがわずかな電気ショックで神経を刺激して、神経インパルスを発生させたとき、きわめて意外なことが起きた。細胞膜内外の電位差が一過性に逆転し、細胞内の電位が50ミリボルトほど細胞外より高くなったのだ。この電位の「オーバーシュート」は当時のドグマとは正反対の驚くべき現象であり、神経の電気活動の仕組みを再考する必要性をもたらした。

　ホジキンとハクスリーは1939年8月5日に、この活動電位を初めて記録し、自分たちの発見にひどく興奮した。急いで完成させた短報を『ネイチャー』誌に投稿したが、発見の詳細についてはほとんど説明していなかった。それから

3週間後の9月1日、ヒトラーがポーランドに侵攻し、イギリスはドイツに宣戦布告。彼らはそれから8年間も実験に取り組むことができなかった。とても腹立たしい状況だったに違いないが、くよくよしている場合ではない。いかにして戦争に勝つかという、より切迫した問題に取り組むことになったからだ。

　戦争が始まって数カ月の間、ホジキンは実験結果を完全な論文にしようとしたが、課せられた戦時任務に追われるせいで、たいして進まなかった。そして1940年には「戦争は破滅的な様相を呈し、センチメートル波（マイクロ波）レーダーが喫緊に必要」とされる状況の中、ホジキンは「神経生理学への興味を完全に失ってしまい」、レーダーの開発に没頭した。そのためには物理学の勉強が必要であり、かなりの時間を費やすことになったが、ホジキンは夢中になって取り組んだ。間もなくホジキンは短波式の機上レーダーシステムの開発に従事することになる。敵の爆撃機を夜間にも発見できる夜間戦闘機用のシステムだ。この仕事では与圧されていない機内でプロトタイプの機上テストを何度も繰り返さなければならなかった。また初期の高電圧装置は、高所の

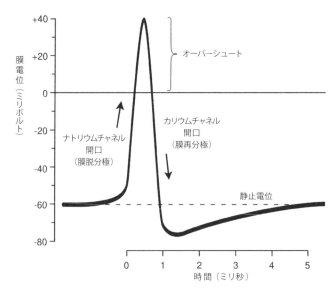

図 3-3　**活動電位**　神経細胞がインパルスを発火する際には、負の静止膜電位から一過性の上向きのオーバーシュートが発生する。

薄い大気中ではアーク放電を起こしやすく、装置に火がついたり機内に煙が充満することもあり、かなり危険な思いもしたようだ。一方のハクスリーも、艦艇に乗せる対空砲へのレーダーの応用について研究することに忙殺されていた。

　このように、2人のイギリス人研究者は戦争中は実験を続けられなかったが、アメリカでの状況は違っていた。ケネス・コール（ケーシーと呼ばれている）と同僚のハワード・カーティスも、ウッズホール海洋生物研究所で、イカの軸索が発する活動電位の記録を始めていた。残念ながら、彼らの実験結果のいくつかには誤りがあった。彼らは、ある「典型的な」記録を使って論文を書いたが、科学者にありがちなこととして、それは本当の意味で典型的な結果ではなく、彼らが「最良」と判断したものだった——つまり、最も変化の大きな記録を選んで報告したのだ。しかし、大きいことが必ずしも良いわけではなく、この記録には残念な欠点があった。コールは後に、彼らが実験で見た活動電位のオーバーシュートは100ミリボルトもの数値を示していたことから、装置の調整が不十分だったかもしれないと振り返っている。このような巨大な活動電位は、従来のどのような理論でも説明がつかず、神経インパルスの仕組みについての解明はしばし遅れることとなった。「典型的な記録」と言うからには本当に典型的なものでなければならない、という研究者にとって戒めとなる話である。

軸索を制御する

　戦争が終わると、ホジキンとハクスリーは再びチームを組み、ついに1945年には、あの1939年の実験結果を詳細な論文に書き上げた。彼らが書いた完全な体裁の論文には、結果についての説明として4つの可能性が提示されている——しかし、後に彼らが認めたように、それらはいずれも間違っていた。必要なことは、もっと実験を行うことだった。とはいえ、プリマス研究所は空襲で半壊状態になり、研究室を再興するのは容易ではなかった。その上、イカは手に入りにくく、ホジキンは「実験手技のほとんどを忘れてしまっていた」。

1947年にようやく実験を再開できたとき、ハクスリーは新婚旅行に出かけていたために、ホジキンはナチスドイツから逃れてきた若き亡命者のベルナルト・カッツに手伝ってもらった。
　戦争が続く間にも、ホジキンとハクスリーは、活動電位が発生するためには神経細胞の膜がナトリウムイオンに対する透過性を一時的に高めるはずだ、という確信を持つようになった。ホジキンはこのアイデアを試してみたくて仕方がなかった。彼は幸運にも、軸索を普通の海水に浸しておくとインパルスが記録できるが、海水中のナトリウムイオンを別のイオンに置き換えると記録されないということに気がついた。つまり、外液から軸索内へのナトリウムイオンの移動によって電流が運ばれる現象が、活動電位のオーバーシュートの背景にあることが、間接的に示されたのだ。付け加えて言えば、この電流は軸索の膜にあるナトリウムチャネルの開口によって起きるのだが、当時はホジキンとハクスリーを始めとして、イオンチャネルの存在を知る人は誰もいなかった。
　神経活動の仕組みを正確に理解する上での難問は、活動電位が「全か無か」であることだった。電気的な刺激がある一定の閾値を越えなければ何も起こらないが、それを超えるとあらゆることが一度に起きる。膜電位が突然、静止状態のレベルから100ミリボルトほども爆発的に上昇した後、たちまち元のレベルに戻るのだ。刺激で誘導されるこの膜電位の変化を何らかの方法で抑制し、電位を一定に保っておく方法が必要だった。それができれば、実験によって任意に発生させた電位変化に伴う電流の流れを個別に測定することができるはずだ。このアイデアを実現したのは、ボルテージクランプ（電位固定）法として知られるようになる独創的な手法である。電位固定法の仕組みは、特殊なフィードバック経路を使って、膜を横切る電流と振幅が等しく、向きが逆の電流を注入することだ。そうすれば膜電位は相殺されて変化しない。さらに、膜を横切る電流の大きさは、ボルテージクランプ法で注入する電流とちょうど釣り合うことから、活動電位の背景にある電流の正確な測定が可能になるのだ。すばらしい解決策である。
　電位固定法はホジキンとカッツがプリマスで、コールとジョージ・マーモントがウッズホールで、それぞれ独自に考案した。開発においてはアメリカのチー

ムが先を行き、1947年に電位固定法を使った初めての実験を行った。コールはホジキンに実験のことを知らせ、1948年3月にホジキンがウッズホールのコールのもとを訪ねたときに実験の詳細を交換し合った。ホジキンはすぐに、コールの装置が自分たちのものよりかなり優れていることに気がついた。イギリスに帰るなり、ハクスリーとともに装置を調整し、コールの方法に基づく改良を加えていった。そして1949年8月、彼らは神経の働く仕組みの解明に必要なすべての実験結果を手にしたのだ。彼らが成功に至った秘密は、実験の洗練されたデザインと、コールのものとはまったく違う実験手法にあった。

　コールはイギリス組の進歩の速さに驚き、こう述べている。「ホジキンとハクスリーは驚くべき速さで前進し（……）、私はときおり報告をもらっていた。それでも私は、その基本的概念の見事なまでの簡素さと（彼らの分析の）目を見張るような細やかさ、そしてその成功に気づいていなかった。やがてホジキンが論文の草稿を送ってくれたとき（……）初めて私は、イカの軸索の扱い方についての私のシンプルなアイデアが、どのように発展したのかを理解することになった」。この最後の言い回しは、コールが「実験方法と結果を自由に交換し合うことを通して、彼ら（つまり、コールのライバルたち）は1年もしないうちに、かなりの改良を加えながら私の業績のすべてを再現できるようになった」と述べていたことと合わせて、ケンブリッジの科学者たちの成功が巻き起こしたに違いない内輪もめのことを暗にうかがわせる。

　ホジキンとハクスリーの見事な実験により、神経でどのようにして電気インパルスが発生するかが詳細に明らかになった。活動電位の発生の最初の現象は、ナトリウムイオンに対する膜の透過性が亢進することである。ナトリウムチャネルの開口によってこの現象が起きると、正に荷電したナトリウムイオンが神経細胞の中に入れるようになり、膜電位が上昇する（脱分極）。それから1ミリ秒未満でカリウムチャネルが開き、カリウムイオンが神経細胞外に出ることで、膜電位は静止状態のレベルに戻る（再分極）。このような反対向きのイオンの流れが合わさって、電位の一過性の変化を発生させている。この電位変化こそが神経インパルスである。

計算が決め手

　ナトリウム電流とカリウム電流の大きさと経時変化を測定したホジキンとハクスリーは、それらが神経インパルスを発生させる十分条件であることを示さなければならなかった。彼らは、予想される活動電位の経時変化を理論的に計算するという方法で、それを試みた。もし神経インパルスを数学的にシミュレートすることができれば、自分たちが記録した電流だけが関与していることを明らかにできると考えたのだ。ケンブリッジ大学のコンピュータは6カ月間の「休止」期間であったため、ハクスリーは手動式の計算機を使って、関係する複雑な数式を解かなければならなかった。今では奇妙に思われるだろうが、当時の大学にはコンピュータが1台しかなかった（というより、それはケンブリッジが所有した初めての電子式コンピュータだった）。さらに、ハクスリーが活動電位の計算を終えるまでに約3週間かかったと聞けば、時の流れが感じられることだろう──今、私が持っているコンピュータなら、同じシミュレーションに2～3秒しかかからない。驚くべきことはもうひとつある。ホジキンとハクスリーが神経インパルスを記述するために書いたその数式は、今もなお、よく使われているのだ。

　実験を終えて3年後の1952年、ホジキンとハクスリーは画期的な5本の論文で一連の研究成果を公表した。それは神経の作動様式についての人々の考え方を永遠に変えることとなる業績だ。彼らが実験を終えて出版に至るまでの長い時間は、現代の科学者にしてみれば奇妙にも思えるほどだ。今なら、その間にライバルに出し抜かれるのではないかと恐れることだろう。1950年代には、そのようなことはなかったのだ。ハクスリーは、かつて私にこう言った。「そんなこと、考えたこともなかったね」。1963年、ホジキンとハクスリーはノーベル賞を受賞した。2人のあれほど見事な実験結果と、きわめて正確な分析が、この分野に革新をもたらすとともに、現代の神経科学の基礎を築いたのだ。当然とも言えるだろう。

イカの奪い合い

　ホジキンとハクスリーの実験は大興奮を巻き起こし、プリマスとウッズホールの海洋研究所には、年に1度、科学者たちが大挙して押し寄せてくるようになった。イカには回遊性があり、科学者たちには学校の仕事があるために、必然的に「科学者の夏のキャンプ」の様相を呈したのだ。そして——とりわけウッズホールでは——数々の実験とアイデアが育まれていった。そんな中、イカの供給がたちまち追いつかなくなり、とくに良いイカは奪い合いになるほどだったため、すぐに優先順位が決められた。1960年代の半ば頃には、イカを巡る争いが白熱するあまり、冬期に研究できる場所を見つけようとする研究者も現れた。チリのバルパライソにほど近いモンテマールという町はすばらしい場所だったが、そこには予期せぬおまけまであった。チリのイカは——そしてその軸索は——一層大きかったのだ。

　現在では、イカ以外にも哺乳類の脳の細胞など、多くの種類の細胞が研究に使われているが、イカの神経は依然として貴重な研究材料である。1940年代のプリマスでは、捕獲される数少ないイカはトロール船の網でずたずたに傷つき、研究室に着いてからあまり長くは生きなかった。つまり、実験はただちに行う必要があった。船は午後遅くまで戻らなかったため、研究は終夜で行うのが当たり前だった。必然的にホジキンとハクスリーは、午前中は睡眠の補充と実験の計画を考えることに費やした。私が1980年代にウッズホールを訪ねたときも、やはりそうだった。朝の4時頃になると、夜通し実験した大勢の研究者がようやくベッドにもぐり込むのだ。現在、チリでは釣り竿で釣り上げられるイカが多いため、ダメージは昔ほどではない。それでも、その巨大さゆえに、水槽で飼っておくことは容易ではなく、研究者たちはやはり夜も働きづめである。

　ウッズホールで過ごした時間のことを思うとき、鮮やかによみがえるのは、最良の結果を出した軸索がきわめて珍しいやり方で祝福されていたことだ。実験が終わると、その軸索を研究室の天井にピシッと打ちつけるのだ。貼りつけになった軸索は徐々に乾いていき、天井にはどこかジャクソン・ポロックの絵

画を思わせる不思議な線がいく筋も残っていた。中でも、特別に優れていた軸索だけは「一番高いところを飾る」栄誉が与えられていた。

発火！

　細胞膜内外の電位勾配の変化に反応して開口するナトリウムチャネルとカリウムチャネルは、私たちの脳や心臓や筋肉における電気信号の土台である。静止している神経細胞では、これらのチャネルは両方とも固く閉じている。神経が刺激を受けると、まずナトリウムチャネルが、そして少し遅れてカリウムチャネルが活動を開始し、膜電位の一過性の変化を発生させる——これが神経インパルスである。しかし、このすべての現象の引き金になるのは何だろう？

　重要なこととして、活動電位に関与するナトリウムおよびカリウムチャネルは電位に対する感度が高く、膜電位が正の方向（脱分極）に動くと開口するということだ。この脱分極は、まさに神経細胞が別の神経細胞からの入力信号や外部からの電気ショックを受けて、興奮するときに起きる現象だ。この過程での膜電位の変化が大きいほど、より多くのナトリウムチャネルが開き、より多くのナトリウムイオンが細胞内に流入する。オームの法則で、電流が変化すれば同時に電圧も変化することが示されていたのを覚えているだろうか。神経細胞では、ナトリウム電流によって電位がプラスの方向に動き、それによってさらに多くのナトリウムチャネルが開き、膜をさらにプラス側にする。そしてさらに多くのチャネルが開き……というようにポジティブフィードバックのサイクルが続いていく。活動電位が全か無かの法則で爆発的に起きる現象はこうして説明できるのだ。

　その後、2つの現象によって、膜電位は静止状態のレベルに戻る。まず、ナトリウムチャネルは膜が正の電荷になってからも永遠に開口しているわけではなく、徐々に閉じるのだ。不活性化と呼ばれる段階である。次に、カリウムチャネルが開くとカリウムイオンが細胞からどっと流れ出し、電荷の不均衡を修復するように電位をまた負の側に戻す働きをする。このように、ナトリウムチャネルに遅れてカリウムチャネルが開くのは幸いなことである。なぜなら、

もし両チャネルが同時に開くと、ナトリウム電流とカリウム電流が互いに相殺し合って神経インパルスが発生せず、私たちの思考も活動も起きないことになるからだ。

恐ろしい薬

　神経インパルスの発生において、この2つのチャネルが重要な役割を担うことは、さまざまな生物由来の毒物の作用からも間接的に知ることができる。クモ、貝、イソギンチャク、カエル、ヘビ、サソリ、その他の多くの珍しい生物が、ナトリウムおよびカリウムチャネルと相互作用して、神経や筋肉の機能に影響を及ぼす毒素を持っている。これらの毒は作用が特異的で、ただ1種類のイオンチャネルのみを標的にするものが多い。ここでクック船長とフグのことに話を戻そう。

　フグの肝臓などの組織に含まれるテトロドトキシンは、人の神経や骨格筋にあるナトリウムチャネルの強力な阻害物質である。テトロドトキシンを摂取すると、30分もしないうちに口唇と口内にしびれと、ちくちくした痛みが起きる。この「針で刺すような」痛みの感覚が顔面と頸部に急速に広がり、さらに手の指やつま先にまで至る。その後は徐々にさまざまな骨格筋が麻痺し、平衡感覚の喪失、言語障害、四肢の運動麻痺が起き、最終的には呼吸筋が麻痺して死に至る場合がある。ただし、心臓には影響がない。心臓のナトリウムチャネルは種類が異なり、テトロドトキシンへの感受性ははるかに低いのだ。また、この毒素は血液脳関門を通過できないため、かなり恐ろしい話ではあるが、患者は動くことができない瀕死の状態になっても、意識ははっきりしたままである。解毒薬はなく、通常は2～24時間以内に死に至る。1845年にオランダの帆船ポスティリオン号が喜望峰を出航したとき、乗船していた外科医は、2人の船員が「その魚の肝臓を食べて、わずか17分で死亡」するのを目撃した。それでも、もし毒素が体内から排出されるまで（数日かかるが）人工呼吸器による呼吸補助が受けられるなら、患者は完全に回復する望みもある。

　日本ではフグは大変なご馳走とみなされている。残念ながら、この魚を食

べるとさまざまな意味で高くつくことになりかねない。慎重にさばかなければ、その身は毒をもつ可能性があり、実際に毎年何人かがテトロドトキシン中毒で命を落とすのだ。よくある事例は、漁師が自分で釣った魚を食べて中毒になることだ。現在では、フグの調理師は特別な訓練を受けた上で免許を取得することが必要とされ、厳しい試験にも通らなければならないため、飲食店での犠牲者はかなり稀になった。とはいえ、まだときどき起きている。有名な犠牲者の1人は、1975年にフグを食べて死亡した歌舞伎の八代目坂東三津五郎である。料理店で、とくに危険なフグの肝を4皿も注文したと言われているが、店側にしてみれば彼ほどの有名人の希望を断ることはできなかったのだろう。日本の天皇はフグを食すことが禁じられているというが、それもおそらく毒に対する配慮だろう。ただ、適切に調理されていれば、この魚は口にぴりぴり刺激が感じられる程度の軽い毒性ですむ場合もある。私自身も一度だけ試したことがあるが、むしろかなり無味乾燥な味わいだった。その一皿に風味を添えるのは、危険というスパイスなのだ。

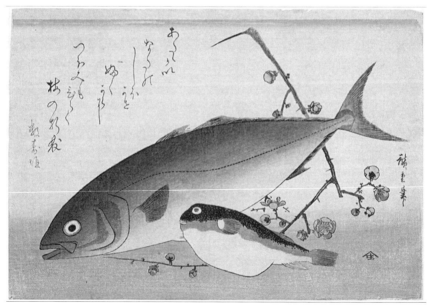

図 3-4　歌川廣重の「いなだとふぐ」　小さいほうがフグ

フグ中毒が発生するのは、本人の意志でこの魚を食べた場合だけではない。1977年にはイタリアで、輸入されたフグに誤ってチョウチンアンコウというラベルが付いていたために、購入して食べた3人が死亡した。その10年後にはアメリカのイリノイ州で、輸入された冷凍「アンコウ」で作ったスープを食べ、テトロドトキシン中毒に似た症状を示した2人が死亡した。食品医薬品局（FDA）の分析によってテトロドトキシンの存在が確認され、輸入されたその製品64箱すべての大規模回収が行われるとともに、ただちに法的措置がとられた。心配なことだが、中国と台湾でも、市販の調理済みの貝による中毒が頻繁に起きている。1997～2001年の間に300人が中毒になり、16人が死亡した。

　サンゴ礁に住む魚のうちの数種やカニ、ヒトデから、ヒラムシ、サンショウウオ、カエル、ヒキガエルまで、きわめて多様な動物がテトロドトキシンを持っている。ほとんどが生体防御の一種としてそれを使っているが、中にはきわめて危険なヒョウモンダコのように、獲物を仕留めるための毒液中にその成分を持つものもある。なぜこれほどさまざまな種類の動物がテトロドトキシンを作るのかは長らく謎だったが、動物の食べ物または腸内にいるシュードモナス属の細菌 *Pseudoalteromonas tetraodonia* が実際に産生していることがわかってきた。この細菌のいない環境で養殖したフグはテトロドトキシンを持たないと言われている。そのようにして、いわばロシアンルーレットの要素をなくしたフグが、いつの日か愛好家たちから賞賛されるかどうかは、興味深い疑問である。

　イギリスの小説に登場する諜報員、ジェームズ・ボンド（007）はテトロドトキシンに特別な縁があるようだ。彼は少なくとも2回はその毒で攻撃されたことがあるのだ。小説『007 ロシアから愛をこめて』は、ソ連国家保安省の諜報員ローザ・クレッブが先端に毒釘を仕込んだブーツで彼を蹴飛ばし、ボンドが死ぬのを待つ、緊張の高まるシーンで終わっている。ボンドはもちろん不死身であって、次の小説『ドクター・ノオ』の始まりでは、彼が致死量に近い量のテトロドトキシンを打たれたことが読者に明かされるが──「恐ろしい薬ですぐに効く」という専門家の説明が入る──それでも徐々に回復する。ボンド

は救急隊が到着するまでの間、仲間が人工呼吸をしてくれたという理由のみで生き延びたのだ。また映画『007 オクトパシー』にはヒョウモンダコも登場した。見かけは美しいが、唾液の中にテトロドトキシンを持つ危険なタコだ。ともあれ、どんな事件があろうとも、007は必ず切り抜ける。「ステアではなく、シェイク」のマティーニがいかにもお似合いだ。

赤潮と服毒自殺

　条件が整うと、アレキサンドリウム（*Alexandrium*）という藻の開花が大規模に発生して、海が血のような色になることがある。こうした赤潮の悪影響は何世紀も前から知られており、聖書にもエジプトでの大発生についての生々しい描写がある。「川の水はことごとく血に変わった。それで川の魚は死に、川は臭くなり、エジプトびとは川の水を飲むことができなかった」（『口語訳 旧約聖書』1955年版、出エジプト記、第7章より）。この赤潮は鞭毛虫として知られる小さな藻が無数に集まったもので、サキシトキシンなどの数多くの有毒な神経毒素を産生する。サキシトキシンはテトロドトキシンと同じように、ナトリウムチャネルを遮断する作用がある毒物である。イガイやクラム（ある種の二枚貝）のような濾過摂食する軟体動物はこの鞭毛虫を食べることがあり、毒素が徐々に濃縮され、やがてこれらの貝を食べた生物が中毒になる。アラスカのイガイでは、組織100グラムあたり2万マイクログラムもの高濃度のサキシトキシンが検出された記録がある（法的に許容される上限値の250倍）。イガイを1個食べただけで人が死んでしまうレベルである。さらに恐ろしいことに、グレート・バリア・リーフ産のグリーン・ショール・クラブは、1個で3000人を殺せるだけの毒素を持つ場合がある。鞭毛虫は春と夏に増えるが、日射量が多くなることと水が暖かくなることで繁殖が促進されるようだ。古いことわざの「Rのつく月になるまで貝類は食べるな」の由来は、この現象にあるのかもしれない。

　先進国では貝毒の発生はきわめて稀である。集中的な監視プログラムと厳密な規制が設けられ、いったん検出されれば感染地域を遮断して、貝類の販売が確実に禁止されるおかげである。世界的規模でみれば、過去10年間

にも麻痺性貝毒中毒の季節性の大流行（主にサキシトキシンによる）が発生し、水揚げされた貝の販売が一時的に禁止されたことがある。食用二枚貝のバタークラムは年間のかなり長い期間にわたって毒を持つため、アラスカの貝工場が著しい影響を受けている。また、市販のシーフードは安全だとしても、人が自分で採取する貝は必ずしも安全とは限らない。1973〜92年の間に、アラスカでは麻痺性貝毒の事例が117件あり、その75％は5〜7月に起きていた。幸いにも死亡者は1人だけだったが、多数の人が入院している。近年の最も大規模な発生は1987年にグアテマラで87人がクラムを食べて異常をきたし、26人が死亡したケースである。

　テトロドトキシンとサキシトキシンは、分子的な性質の似た化合物である。どちらもナトリウムチャネルの外側の開口部に物理的にフタをする作用があり、ほぼ同等の強さでチャネルの機能を阻害して、同じような生理反応を引き起こす。また、両方ともナトリウムチャネルの遮断作用はかなり特異的であり、ほとんどのほかのチャネルには影響を及ぼさない。この性質が貴重な研究ツールとして利用されている。テトロドトキシンは現在、ナトリウムチャネル以外のチャネルの機能を研究する目的で、ナトリウムチャネルを特異的に遮断するために日常的に使われている。その作用は1962年に日本の薬理学者の楢橋敏夫が、ジョン・ムーアおよびウィリアム・スコットらとともに、クリスマスと新年の休暇中も休まず研究を続けて発見したものだ。楢橋は、提出した論文の査読者が「毒素を少し分けてほしい」と文献の下の余白に走り書きしてきたことを回想で述べている。それ以後数多く寄せられることになる、同様のリクエストの第一弾であった。

　ここまで読んでくると、バタークラムはなぜ自らの持つサキシトキシンに影響されないのか、そしてなぜフグは高濃度のテトロドトキシンを持ちながら楽しげに泳ぎ回っているのか、ということが不思議に思われるかもしれない。その答えは、フグ自体のナトリウムチャネルにある。フグのナトリウムチャネルは、この毒素に対する親和性が劇的に低下しているのだ。それは進化の過程で毒素の結合部位のアミノ酸が1つ以上変化したことによるもので、同様の突然変異は人の心臓のナトリウムチャネルでも認められている。フグ毒で呼吸筋が完

全に麻痺してしまった人でも心臓は鼓動を続けるのは、こうした理由からである。

　サキシトキシンはアメリカ政府の極秘作戦に従事する諜報員たちに、自殺用または暗殺用の薬として利用されていた。きわめて毒性が高いため、（簡単に隠せるくらいの）ほんのわずかな量があればよく、青酸よりも素早く強力に作用するという利点がある。安定な化合物であり、水溶性で、サリンなどの合成神経ガスより千倍ほど毒性が高いため、アメリカ政府はサキシトキシン（略号はSSまたはTZ）を化学兵器として保有していた。これはアラスカで苦労しながら人の手で採取した何千個ものバタークラムから抽出したものだ。ところが1969〜70年にニクソン大統領は、国連の合意事項に従ってアメリカの生物兵器作戦を中止し、すでにあるストックは廃棄するよう命じた。しかしその5年後、CIAについて調査していた諜報活動調査特別委員会の委員長、フランク・チャーチ上院議員が、命令通りに実行していない中間クラスの役人がいたことを突き止めた。約10グラム（数千人を殺害するのに十分な量）のサキシトキシンがワシントンの中心街に残されていることがわかり、大統領命令に対する直接違反が明るみになった。毒物は2つの1ガロン缶に入れられて、とある作業台の下の小さな冷蔵庫に保管されていた。発見者はさぞや驚いたことだろう。

　この情報はイェール大学医学大学院のマードック・リッチーの興味を引いた。その毒物は神経機構の研究者にとって、かなり貴重なものであることに気がついたのだ。彼はすぐにチャーチ議員に手紙を書き、毒物を焼却処分にしないよう要請した。リッチーが驚いたことに、全量を提供しようという申し出がCIAからあった。ただし、科学界への分配をリッチーが組織すること、という条件がついていた。貯蔵物の保管には途方もない責任が伴うことをリッチーはすぐに理解した。また、供給量には限りがあるが、需要はかなりのものになるだろう。リッチーは「割当て量を無理やり決めるか、あるいは一部の利用を断るかしなければならない。きっと敵を作ることになるだろう」と考えた。賢明にも、リッチーは毒物をアメリカ国立衛生研究所（NIH）に提供して、分配してもらうよう提案した。この顛末はイオンチャネル研究にとって嬉しいボーナ

スのようなものだった。

　サキシトキシンは波乱に富んだ歴史のせいで、常に入手困難だった。その上、サキシトキシンの初の人工合成の成功（1977年）によって、さらに厳しい規制が敷かれることとなる。現在、サキシトキシンは化学兵器禁止条約（CWC）のスケジュール1のリストに記載されている。対照的に、テトロドトキシンはかなり以前から、実験用試薬の販売会社にごく普通に注文することが可能である。それでも2001年9月11日以降は、世界中で取り扱い規制が強化された。研究者はこの毒物をほんのわずかな量しか保有できず、すべての貯蔵品を登録しなければならなくなった。慎重な監視も行われており、そのことを私自身が最近身をもって体験した。私たちはイギリス政府のテロリスト対策担当部署から突然の訪問を受け、テトロドトキシンの貯蔵量をチェックされたのだ。

毒の女王

　ナトリウムチャネルに作用する毒素のすべてが、細孔を通るイオンの流れを遮断するわけではない。中にはチャネルを開いた状態で固定することによって神経および筋線維の過剰刺激を引き起こし、同じような悪影響をもたらすものもある。毒物の中でも最強の部類の1つはトリカブトである。何世紀も前から殺人の手段として使われてきたが、最近の犠牲者は、西ロンドンに住んでいたラクヴィンダー・チーマである。ある日、チーマは職場から帰ると、冷蔵庫にあった残り物の野菜カレーを取り出し、自分とフィアンセのゴージュイートのために温め直した。2人で夕食のテーブルを囲み、間近に迫る結婚式のことを語り合っていたが、楽しい時間は長くは続かなかった。10分ほど経った頃、ラクヴィンダーは顔にしびれを感じ始めた。そしてたちまち2人とも目が見えなくなり、めまいに襲われ、手足を動かすことができなくなった。救急車を呼んだが、ラクヴィンダーは1時間もしないうちに死亡し、ゴージュイートだけがどうにか生き残った。彼女が助かったのは、ただ食べたカレーの量が少なかったからだ。カレーにはトリカブトが入れられていた。ラクヴィンダーの以前の恋人ラクヴィル・シンが、嫉妬にかられ、彼の留守中に家に忍び込んで行ったこ

とだった。

　毒の女王という異名を持つトリカブト（正式な化合物名はアコニチン）は、トリカブト属の植物から採れる毒物である。植物のトリカブトは、英語では「僧侶の頭巾」を意味する「monkshood」、または「狼の死」の意味の「wolfsbane」と命名されている。とがった帽子のような形の青い花が咲く可愛らしい多年草で、イギリスの庭園にもよく生えている。ギリシャ神話では、3つの頭を持つ地獄の門の番犬、ケルベロスが垂らしたよだれから生まれた、と言われている。古くから作家たちの興味をそそり、オスカー・ワイルドの小説『アーサー卿の犯罪』を始めとして、さまざまな文学作品に登場する。ジェイムズ・ジョイスの小説『ユリシーズ』では、ルドルフ・ブルームが「神経痛用の塗り薬として自分で使っていたトリカブトの過剰投与によって」死亡する。また、古代ローマの詩人オウィディウスは、コルキスの王女メーデイアがテーセウスのワインにトリカブトを入れて彼を殺そうとした様子を物語にしている。不慮の事故によりトリカブトを摂取して死亡する人もいる。有名な犠牲者の1人はカナダの俳優、アンドレ・ノーブルだろう。この毒は皮膚から吸収されるため、素手でこの植物を摘むだけで症状が出る場合がある。詩人のキーツが忠告するように、「根を張ったトリカブトから毒の汁を絞ってはならぬ」のだ。

　ナトリウムチャネルを開口させる作用を持つ、もう1つの強力な毒物はバトラコトキシンである。中南米に生息する、きわめて鮮やかな黄色や黒色をした「ヤドク」ガエルの背中の分泌腺から分泌される。コロンビアのチョコ県に住む原住民は、この毒を採取して、吹き矢につけて使っている。アコニチンと同じで、解毒剤は見つかっていない。バトラコトキシンはカエル自体が作るのではなく、カエルが食べた甲虫類から獲得されたものだが、それらの甲虫類が毒を自分で産生するのか、摂食する別の何かから得ているのかはまだ不明である。甲虫のバトラコトキシンをこっそり手に入れて防御のために使うのは、ヤドクガエルだけではない。鳥類の中には、赤と黒の派手な羽毛を身につけた華麗な姿のズグロモリモズがいる。ニューギニアのピトフーイという鳥の一種である。この鳥が羽毛と皮膚にバトラコトキシンを持っていることを身をもって発見したのは、生物学者のジョン・ダンベイカーだ。彼は網にかかっていた

鳥を逃がしてやろうとして引っ掻かれ、その指の傷をなめたところ、すぐに指と唇がぴりぴりし始め、徐々にしびれていった。地元のガイドたちが言うには、ピトフーイは「ろくでもない鳥」で、毒があるのをみんな知っているということだった。

同じくらい興味深いのは、やはりナトリウムチャネルを開いたままにしてしまうグラヤノトキシンだ。ツツジの一種が産生するこの毒はハチが集めた蜜に濃縮される。毒が溶け込んだ蜜を摂取すると「マッドハニー症候群」を起こし、古くから中毒になる人が絶えなかった。最も古い記録は、（ソクラテスの弟子の）クセノフォンの手になるものだ。紀元前401年に、黒海沿岸にあるトルコの都市トラブゾン付近に遠征に出かけた際、「おびただしい数のハチの巣があった。巣を食べた兵士らは全員が感覚を失い、嘔吐と下痢にみまわれ、誰もまっすぐ立っていられなかった。ほんの少ししか食べなかった者はひどい中毒になり、たくさん食べた者は気が触れたようになった。瀕死の者もいたほどだ。しまいには地面に大勢が横たわり、まるで戦いに敗北したときのようだった。部隊全体が意気消沈した」と記述している。おそらく控え目に書いていることが想像されるが、死者は1人もなく、翌日には全員が感覚を取り戻している。こうした症状を見た古代の将軍たちは、マッドハニーを敵の通り道に撒き散らせば、効果的な生物兵器になるかもしれないと考えた。そして紀元前67年、ローマのポンペイウス将軍率いる歩兵隊3個（兵士数約1440人）がマッドハニーを食べて戦力喪失に陥り、敵軍に虐殺された。この毒素を産生する植物はごく限られており、市販の蜂蜜は何らかの毒素があっても希釈されるようにブレンドされていることからも、今日ではマッドハニー中毒は稀れにしか起こらない。2～3の事例がトルコの黒海沿岸地域でときおり発生するが、その地域では、かなり不思議なことに、マッドハニーが性的能力を高めると考えられている。幸いなことに、普通は致死性はない。

何らかのナトリウムチャネル毒素が、昆虫の神経に特異的に見られるイオンチャネルをターゲットにするのであれば、貴重な殺虫剤にもなるだろう。有名なところでは、DDTとして知られているジクロロジフェニルトリクロロエタンがある。この毒は昆虫の神経にあるナトリウムチャネルを開口させるが、遺伝的

第3章 インパルスに影響するもの 93

にも構造的にも異なる哺乳類の神経には作用しない。昆虫の神経ではナトリウムチャネルの活性化により、自発的にインパルスが発せられ、筋肉の痙攣を引き起こして、やがてその昆虫は死に至るのだ。DDTは第二次世界大戦中と大戦後、腸チフスとマラリアの流行を制御するために重要な働きをした。しかし、昆虫が耐性を獲得したために、DDTの効果は徐々に低くなった。虫たちに進化の圧力が強く働いて、ナトリウムチャネル上のDDT結合部位が変化する（そしてその作用を抑制する）ような遺伝子変異が起こり、広がったためである。アメリカでDDTなどの殺虫剤の使用と、鳴き声の美しい鳥たちの減少の関係性を示したレイチェル・カーソンの著書『沈黙の春』が出版されて以来、DDTの使用そのものも大きな議論になった。DDTは鳥類や哺乳類のナトリウムチャネルは開口させないが、別の作用もある。例えば、鳥においては卵の殻を菲薄化させるため、卵が割れやすくなり、幼鳥の減少につながるのだ。

ナトリウムルール

　本章では教訓めいた話とぞっとするような物語を綴ってきたが、明らかなことは、自然界にはナトリウムチャネルを標的にする毒素が数多くあるということだ——その数は、ほかの種類のイオンチャネルと相互作用するものより、はるかに多い。理由の1つは、ナトリウムチャネルが神経と筋のインパルスを迅速に伝達させることに特化した機能を持つからかもしれない。このチャネルを遮断すれば、獲物がたちまち麻痺して、簡単に捕まえることができるのだ。

　イオンチャネルを標的にする多くの毒素は、神経の働く仕組みを解明すべく奮闘中の科学者にとっても、かなり貴重である。それぞれの標的に対してきわめて特異的に作用する毒素も多いため、それらを研究に使えば、特定の細胞の電気活動に対する個々のチャネルの役割を個別に見ることができるのだ。現在では、専門の企業からさまざまな毒素を簡単に購入することができる。しかし過去にはまったく違っていた。科学者は毒素を自分で精製しなければならないばかりか、しばしばその毒素を産生する生き物を収集するところから始めなければならなかった。

毒素ハンターは向こう見ずな人々だ。中には毎年1カ月をかけて紅海でイモガイを集め、潜って貝を採る作業と毒素を抽出する作業を交互に行っている人もいた。それはどこか楽しげに聞こえるかもしれないが、実は大変な重労働だ。刺されないようにするために絶えず警戒する必要があり、スリリングであることは言うまでもない。また北アフリカに出かけて行って、夜の砂漠に出るという危険を冒す勇敢な研究者もいた。星のまたたく広大な空の下、砂地は真っ黒で、危険などないように見えたが、紫外線ランプを灯すと、足元にサソリがうようよいるのが視界に飛び込んできたという。サソリは紫外線の中では明るい蛍光を発するのだ。この研究者は大型の牛乳運搬用の缶にサソリを何千匹も慎重に詰め、フランスに持ち帰ると、それから毎月、丸々1週間をかけてサソリの毒素を抽出していった。作業には極度の慎重さが必要だが、経験豊富な研究者は、刺されないようにしながら、サソリの尾の先端付近を手でつかむことができる。するとサソリが反応して、針から毒液を分泌するので、それを慎重に集めるのだ。実験に使う十分量の毒素を単離するためには、15万匹ものサソリの毒液が必要で、かなり時間のかかるプロセスである。

　ナトリウムチャネルに作用する毒素がたくさんあるということは、まさに神経と筋肉の機能にとってナトリウムチャネルがいかに重要であるかを示している。例えば、人の脳や脊髄から筋肉まで、運動神経の軸索をインパルスが伝わっていくときの神経インパルスの発生と伝導、そして神経軸索に沿った情報伝達にとっては、ナトリウムチャネルの電位感受性と、ナトリウムイオンに対する選択的透過性という特別な性質が不可欠なのだ。これらのインパルスが神経終末に達したときに何が起きるのか、そしてどのようにして筋線維を興奮させるのかを次章で考えよう。

4
すき間のこと

跳躍
思考がシナプス間隙を越えていく

　　　　　　　ブライアン・ターナー「Here, Bullet（ここに、弾丸が）」

　ボトックス®は美容外科医が手に入れた最新のツールの1つである。ボトックスを注射すれば、年齢とともに刻まれた顔のしわがのびると評判になり、今や映画スターも一般人も、こぞってボトックス注射を受けている。ところがこのボトックス、実はボツリヌス毒素という名の毒物である。私が若い頃は、致死性のある危険な食中毒の原因物質として知られていた。当時は缶詰のコンビーフがよく食べられていたが、缶のフタが十分に密封されていないと、ボツリヌス菌（*Clostridium botulinum*）という細菌が繁殖することがあった。この菌が分泌するのがボツリヌス毒素である。汚染されたコンビーフを知らずに食べると、死に至るほどの猛毒だ[1]。コンビーフ以外の食肉製品でも、この毒素による汚染が起きることがある。「ボツリヌス（botulinum）」という言葉が「ソーセージ」を意味するラテン語「botulus」からきているのも、そのせいだろう。

　ボツリヌス毒素は、既知の天然毒素の中では最強の部類に入る。針の先ほどの量で大人1人の命を奪うことができ、計算上は1グラムもあれば100万人の致死量になる。かつて、悪名高いナチス親衛隊の大将だったラインハルト・ハイドリヒがチェコのレジスタンス活動家に暗殺されたとき、この毒が使われたと言われている。ハイドリヒは、ヒトラーが自らの後継者候補に考えていた

ほどの人物だが、1942年春にプラハにいたとき、イギリス秘密部隊の訓練を受けたチェコ人２人に襲われ、乗っていた車に手投げ弾を投げ込まれた。ハイドリヒの怪我は命に影響するほどではなく、手術も成功したが、８日後に合併症を起こして死亡した。攻撃に使われた爆弾にボツリヌス毒素が仕込まれていたとも言われているが、真偽のほどは定かでない。ともあれ、今なおいくつかの国で、ボツリヌス毒素を使った暗殺法が研究されているのは事実である。例えばアメリカ中央情報局（CIA）は、かつてキューバのフィデル・カストロが好んだ葉巻に、この毒素を仕込んでいた（実際に使われることはなかった）。

　ボツリヌス毒素は筋肉の麻痺を引き起こすことが特徴である。口から摂取すると、最悪の場合は呼吸筋が徐々に弛緩して、やがて機能しなくなり、麻痺を起こして窒息死する。ところが今から十数年ほど前に、この毒素をごくわずかな量だけ皮下注射すれば、狭い範囲の狙った筋肉だけを弛緩させられることがわかってきた。この作用は病気の治療に使えそうだと期待され、研究が始まった。最初に見つかったのは、首や肩の筋肉が異常に緊張して頭が傾いたまま固まってしまう、痙性斜頸という病気に有効なことだ。そこで、毒素を製剤化したボトックスという薬が作られたが、すぐに、この薬には別の作用のあることが判明する。注射するだけで、長年にわたる表情の癖で刻まれた眉間のしわや笑いじわを消す効果のあることがわかったのだ。中世のスイスで活躍した医師パラケルススが、「量が毒か薬かを区別する」と言ったのは、まさにこのことだ。

　ボトックスは標的部位への結合力が強く、体内からの排泄に長い時間がかかるため、１回注射すれば筋肉の弛緩が何カ月か続く。それでも、しわ取り効果を持続させるには半年に１回くらいの割合で繰り返し注射しなければならない。また、微笑みなどの表情を作るための筋肉までもが収縮しなくなるという欠点もある。そのせいで、どこかのっぺりして表情に乏しく、スフィンクスのように目ばかり見開いたような顔になる傾向がある。さらに、過量投与をすると局所麻痺が起き、まぶたが垂れ下がったり、口角が下がったりすることがあるので注意が必要だ。

ノーベル賞につながった夢

　ボトックスが筋肉を麻痺させるのは、神経から筋肉へ電気インパルスが伝達される場所を遮断してしまうためだ。神経細胞と筋細胞という、種類の違う2つの細胞は、通常は物理的につながっているわけではなく、間にすき間がある。電気インパルスは、このすき間を飛び越えることはできないが、代わりに、化学メッセンジャーという伝達物質を利用して、こちらの細胞からあちらの細胞へと信号を送ることができる。神経細胞から筋細胞（または別の神経細胞）への情報伝達の場となるこの部分は、シナプスと呼ばれ、非常に狭いすき間──1メートルの1億分の1に満たない（約30ナノメートル）──のことはシナプス間隙と言う。間隙の上流側にある、伝達物質を放出する細胞（ここでは神経細胞）はシナプス前細胞、下流側で伝達物質の標的になる細胞（ここでは筋細胞）はシナプス後細胞と称されている。

　神経線維の先端には、化学伝達物質が充満した小胞が、膜に結合した状態でびっしり詰まっている。神経と筋肉の間の化学伝達物質はアセチルコリンだが、ほかにも数多くの化学伝達物質があり、例えば脳では、さまざまな種類の神経細胞が多種多様な化学物質を情報伝達に利用している。化学伝達物質の主な役割は、神経の末端に電気インパルスが到着したときに、その信号を受けて小胞から放出され、シナプス間隙に拡散した後に、シナプス後細胞の表面にある受容体に結合することだ。シナプス後細胞では、この結合が引き金となって、新たな電気インパルスが発生する。それが筋細胞であれば、この電気インパルスによって筋肉が収縮することになる。

　このように神経から筋肉への情報伝達に化学物質が利用されることを発見したのは、オットー・レーヴィである。レーヴィはオーストリアのグラーツに長く住み、人生の大半を研究に費やした優秀な科学者だった。1873年にフランクフルトで生まれたレーヴィは、最初は科学よりも絵を描くことや音楽、哲学などに興味を持ち、美術史家になりたいと思っていた。しかし、家族からの強い要望に従って医学校に進学することになり、たちまち科学の世界に魅了された。生命への溢れるほどの関心と、科学への熱意を生涯変わらず持ち続け、

ユーモアのセンスも失わない人だった。晩年になっても「刺激的なことが自分の体には良い」のだと語っていた。

　1921年にレーヴィは、神経細胞と筋細胞の間の電気インパルスの伝達に化学物質が関与することを明らかにした。彼の言葉によれば、この画期的な発見は、寝床でみた夢からインスピレーションを受けたのだという。「その年のイースターの前夜、私は就寝中にふと目を覚まし、灯りをつけて、適当な紙切れに2〜3の言葉を書き留めた。それから再び眠りに落ちた。朝6時になって、夜中に何かとても大切なことを書きつけたのを思い出したが、その走り書きは読めなかった。その日の夜、夜中の3時頃にまたアイデアが蘇ってきた。それは、私が17年前に発表した化学伝達物質についての仮説が正しいかどうかを確かめるための、実験の構想だった。私はすぐに起き出して実験室に行き、"夜咲き"のその構想に従って、カエルの心臓を使ったシンプルな実験を行った」

　カエルの心臓を支配する神経に電気ショックを加えると、心臓の拍動が遅くなることをレーヴィは知っていた。この現象がもし神経終末からの化学伝達物質の放出によって起きるのなら、その伝達物質は心臓を浸している溶液中に溶け出てくるはずだ。その溶液を集めて別の心臓にかけたなら、2つ目の心臓の拍動も遅くなるだろう——レーヴィはこのように考え、まず夢の中で、それから現実で、証明して見せた。つまり、1つ目の心臓が何らかの水溶性の化学伝達物質を分泌し、それが2つ目の心臓に作用することを明示したのだ。

　このとき発見した化学伝達物質は、心臓を支配する迷走神経から放出されてくる。そのことにちなんで、レーヴィはこの物質を「迷走神経物質」と命名したが、今ではアセチルコリンであることがわかっている。実はレーヴィ自身も、それはアセチルコリンかもしれないと推測していたが、きわめて慎重な人物だったので、不完全な推論の段階では公表しなかったのだ。かなりの数の追加実験を行った末、ようやく1926年になって、この物質はアセチルコリンかもしれない、という結論を控え目に述べている。それにしてもレーヴィは幸運だった。実はカエルの心臓を支配する神経には、心拍数を遅くする化学物質（アセチルコリン）を放出するタイプのほかにも、心拍数を速くする化学物

質（ノルアドレナリン）を放出するタイプもあるのだ。レーヴィが1つ目の心臓の神経に加えた電気ショックの周波数は、たまたまアセチルコリンの作用を優勢にする生理的な刺激のそれとぴったり一致していたに違いない。科学の発見においてセレンディピティ（偶然に重要な発見をする力）が大きな役割を担った実例の1つである。

1936年、レーヴィは（生涯の友であるイギリスの科学者、ヘンリー・ハレット・デールとともに）ノーベル賞を授与された。ドイツ軍がオーストリアに侵攻したのは、それからわずか2年後の1938年3月12日のことだ。レーヴィはその日の午後遅く、自国がナチスに占領されたことを知らされたが、研究に没頭するあまり、事の重大さに気づかなかった。彼が自分の過ちに気づいたのは、翌朝3時頃、突如として寝室に押し入ってきたナチス突撃隊に捕らえられたときだった。レーヴィはほかのたくさんのユダヤ人とともに、投獄された。先の見通しもなく、いつ殺されてもおかしくないような状況の中、レーヴィは最後に行っていた実験の結果をハガキに走り書きし、ある科学雑誌（「Die Naturwissenshaften（自然科学）」誌）の宛て先を書き添えた。そして、監獄の見張り役に頼み込んで投函してもらった。これで実験結果が失われることはないと思うと、レーヴィは言葉にできないほどの安堵を覚えていた。

2カ月後、レーヴィは釈放され、出国許可を得た――しかし、それは全財産をナチスに提供してようやく許されたことだった。ノーベル賞の賞金も例外ではなく、スウェーデンのストックホルムにある銀行からナチス支配下の銀行に移し替える手続きをして、自分の命と引き換えにした。レーヴィは無一文でイギリスに逃れた。

ロンドンではデールとともに過ごし、それからブリュッセルとオックスフォードで臨時に任用された後、ニューヨーク大学医学部で薬理学の教授職に就くことになった。1939年、レーヴィはアメリカ行きの船に乗り込んだ。ニューヨークに到着したのは1940年6月のこと。67歳のレーヴィはビザと医師免許を持っていた。移民局の担当官に会う順番を待つ間、自分の医師免許に目をやると、そこには「老齢のため、自力で生計を立てることは不可能」と書いてあった。ショックだった。幸いにも担当官は、この疑わしいハンディキャップ

の記述を不問に付し、レーヴィはアメリカへの入国を許された。彼の人生は波乱に満ちていたが、レーヴィは恨みがましいことは決して言わなかった。むしろ運命は自分に味方してくれたと考えていた。オーストリアにいれば退職させられたはずの年齢でありながら、アメリカではさらに科学の探求を続けることができたからだ。それから21年にもわたって、レーヴィはたくさんの学生たちに刺激を与え続けた。そして夏になると、あのウッズホールの海洋生物研究所で活発な議論に参加して過ごした。

ヒトラーの贈り物[2]

　ヘンリー・デールは偉大な科学者でありながら科学界のスポークスマンのような働きもして、賢明さと影響力と威厳を兼ね備えていた。仕事をともにしたすべての仲間から愛情と尊敬の念を集めていた。長身で、心が温かく、優れた記憶力をもつことも彼の特徴だった。そんなデールは、レーヴィのようなユダヤ系生物学者をナチスドイツから救出する運動を、陰で支える重要な役割を担っていた。化学伝達物質の発見にも深く関わったが、レーヴィと同じように、自分の研究成果は「幸運なアクシデント」のおかげだと強調していた。けれども、もちろんそれだけではない。何より重要だったのは彼の不屈の努力である。化学伝達物質の発見物語にデールが登場するのは、1913年のこと。彼がたまたま手に入れた麦角菌（真菌の一種）の抽出物を使い、ありきたりの検査をしてみたときのことだ。その抽出物は予想外の強い生理学的作用を示し、デールの関心を引いた。同僚の化学者のアーサー・ユーインズが、精密な古典化学の手法を駆使して活性の元を突き止め、アセチルコリンという物質であることが判明した。アセチルコリンには、ある種の神経を刺激したときに見られるのと同じ生理作用があったことから、デールは、「もし動物の組織でアセチルコリンの存在を示す証拠が見つかれば、アセチルコリンは神経伝達物質の有望な候補になるだろう」と考えた。やがて第一次世界大戦が始まり、デールは別の任務に忙殺されたが、何年か後には動物たちが確かに天然のアセチルコリンを持っていることを明らかにし、馬の脾臓からの単離にも成功し

た。

　デールのアセチルコリンへの関心は、夢に触発されたあのレーヴィの実験のことを耳にして一層深くなり、今度は神経‐筋接合部の神経終末からアセチルコリンが分泌されるかどうかを研究することにした。ただ、もし彼が気概のない人間だったなら、そんな実験にはとても踏み切れなかっただろう。アセチルコリンはごくわずかな量しか放出されない上に、（デールの言葉を借りれば）きわめて「はかない」作用しか表れないため、実験自体が困難なのだ。何より必要だったのは、感度の高い分析法だ。そのとき、まるで天からの贈り物のように、デールはそれを手にすることができた。与えてくれたのはナチスである。

　1933年、ヒトラーは政権の座についた直後から、ドイツの国営機関に雇用されているすべてのユダヤ人を解雇するよう命じた。ほとんど一夜にして、数多くの学者が職を失った。ロンドン・スクール・オブ・エコノミクスの学長だったウィリアム・ベヴァリッジは、イギリスの学者たちに呼びかけ、失職した人々の救済策を講じるとともに、財政的な支援にも乗り出した。アメリカのロックフェラー財団をも説得して、ユダヤ人科学者のための特別基金を設立し、アメリカの大学に雇い入れられるよう手配した。多くのユダヤ人がこの支援を受けて、アメリカとイギリスに逃れていった。彼らはヒトラーが連合国側にもたらした特別な贈り物のようなものだった。ヒトラーは彼らの価値がわからなかったらしく、このように述べたと言われている。「ユダヤ人科学者たちを追放したことが現代ドイツの科学の崩壊を意味するというのなら、われわれはしばらくの間、科学などなしでやってみせる」。自滅的な政策だったことは、後に証明された通りである。

　デールにとって貴重な贈り物になったのは、ヴィルヘルム・フェルトベルクだ。フェルトベルクは当時すでにアセチルコリンの高感度アッセイ（分析評価）法を開発していたが、1933年のある日、ユダヤ人であるという理由により、突如としてベルリン生理学研究所の職を追放された。数週間後、優れたユダヤ人科学者を救出する目的で、ニューヨークのロックフェラー財団の代理人がちょうどフェルトベルクの住む町を訪れた。フェルトベルクが助けを求めて会いにいくと、その人物は同情を示しながらもこう言った。「ご理解ください、フェル

トベルクさん。高名な科学者が何人も職を追われたのです。私どもは、そうした方々をお助けしなければなりません。今、あなたのようなお若い方にまで勤め先をご紹介することは、とてもお約束できません。ですが、せめてお名前を書き留めさせてください。この先どうなるかはわかりませんが」。彼はフェルトベルクの名前を聞くと、ふと手を止めた。そして持っていた書類をがさがさかき回した末に、嬉しげに大声をあげた。「これです、これ。サー・ヘンリー・デールから、あなたへのメッセージを預かっています。（……）サー・ヘンリーは、もしベルリンで偶然にもフェルトベルク氏に会うことがあったら、そしてもし、その方が職を追われていたら、ロンドンに来て研究を手伝ってほしいとお伝えするように、と私に言われたのです」[3]。フェルトベルクはただちにドイツを発った。

　フェルトベルクの技術によって高感度バイオアッセイ法が完成されたことで、筋肉を支配する神経を刺激した際にアセチルコリンが確かに放出されることが明らかになり、さらに、この伝達物質の量を測ることまでが可能になった。アッセイ法の原理は、神経に溶液を流しかけながら刺激を加え、その液を集めてヒルの筋肉を浸し、発生する収縮の強さを測るというものだった。このヒル検査が成功した秘訣は、ある化学物質（エゼリン）を用いたことにある。エゼリンには、体内にある酵素の働きでアセチルコリンが分解されるのを阻害して、その「はかない」作用を延長させる作用があるのだ。こうして神経−筋接合部の伝達物質はアセチルコリンであることを発見した業績により、デールは1936年に、レーヴィとともにノーベル賞を受賞した。デールは受賞記念講演で、「化学物質による伝達は神経−筋接合部に限らず、中枢神経系でも起きている可能性がある」とためらいがちに述べた。予言のような言葉だった。

スープと火花の戦い

　デールは神経−神経の伝達は化学物質が担うという立場をとったが、オーストラリアで異彩を放っていた神経生理学者のジョン・カルー・エックルスは、伝達は電気的な現象であると確信していた。神経−神経間のシナプスで起きる

伝達は、化学物質が関与するにしては速すぎると考えたのだ。「スープと火花の戦い」として知られる長い論争がここに始まった。いつもはかなり落ち着いた雰囲気のある生理学会の会場は、大いに活気づいた。若くて激しやすく、高圧的できわめてエネルギッシュなエックルスは、彼ならではの力強さを込めて自分の見解を発表した。一方、すでに体制側の人間であり、王立協会のフェローでノーベル賞受賞者でもあったデールは、穏やかで威厳ある態度をとった。とはいえ、デールとエックルスは実際にはシャドウボクシングをしているようなものだった。2人の公開討論は緊張感に満ち、きわめて刺激的で、見る人によっては完全に敵対的に思えるところもあったが、2人の個人的な関係にはとげとげしさなど微塵もなく、親しく手紙を交わしたり、公表前の実験結果を教え合ったりしていた。そこに科学的な不一致があったからこそ、彼らは自分の考え方の裏づけになる証拠をさらに探求しようと、貴重な刺激を得ていただけのことなのだ。

　エックルスは、迷走神経を刺激してから心拍が減少するまでに長い時間がかかることに、大いに関心を持っていた。レーヴィの研究で、この現象には化学伝達物質が関係していることがわかってくると、エックルスは、神経と骨格筋の接合部で起きるもっと迅速な伝達は化学物質によるものではなく、電気的な現象に違いないと推論した。アセチルコリンが神経－筋接合部の伝達を媒介するというデールとフェルトベルクの説を耳にしたときは、エックルスはショックを受けた。しかし、その後に十分な証拠が集まると、1949年にはエックルスも、神経－筋接合部の伝達は確かに化学的な現象であると認めた。

　ただし彼は、脊髄や脳の神経－神経シナプスでの出来事については判断を保留し、少なくともその場所では電気伝達のほうが優勢かもしれないと依然として考えていた。議論に決着がついたのは1951年8月半ばのある夜遅く、ニュージーランドのダニーデンで、エックルスと同僚のジャック・クームス、ローレンス・ブロックの3人が重要な実験を行ったときだ。エックルスは後に、それは哲学者のカール・ポパーと会話をする中でヒントを得た実験だったと述べている。ポパーは、「何かが正しいということを科学的に証明することなどできない、ただ反証が可能なだけだ」と言ったのだ。エックルスはそこで、中

枢神経系における神経伝達は電気現象「ではない」という反証に取り組むことにした。そして——彼にとっては驚愕だったが——それに成功したのだ。この画期的な新発見は、研究チームが繊細なガラス製ピペットを用意したことに始まる。ピペットを脊髄ニューロンに挿入し、神経を刺激した際のシナプス後細胞の電気信号を検出するために使ったのだ。ニューロン刺激後の反応を記録するこの特別な装置は、電気技師のクームスがデザインし、組み立て、操作した。エックルスは実験をアレンジして、もし伝達が化学物質によるものなら電位の記録はとれず、伝達が電気的な現象であれば電位差が数値として現れるようにした。その結果、記録はとれなかった。電気伝達仮説の反証にほかならない、この事実に、エックルスは一瞬、呆然となった。ちなみに、それはまた別の意味でも劇的な夜だった。エックルスが日付が変わってもなお実験を続けていた頃、クームスの妻が出産したのだ。女児をとりあげたのは、彼の共同研究者で医師でもあるブロックだった。

　トマス・ハクスリーは、かつて、「美しい仮説が醜い事実によってぶち壊されること」は科学の大いなる悲劇であると語ったことがある。しかし、エックルスは自説が敗れたことを嘆きはしなかった——彼はすぐにデールに手紙を書き、自分も今では、神経伝達が化学的な現象であると確信していることを知らせた。デールは返信で、見事な実験を行ったエックルスを讃えるとともに、皮肉めかしてこんな風に言った。「今度は君がどんなに熱を入れようとも、われわれの誰かが困るような事態には決してならないだろう」。彼は後に、エックルスの化学仮説への転向は、新約聖書のサウロ（パウロ）がダマスカスへ向かう途中に「突然光が輝き、目からうろこが落ちた」とき（サウロの回心）のようだった、と書いた。支持していた仮説が間違っていることがデータで裏づけられたとき、それを速やかに棄却することこそ、科学の手法の偉大な長所の1つであり、科学者の資質を示す指標にもなるのだ。

すき間のこと

　神経インパルスが軸索の終末に届くと、何らかの方法で、貯蔵されている小胞から伝達物質を放出させなければならない。このプロセスで重要な役割を担うのが、カルシウムイオンである。カルシウムイオンの濃度は、人の細胞では細胞内のほうが細胞外に比べて1万倍以上低い。この濃度差が保たれて

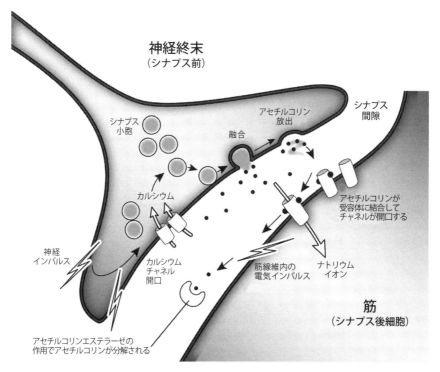

図4-1　神経−筋接合部の模式図　神経インパルスが神経終末に到達すると、カルシウムチャネルが開口して、カルシウムイオンが神経細胞内に流入する。これによって、神経伝達物質のアセチルコリンが充満したシナプス小胞が細胞膜のところへ移動し、膜に融合して、内容物をシナプス間隙に放出する。放出されたアセチルコリンは拡散しながら間隙を越えていき、筋線維の膜にある受容体と結合する。この神経伝達物質の結合により、アセチルコリン受容体のイオンチャネルが開口し、ナトリウムイオンが筋細胞内に流入する。ナトリウム電流の流れによって、筋細胞に電気インパルスが発生する。このようにして、電気信号が化学物質の媒介を経て、神経から筋肉へと伝えられる。

いるのは、分子ポンプのおかげである。外から少しでもカルシウムが入ってくると、細胞から排出するか、または細胞内貯蔵用の区画に取り込んでしまうかの方法で、速やかに除去してくれるのだ。そんな風にして細胞内のカルシウムがかなりの低濃度に保たれる理由の1つは、細胞膜で起きたことについての情報を細胞内タンパク質と小器官に伝えるメッセンジャーの役目をカルシウムに担わせるためだ。例えば神経終末では、カルシウムが流入することでシナプス小胞を刺激して、その中にあるアセチルコリンを神経-筋接合部のシナプス間隙に向けて放出させる働きをする。

　シナプス前細胞の終末部に神経インパルスが届いて電位変化が発生し、それに反応して膜のカルシウムチャネルが開口すると、細胞内にカルシウムが流れ込む。ここで重要なのは、これらのチャネルはインパルスが到着したときにだけ開口するということ、そしてその開口はごく短い時間しか続かないということだ。もしカルシウムが無制限に流入すると、神経伝達物質の放出がいつまでも続き、危険な事態になりかねない。例えば、恐ろしいクロゴケグモの毒液には数多くの毒素が含まれているが、その1つであるα-ラトロトキシンという物質は、細胞膜に結合してカルシウム透過性のある小孔を形成し、カルシウムイオンの無制限の流入を引き起こす作用がある。結果として、大量の伝達物質が放出され、筋肉の激しい痙攣が起きるのだ。

　同じように、神経伝達物質の放出増加を引き起こす要因として、神経インパルスの持続時間を長くしてカルシウム流入を増加させる、いくつかの遺伝子変異が知られている。そのような変異をもつ人は、定期的にめまいや制御不能な筋肉の震え、非協調運動などの発作を起こし、歩行困難になったり体のバランスを失ったりする。嘔吐する場合もある。発作は情緒的なストレスが引き金になることが多く、好きなサッカーチームの試合を観戦して興奮した場合などによく起きる。症状だけを見て、酒に酔っているのかと責められることもあるという。なるほどとも思えるが、当人にとっては大変腹立たしいことであり、もし禁酒をしている患者であればなおさらだろう（実際そういう例があった）。

　一方、カルシウムの流入が不十分になると、刺激を受けたときに内容物を放出する小胞の数が少なくなり、伝達物質が放出不足になって筋肉の収縮が

起きなくなる。典型的な疾患の1つとして、ランバート・イートン筋無力症候群（LEMS）がある。LEMSは神経 – 筋接合部にあるカルシウムチャネルへの自己抗体ができてしまう疾患である。産生された抗体がカルシウムチャネルに結合すると、神経細胞膜のチャネル機能が失われ、神経インパルスが到達しても伝達物質が放出されない。その結果、筋肉が脱力や麻痺を起こすのだ。LEMSの症例のほとんどは、同じタイプのカルシウムチャネルが発現している体内のどこか別の場所に、腫瘍（肺癌が多い）ができていることが実際の原因である。癌があると免疫系が反応して、産生した抗体でその部位を攻撃するようになるが、癌細胞のカルシウムチャネルを標的にする一部の抗体が、神経終末にあるカルシウムチャネルにも交差反応を示して攻撃するのだ。ある意味、LEMSは一種の危険信号である。LEMSを診察した医師に、腫瘍が発生しそうな部位を調べてみるよう警告を発しているようなものなのだ。肺癌は早期に治療するほど予後が良いことから、それは貴重なサインとも言える。

準備万端

　細胞内部の状態は、豆のスープのようなものだと想像されることがある。さまざまな化学物質や小器官が乱雑にうごめき合っているようなイメージだ。しかし、真実はまったく違う。細胞の内部では、あらゆるものに決まった場所があり、高度に構築された細胞骨格というタンパク質ネットワークによって、それぞれ正しい場所につなぎとめられている。神経終末部ではとくに明確だ。伝達物質が詰まった小胞が放出を起こすのは、「アクティブゾーン」と呼ばれる特別な場所だけと決まっている。アクティブゾーンではいくつかの小胞が細胞膜と融合し、ゴーサインを受け取ったらただちに放出を行えるよう準備を整えている。この融合部位のすぐそばにカルシウムチャネルがある。細胞内に入ったカルシウムは、長距離を移動するまでもなく、すぐ仕事に取り掛かることができるのだ。このような配置ができているおかげで、電気インパルスが神経終末に到達するや、1ミリ秒（1秒の1000分の1）以内に約3000万個ものアセチルコリン分子が放出され、すぐにシナプス間隙に拡散して、筋細胞膜にある

受容体に結合することができる。この最後の結合も数ミリ秒間という瞬間的な出来事であって、結局はすべての過程が20ミリ秒ほどの間に終わるのだ。

　膜に融合して待機中の小胞の一部には、カルシウムの信号を待たない「発砲したがり屋」のタイプのものもある。頻度は少ないが、これらは膜に融合した後に自発的に放出を起こす（数が少ないので、筋肉の収縮には至らない）。準備万端整って、いつでも始動できる状態のシステムを持つことで、神経インパルスの到着後、きわめて迅速な伝達物質の放出が保証されるのだ――例えば、火傷をするほど熱い鍋の取っ手に触れたとき、すぐに脳からの指令が届き、手を引っ込める動きができるのは、このシステムのおかげである。

　シナプス小胞の膜と細胞膜の間には莫大なエネルギー障壁があるため、普通であれば両者が融合することはない。この障壁を克服するには、複雑な分子機構が必要である。例えば、膜のドッキングの準備をして複合体を放出させるなど、まるで分子レベルの「助産師」のような機能をするさまざまなタンパク質がある。これらのタンパク質にカルシウムイオンが結合すると、どのような仕組みで一連の形態変化が起き、小胞と細胞膜が融合するのかは、まだわかっていない。それでも助産師役のタンパク質の機能を阻害すると、神経から筋への伝達が遮断される。ボツリヌス毒素はその一例であり、特殊な一群のタンパク質を破壊して、伝達物質の放出と筋収縮を阻害するのだ。

　とはいえ、すべてのシナプス小胞が放出の準備を常に整えているわけではない。多くの小胞は放出部位からやや離れた場所に貯蔵されていて、放出できるようになるには細胞膜のところまで移動する必要がある。さらに一連の成熟プロセスも経なければ、ドッキングと顆粒放出の準備は終わらない。カルシウムは、このシナプス小胞集団の移動を促すシグナルとしても作用する。

毒矢

　神経終末から放出されたアセチルコリンは、狭いシナプス間隙に拡散して、筋線維のシナプス後膜にたどり着き、アセチルコリン受容体と結合する。この結合がアセチルコリン受容体の三次元構造の変化を引き起こし、受容体内

部にあるイオンチャネルが開くため、ナトリウムイオンの流入とカリウムイオンの流出が可能になる。これらのイオンの流れにより筋細胞膜の両側の電位差が（十分な大きさで）減少すると、筋線維に電気インパルスが発生する。このような一連の流れで、神経の活動電位がアセチルコリンを介して筋細胞に伝わり、電位変化を起こして、最終的に筋肉が収縮するのだ。

　筋細胞の受容体のところでアセチルコリンの働きを遮断する薬剤や毒物は、数多く存在する。最も有名なものはクラーレだ。南米には、このクラーレを塗った吹き矢を使う先住民族がいる。クラーレには、筋線維の細胞膜でアセチルコリンが受容体に結合するのを妨害し、神経からの刺激が筋線維に伝わらないようにする作用がある。このため、毒矢に当たった動物は全身の筋肉が麻痺して木から落ち、人間の獲物になるか呼吸不全で死んでしまうのだ。幸いにもクラーレは消化管からはほとんど吸収されないため、この方法で仕留めた動物を食べても安全である。

　クラーレはかつて闘いにも用いられていた。毒矢でほんのかすり傷を受けただけでも死に至ることがあり、大変恐れられたようだ。南米のギアナ地方（現在のガイアナ共和国）を発見したイギリスの探検家サー・ウォルター・ローリーは、当時の記録に次のように書いている。「連中の矢に当たると耐えがたいほどの激痛が続き、身の毛のよだつような死に方をする」。毒の量によっては当たった人が気を取り戻し、意識も痛覚もありながら動くことができず、呼吸も困難な状態になることがある。そのまま人工呼吸を施さなければ、やがて呼吸不全で死に至るだろう。クラーレのような毒素は何百年も前から矢や槍の先端につけて使われており、毒素を意味する「toxin」の語源である古代ギリシャ語の「toxicon」に、「矢」や「毒矢」という意味があるのも、そういうところからだろう。

　クラーレは南米のさまざまな植物から抽出されるが、とくによく知られているのは、つる性のコンドロデンドロン・トメントスム（*Chondrodendron tomentosum*）という植物の根（別名パレイラ根）である。プロイセンの偉大な探検家、アレクサンダー・フォン・フンボルトは、1800年に、この毒物の調製法をヨーロッパ人として初めて記述した。それによると、根の抽出液に別の

植物由来の粘り気のある液を混ぜると、矢頭に塗りやすい、濃厚な、ねばねばした薬液になるという。私は数年前に、オックスフォード大学付属ピットリバース博物館が所蔵するクラーレ付きの吹き矢を観覧させてもらったことがある。実際に現物を見ることは許されたが、それを手にとったり、講演に使うために借り受けたりすることは許されず、理由は健康と安全上の問題ということだった。私はそのとき、毒はもうとっくに分解してしまっているに違いないと思い込んでいたため、申請を却下されて少し憤慨した。ところが、私は間違っていた。最近になって、112年前のクラーレが依然として毒性を保っていることが明らかにされたのだ。興味深いことに、原住民が作ったクラーレ毒を大英博物館が所蔵しており、そこから純粋な毒素が初めて単離された。クラーレ毒は竹筒に入れて保管されていたことから、その有効成分のアルカロイドは、「竹筒（tube）」との合成語「tube-curare」から「ツボクラリン（tubocurarine）」と呼ばれている。

　イギリスではかつて、良心的兵役拒否を訴える人々が、クラーレを使ってロイド・ジョージ首相の殺害を企てるという、やや奇妙な陰謀計画があった。第一次世界大戦中、イギリスでは兵役義務が課せられ（西部戦線できわめて多数の兵員が失われたために導入された）、良心的兵役拒否者には罰則と拘留が適用された。この動きに反対する徴兵反対同盟に、アリス・ホィールドン夫人と娘のウィニーとヘティー、そして義理の息子のアルフレッド・メイソンという一家が加わっていた。薬剤師の資格を持ち、サウサンプトン大学で講師を務めていたアルフレッドがクラーレを手に入れていた。1916年12月の終わり頃、良心的兵役拒否者を装ったアレックス・ゴードンとハーバート・ブースという2人の秘密諜報員が、このグループに潜入することに成功した。ハーバート・ブースの後日の証言によると、彼はエアガンとクラーレを塗った弾を与えられ、首相がウォルトン・ヒースを歩いているときに狙撃するべく、現地に派遣されたという。クラーレは複数の人を殺害できるほどの量があった。一方のアリスとウィニーとアルフレッドは、その毒は首相ではなく、良心的兵役拒否者収容所の番犬を殺害するためのものだったと述べ、さらにこの一連の行動はブースとゴードンが教唆したものだと主張した。しかし結局、親子3人が殺人謀議の

罪で有罪になった。この暗殺計画に成功の見込みがあったのかは定かでない。また、それは本物の暗殺計画であったのか、あるいは反徴兵運動や反戦主義の人々の信用をおとしめるために政府が企てたのではないか、など諸説ある。そもそも、ブースとゴードンは本当に潜入工作員だったのだろうか？ 今もすべてが謎のままだ。

　もう少し確かな事例は、アメリカ政府が秘密工作員らにクラーレを与えていたことだ。彼らが捕まったとき、拷問にあう前に自ら命を絶つ手段としてである。冷戦時代、U2偵察機でロシア上空を飛行していた空軍パイロットのフランシス・ゲイリー・パワーズは、側面に小さなピンが挿入されている1ドル銀貨を所持していた。ピンは実は小さなケースになっていて、中に細い針が入っていた。針の先端の溝には茶色いねばねばしたものが塗られていた。パワーズは、それはクラーレだと教えられていたと語っている。パワーズが撃墜されて捕らえられたとき、このピンを見つけたロシア人が犬で試してみたところ、針で突かれた犬は1分もしないうちに呼吸が止まり、その30秒後に死亡したという。それにしても、効き方のあまりの速さから、ピンの先に塗られていた薬物がクラーレだけかどうかは疑わしいところである。

　ドクニンジン（*Conium maculatum*）には数種のアルカロイドが含まれているが、最も強力な成分はコニインである。コニインはクラーレに似て、アセチルコリンの作用を遮断して呼吸筋を麻痺させる。ヨーロッパでは何世紀にもわたって、この植物が死刑執行の手段として使われた。最も有名な犠牲者はソクラテスである。彼の死はプラトンの書いた『パイドン』に記されているが、麻痺が足から始まって、徐々に胸のほうまで上がっていく様子が詳しく描写されている。

　クラーレ様の薬物（ベクロニウムなど）は手術時に筋弛緩剤としてよく使われる。執刀医の手技が容易になり、使用する麻酔のレベルが少なくてすむからだ。とくに腹部手術の際には重要である。筋肉が収縮すると、腸管が切開創からはみ出す恐れがあり、患部へのアクセスが難しくなるからだ。呼吸筋はクラーレの影響をあまり受けないが、クラーレ毒の被害者は通常、人工呼吸器で呼吸を補助される。クラーレ様の薬剤を使うにあたって注意しなければな

らない点は、もし麻酔が不十分だと、患者の意識は覚醒していても、動いたり話したり、苦痛を訴えたりすることはできない可能性がある、というところだ。毎年、アメリカで手術を受ける患者の約0.1％（2万5千人ほど）で、こうしたことが起きている。そのうちの約3分の1の患者は手術中に痛みを感じ、残りの3分の2は痛みはないものの、自分の身に起きていることをある程度は自覚できているという。とくに、帝王切開の際には注意が必要である。分娩前の胎児に麻酔の影響が及ばないようにするために、なるべく低レベルの麻酔が使用されなければならないからだ。

神経ガス

　筋肉が神経インパルスに反応した後、次のインパルスに反応できる状態になるには、1回目のシグナルが速やかに消えてしまわなければならない。そのためには2つの様式が考えられる。1つは、伝達物質が受容体にほんの短い時間だけ結合して、すぐ自発的に離れること。2つ目は、伝達物質が何らかの方法で迅速に除去されることである。神経‐筋接合部のアセチルコリンの場合は、この2番目の仕組みが働いている。放出されて約5ミリ秒以内に、シナプス間隙に存在するアセチルコリンエステラーゼという酵素の作用で分解されるのだ。

　アセチルコリンエステラーゼの作用を阻害する薬剤には致死性がある。最も悪名高いのは神経ガスのサリンである。日本では1995年に、新興宗教団体のオウム真理教が東京の地下鉄で未精製のサリンを撒き、死者13人、重症者50人、一時的な視覚異常などの外傷患者が約千人という大惨事になった。朝のラッシュアワーを狙ったテロ攻撃だった。

　同じように恐ろしい事例として、その40年前にイギリス政府が実行した秘密実験のケースがある。1953年5月、多数の若い軍人が、風邪の新しい治療法の研究に参加するよう要請された。しかし、このボランティアたちは、だまされていたのだ。彼らは風邪のウイルスではなく、サリンに曝露されるという、残虐で容赦ない仕打ちを受けた。20歳のロナルド・マディソンは、恐ろしい

ことに薬液を皮膚に塗られてから45分後に死亡した。激しく痙攣するその様子は、まるで感電死したかのようだったという。マディソンの肺には粘液が詰まっており、窒息死だった。致死性の薬物をどのくらい使えば敵を殺害できるかを研究するために、マディソンは人間モルモットとして扱われたのだ。彼の死を目撃した若い救急隊員のアルフレッド・ソーンヒルは、自分が見たことに衝撃を受け、その話をするのも怖がった。もし話せば投獄する、と当局から脅されたのだ。事件はすぐにもみ消されたが、50年が経った頃、ウィルトシャー州の警察がマディソンの2回目の検死を行い、ようやく明るみに出た。「不慮の災難による死」という以前の評決がくつがえり、非合法の殺人の一種であるとされた。マディソンの姉は、再度検死が行われるまで、弟がどのように死亡したかの真実を家族は何も知らされていなかった、と語った。イギリスのほかにも、軍の部隊を使ってサリンのテストをしてみたいと考えた国はある。異常なことだが、1960年代にアメリカ軍所属の科学者たちはオーストラリア政府に宛てて、神経ガスのテストをオーストラリア軍相手に行わせてほしい、と要請している。

　アセチルコリンエステラーゼを阻害すると致死的な影響が出る理由は、シナプス間隙にアセチルコリンが蓄積して受容体を過剰に刺激し、筋肉の痙攣を引き起こすためである。また、アセチルコリンは腺細胞を支配する神経の伝達物質でもあるため、アセチルコリン阻害剤は過剰な唾液分泌、流涎、涙目なども発生させる。サリンなどの神経ガスによる急性中毒症状を暗記する方法として、よく「SLUDGE」という語呂合わせが使われる。唾液（salivation）、流涙（lacrimation）、排尿（urination）、下痢（diarrhoea）、消化器系の不調（gastrointestinal upset）、嘔吐（emesis）の頭文字だ。さらに、めまい、皮膚の刺激感、胸部絞扼感、筋肉の不随意収縮などが起きることもある。そして最悪の場合は胸部の呼吸筋が痙攣して、窒息死に至るのだ。

　一方、神経ガスなどの神経作動薬による中毒を治療する際に、アトロピンという薬剤が使われることがある。アトロピンはアセチルコリン受容体を遮断して、過剰なアセチルコリンの作用が発現しないようにする薬剤だ。軍関係者の中には、緊急時にただちに自己投与できるよう、アトロピンが充填された「コ

ンボ」ペンというバネ式注射器を携行している人たちがいる。ちなみに、このペンの頭には、ストレスを緩和するためのジアゼパムという抗不安薬の錠剤も入っている（たぶん、こちらのほうが出番は多いだろう！）。なお、アトロピンを投与しすぎるとアセチルコリンの働きを過剰に抑制して、脱力を招くおそれがあるため、やはり注意が必要である。この場合は神経－筋接合部の伝達が遮断される結果として、筋肉に力が入らなくなるのだ。

　神経ガスに対する解毒薬としては、オキシム類の化合物もある。ただし、それらは神経剤による攻撃が予想される場合に予防的に投与されるのが一般的である。オキシムは神経剤の作用でアセチルコリンエステラーゼに付加されたリン酸塩分子を除去し、この酵素を再活性化させることができる。

死のカラバル豆

　アセチルコリンエステラーゼの作用を阻害する、また別の物質として、カラバル豆（Physostigma venenosum）に含まれるフィゾスチグミンがある。この植物の原産地ナイジェリアでの名前はエセーレ（esere）といい、フィゾスチグミンの別名、エゼリン（eserine）はここからきている。フェルトベルクとデールは、内因性のアセチルコリンエステラーゼによる分解を阻害する実験を通して、アセチルコリンが神経終末から放出されることを明らかにしたが、この実験に使われた分解酵素阻害剤がエゼリンだった。

　カラバル豆は、原産地のナイジェリアでは何世紀にもわたって、ある儀式に使われてきた。部族の中に魔法を使ったり邪悪な心を持ったりする罪を犯した者がいるかどうかを試す儀式である。疑いをかけられた者はチョコレート色をしたこの豆を飲まされる。そして、その者が死ねば有罪、豆を嘔吐して生き残れば無罪とみなされた。実は、この成り行きは飲んだ毒物の量によって決まり、豆の数と熟成度という2つの条件に左右されるのだ。被疑者に飲ませる量を操作して、権力者の望み通りの結果が得られる仕組みである。2001年9月、イギリスのテムズ川で、頭と手足のない少年の胴体が発見されるという陰惨な殺人事件があったが、この事件ではカラバル豆が使われたと考えられている。

ロンドンのキュー地区にある王立植物園が被害者の腸の内容物を分析したところ、カラバル豆の残留物が発見されたのだ。このことが手がかりとなって、少年の出身国が特定されるとともに、手足を切断される前に黒魔術の儀式で毒を飲まされたものと推理されている。

　フィゾスチグミンのような化合物は医療に使われることもある。重症筋無力症は、体内で筋肉のアセチルコリン受容体に対する自己抗体が作られる自己免疫疾患である。抗体分子にはそれぞれ２本の「腕」があり、近くにある２つのアセチルコリン受容体と結合して、互いに結びつけてしまう。すると、それらの受容体は膜からはがれ落ち、筋細胞自身に攻撃されて分解してしまう。結果として、アセチルコリン受容体の数が極端に少なくなり、神経から筋線維への情報伝達が損なわれるため、重篤な筋力低下や進行性の麻痺、筋肉の破壊などが起きるのだ。また、筋肉のアセチルコリン受容体をコードする遺伝子に機能喪失型の突然変異が発生して、同様の筋力低下が起きることもある。生まれながらにこの疾患を持つ子どもは、まぶたが垂れ下がり、顎が落ち、口を閉じることができず、立ったり自力で歩行したりすることが難しい。これらの疾患はいずれも、アセチルコリンエステラーゼによるアセチルコリンの分解を阻害して、アセチルコリンがシナプスにとどまる時間を延長してやることで治療できる。

　重症筋無力症の治療にフィゾスチグミンを初めて利用したのは、グリニッジにあるセント・アルフェッジ病院で医官補を務める、物静かで謙虚なメアリー・ウォーカー医師だ。筋無力症の症状がクラーレ中毒に似ていることに気づき、クラーレ中毒の解毒剤として知られていたフィゾスチグミンなら、両方の症状を緩和させるはずだと考えたのだ。1934年にウォーカーは、６年前からこの疾患を患っていた34歳の客室係、ドロシー・コドリングにフィゾスチグミンを投与した。効果は劇的だった。それまで力が入らず、カップ１つ持ち上げられなかった寝たきりのドロシーが、フィゾスチグミンを投与されると、すぐに歩けるようになったのだ。このエピソードは「セント・アルフェッジの奇跡」として広く知られ、メアリー・ウォーカーが考案した治療法は、今も使われている。

稲妻の速さで

　スープと火花の戦いに勝ったのはスープ（化学伝達）だった。とはいえ、細胞間の伝達の中には電気的な事象も確かにある。電気伝達をするシナプス（電気シナプス）では、連絡し合う細胞の膜が互いにきわめて近接して、ギャップ結合と呼ばれる特殊な構造を介して物理的に結合している。ギャップ結合には数百のチャネルがあり、半分のチャネル分子が密に配列している。この半分のチャネルが2個合わさって結合が成立するのがギャップ結合のユニークなところである（隣り合う2つの細胞のうち一方の細胞膜に半分のチャネルが埋まっていて、もう一方の細胞の膜に残り半分が埋まっている）。半分ずつが合わさると、一方の細胞から他方の細胞へと、イオンが流れる通路が生まれ、電気信号が素早く細胞を伝わっていくことが可能になるのだ。

　電気シナプスでの伝達スピードは、化学シナプスの場合より10倍ほど速い。伝達物質が放出され、シナプス間隙を拡散してシナプス後膜の受容体にたどり着き、結合する、という一連の過程にかかる時間が必要ないからだ。この性質により、電気シナプスは生体防御を担う部分にある場合が多い。例えば、イカのジェット噴射式の逃走反応や、敵の目をくらます煙幕のようなイカ墨の放出、クロウタドリにつつかれたときにミミズが後退して地面の穴に潜り込むときの迅速な退避反射、などの行動には、すべて電気シナプスが関わっている。

　電気シナプスは伝達が速いということは、隣り合う細胞同士の電気活動を同期させる仕組みとしても申し分のないものだ。私たちの体内でも、その存在を見ることができる。例えば、心臓の細胞はギャップ結合で互いにつながっているため、一斉に収縮する。インスリン分泌作用のある膵β細胞を連結しているのもギャップ結合であり、そのおかげで多数の細胞が同時にインスリンを分泌することが可能になっている。私たちの脳内で、特定部位の神経細胞同士が電気的に対になり、同時に発火する性質を持っているのも同じ仕組みである。ギャップ結合チャネルの細孔は、ほかのほとんどの種類のチャネルの細孔よりかなり大きく、細胞内シグナル伝達を担う各種の分子やその小さな代

謝物、そしてもちろんイオンも、通ることができる。このような意味で、ギャップ結合は細胞を電気的につなぐだけではない——隣接する細胞同士の生化学的な活動を結びつける働きもするのだ。ギャップ結合チャネルの欠失が遺伝するいくつかの遺伝子欠損では、皮膚の障害が発生するところをみると、ギャップ結合チャネルは私たちの皮膚でも重要な役割を担っているようだ。この遺伝子欠損の患者は、手のひらや足の裏の皮膚が肥厚したり、歯や髪の毛、爪などにも異常が出る場合がある。

シナプス間隙を跳び越える

　本章では神経インパルスがどのようにして神経と筋線維の間にあるシナプス間隙を跳び越えるかを見てきたが、シナプスは神経−筋接合部だけにあるわけではない。シナプスは神経細胞と腺細胞の間にもあるし、最も重要な部分として、神経細胞と神経細胞の間にもある（このことについては後述する）。これらのすべての場所の伝達モードは主に化学伝達であり、多種多様な伝達物質が関与している。しかし、なぜ電気伝達より化学伝達のほうが多いのだろう？

　1つの答えとして、過剰なシグナルを統合することが有利に働くような場合には、化学伝達の伝達速度の遅さと、機構の複雑さという両方の性質が、むしろ適しているということがある。あるいは、単純に細胞のシグナル伝達が進化してきた過程を反映しているだけかもしれない。1種類の細胞しかない多くの単純な生物（細菌など）は、お互いに化学伝達物質を介してコミュニケートしながら、大きな一団として行動したり、防御や攻撃の戦略を協調的に行うことができている。さらに、1つの細胞から別の細胞への情報伝達に化学物質を使うのは神経系に限られるわけではない。ホルモンは広い範囲での化学伝達物質であり、人の体内で、ある程度離れた位置にある細胞と細胞の間の情報伝達を担っている。さまざまなホルモンが私たちの体内を常に循環しながら、気分に影響を及ぼしたり、塩分と水分のバランスを保持したり、細胞を刺激して成長を促したり、ストレスだらけの環境に身体を適応しやすくしたり

と、多種多様な働きをしている。さらに、別の多数のホルモンの分泌を調整する役割を担うホルモンもある。フェロモンが空中にふわりと漂うことで、異なる生物同士のコミュニケーションを促したり、性的な誘因物質や、縄張りマーカー、警告シグナルなどとして機能したりもする。神経は単純に、こうした普遍的な化学伝達システムを、自らの目的達成のために選び取っただけのようにも思われるのだ。

5
活動を阻害するもの

> 枝の張った栗の木の下に
> 村の鍛冶屋の仕事場がある。
> 鍛冶屋はまさに強い男、
> 分厚く大きな手のひらをして、
> たくましい腕の筋肉は
> 鉄のたがほど頑丈だ。
>
> ヘンリー・ワーズワース・ロングフェロー「村の鍛冶屋」

　テネシー州の田園地帯の奥深くには、きわめて珍しいヤギがいる。気絶するヤギ、硬直脚のヤギ、あるいは筋緊張症のヤギなど、さまざまな呼び名があるが、いずれもびっくりすると倒れてしまうヤギのことだ。ただし、最初に挙げた「気絶するヤギ」という名前には誤解がある。なぜなら、このヤギたちは実際は気絶するわけではなく、意識はまったく失わないからだ。この種のヤギはびっくりさせられると筋肉が動かなくなり、脚が硬直してしまうので、普通に歩くことができなくなり、しばしば転倒してしまうのだ。こむら返りの極端なタイプとでも言えるかもしれない。筋肉が硬直して、とても硬くなるので、抱え上げられても脚は曲がらない——文字通り、かちかちだ。ただ、発作はほんの数秒しか続かず、その後、ヤギたちは何もなかったかのようにしている。
　筋緊張症のヤギがどこから来たのかは謎だが、あやふやな言い伝えはある——1880年にティンズリーという名の男が、数頭のヤギとコブウシを連れてテネシー州中部の農場にやってきた。ヤギをどこで手に入れたか、自分はどこ

の出身なのかなど、男は何も語らなかった。1年後、男は奇妙な症状のヤギたちを残したまま、どこかに消えた——。出処の怪しいもう1つの説では、ヤギたちの奇妙な行動が表れたのは、群れの中の一匹が食肉用にされるために撃たれ、それを見た残りのヤギたちが一斉に虚脱状態になったのが最初だという。確かなことは、大きな物音や予期せぬ動き——テネシー州のマーチングバンドが通りかかるとか、走っている列車が急に警笛を鳴らすなど——で突然に刺激されると、ヤギたちが転倒してしまうということだ。テネシー州の一部の街では、年に1度のヤギ祭りで「気絶」コンテストまで開催されている。一番早く転倒して、一番長くそのままでいたヤギに賞金が与えられるのだ。おそらくご想像通りだと思うが、動物の権利擁護団体からは、ヤギをひどく驚かせるのは残酷だという申し出がある。しかし、筋緊張症のヤギはペットとしてとても可愛がられるのが普通である。その珍しさゆえに、食肉にされるのではなく生かされているのだ。

筋肉の配線

　人の手足を動かす筋肉は、さまざまな種類の筋細胞でできている。筋細胞は細長い形をしているところから筋線維とも言われ、通常は多数が集まって束になっている（肉にヒモ様の質感があるのはこのためだ）。筋肉を支配する神経細胞は、運動ニューロンという。もし運動ニューロンが障害を受けたり、不十分にしか機能しなくなると、私たちが筋肉を動かしたいと思っても反応しなくなり、使われないことで徐々に損耗していくだろう。運動ニューロン疾患と言われる病気でみられるのがそうした状態である。運動ニューロンが徐々に変性することで脱力や筋消耗が起き、手足の運動不能、会話や嚥下の困難などに徐々に進み、最終的には呼吸困難に至るのだ。

　個々の筋細胞は1本の運動神経線維に支配されており、この運動神経線維の細胞体は脳か脊髄にある。ただし、神経細胞は終末部が多数に枝分かれしているため、1本の神経細胞が数千本の筋線維を支配することができる。神経とそれに付帯する筋線維は、まとめて運動単位と呼ばれ、その神経が発火

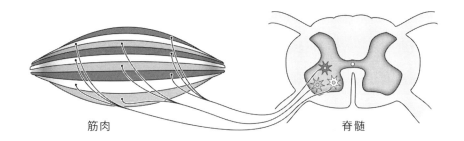

図 5-1　運動ニューロンによる筋線維の支配　3種類の運動単位を、濃い灰色、薄い灰色、白色で示す。運動神経は脊髄を発した後に枝分かれして、筋肉全体のさまざまな場所にある多数の筋線維に支配を及ぼしている。

すると、支配下にあるすべての筋線維が同時に単収縮する（1回ぴくっとなること）。運動単位を構成する複数の筋線維は筋肉の全体に散らばっており、互いに非常に離れている場合も多い。なぜそのような構造なのかと不思議に思われるかもしれないが、それには理由がある。こうした構造をとることで、1本の運動神経の刺激が生み出す力が筋肉全体にまんべんなく広がり、1カ所だけに集中することがないようになっているのだ。逆に、もし神経支配が1カ所だけに集中すれば、筋肉が断裂してしまうかもしれない。動きの細かい調整を必要とする筋肉では、1つ1つの運動単位が、より少ない数の筋線維で構成されている。例えば、人の手の指の筋肉は、脚部に比べて運動単位あたりの筋線維の数が少なくなっている。

　神経は筋線維の真ん中付近で筋肉に接続している。神経線維はこの接続場所の手前で何本かの細い線維に枝分かれし、分かれた先の1本1本が筋線維とシナプスを形成するのだ（シナプスについては前章で説明した）。神経終末と向き合う部分の筋細胞膜にはたくさんのひだがあり、表面積を増やして、なるべく多くのアセチルコリン受容体を持てるようになっている。神経を刺激するとアセチルコリンがどっと放出され、シナプス間隙に拡散して、多数の受容体に行き着いて結合するのだ。

　神経線維と同様に、（そして人の体内のすべての細胞とも同じように）筋線維

の細胞膜の内外には電位差があり、細胞内が細胞外より負の電荷に傾いている。アセチルコリン受容体のチャネルが開口すると、この電位差が解消され、膜電位が正の方向に動く。神経細胞の章で見てきたこととちょうど同じように、膜電位の変化によって筋細胞のナトリウムチャネルが開くと、電気インパルス（活動電位）が発生し、そこから両方向に、筋線維に沿って伝播する。活動電位は筋細胞の表面に素早く広がった後、膜表面にネットワーク状に広がる管状のくぼみ（Ｔ管）の中に入り込む。このくぼみは線維の中心部まで達しているため、活動電位が筋線維の奥深くまで届き、すべてのフィラメントが１回のステップで一斉に収縮することになる。個々の筋細胞の収縮は全か無かの法則にのっとっている——つまり、完全に収縮するか、まったく収縮しないかのいずれかだ。このことは、活動電位が全か無かの性質を持つことが知られるよりも、ずっと以前からわかっていた。

　正常な筋線維では、１本の神経からの刺激が１つの筋細胞の活動電位を発生させ、それが１回の単収縮（例えば、１回のまばたき）を引き起こす。筋肉が弛緩するまでにはいくらか時間がかかるため、１回の単収縮の持続時間は、１つの電気インパルスの持続時間よりかなり長い。つまり、もし筋肉が繰り返し刺激されたなら、複数の単収縮が重なり合って、筋肉に持続的な収縮が起きるということであり、病的なレベルになると拘縮と呼ばれる現象になる。この仕組みには利点もあり、例えば、あなたが何かの物体に力を加え続けていられるのは、このおかげである。筋肉が発生させる力を増強したければ、個々の神経線維を刺激する頻度を上げる以外に、より多くの運動ユニットを動員するという方法もある。あらゆる種類の運動——今、私がしているように文字をタイプすることから、スカッシュのボールを打つことまで——には、さまざまな筋肉の複雑な共同作業と、それらの収縮の精密な制御が関与しており、その根本には、神経と筋に発生する無数の電気インパルスの存在があるのだ。

　筋細胞の活動電位は、神経細胞の場合と同様に、ナトリウムチャネルの開口に始まり、カリウムチャネルの開口に終わる。このプロセスに関係するイオンチャネルは、数多くの遺伝子にコードされている。そのため、例えば筋肉のナトリウムチャネルに突然変異があったとしても、神経のナトリウムチャネルは

正常ということもあり得る（逆も同じである）。神経に作用する毒素が、必ずしも筋肉には異常を引き起こさないのもこのためである。筋細胞の活動電位には神経軸索の活動電位より多くの種類のイオンチャネルが関与しており、とくに重要なのは、カルシウムチャネルと塩素チャネルである（それぞれ、その名が示す通りの、選択的なイオンのみを透過させる）。筋細胞の活動電位を発生させるこれらのチャネルには、さまざまなタイプの突然変異があり、それぞれ異なる筋疾患の原因になっている。

インプレッシブ：トロイの木馬

　主にアメリカに多いクォーターホース（正式にはアメリカンクォーターホース）という品種の馬は、短距離をとても速く走る能力があることから、もともとはクォーターマイルレース（¼マイルレース。約400メートル。これが名前の由来である）のためと、牛飼いのために飼育されていた。しかし現在では、品評会用に育てられることが多い。とりわけ美しい系統の中に、筋肉のナトリウムチャネルの遺伝子変異から、高カリウム血性周期性四肢麻痺（HYPP）という疾患を起こす系統がある。HYPP変異を持つ馬は血中のカリウムイオン濃度にとても敏感で、高濃度になると麻痺を起こしてしまう。不幸なことに、馬が好んで食べるアルファルファにはもともと高濃度のカリウムが含まれているため、アルファルファの干し草をこの病気の馬が食べると、よく弛緩性麻痺という発作を起こす。症状は筋肉の震えと脱力で始まり、進行するとふらつきやよろめきが見られ、重篤な場合には虚脱して転倒することもある。発作に苦しんでも生き延びられるが、通常は短命である。

　HYPPの原因は、筋肉のナトリウムチャネルが完全に閉じなくなる突然変異だ。この変異があるとナトリウムイオンが持続的に細胞から漏れ出してしまうため、筋細胞の膜内外の電位差が少なくなり、筋細胞が興奮しやすくなる。このため、馬がただ立っているだけでも筋肉が収縮を起こすことがある。自発的な筋収縮が起きると、まるで馬の皮膚の下で虫がうごめいているかのような、特異な様相に見える。そうした馬は、実質的に絶え間なく筋の等尺性（アイソメトリック）運動を

行っていることになり、結果として著しく筋肉質の体格になる。発作中は筋細胞膜の内外の電位差がかなり減少するため、ナトリウムチャネルは閉じられる（チャネル自体が不活性化すると言われている）。すると筋肉はいくら刺激されても収縮を維持できなくなり、力なく垂れ下がったようになって、馬は地面に倒れ込むのだ。

　よく発達した筋肉組織は競技馬としては望ましい形質であり、HYPP変異を保因する馬は数々の賞を獲得している。筋肉質の体格を得ることを目的とした選択的交配プログラムが繰り返された結果、クォーターホースの4％がこの疾患のリスクを抱えてしまったのだ。すべての個体の血統をさかのぼると、1頭の祖先にたどり着く。それがインプレッシブという名の種馬である――「印象的」を意味するインプレッシブという名は、この牡馬が生ませた子孫の質のことではなく、この馬自身の力強い筋肉を讃えたものだ。堂々とした体格と、競技会で常勝馬であったということから、インプレッシブは繁殖用に引く手あまただった。ただ、その子孫が受け継いだものは印象的な筋肉だけではなかったのだが、そのことは、しばらく経つまでわからなかった。巧妙な罠を秘めていたトロイの木馬の話に似て、インプレッシブの外観には不吉な資質が隠されていたのだ。

　HYPPは変異型遺伝子のコピーが1つあるだけでも発症するため、インプレッシブの子孫のざっと半数がHYPPに罹りやすい性質を持っていた。変異型遺伝子を2コピー保有する馬は、より重症である。HYPPの確定診断は簡単な遺伝子検査でできるため、もし馬のオーナーたちがこの変異遺伝子を1コピーでも持つ馬は交配させないと取り決めたなら、この病気は簡単に排除することができるだろう。しかし、病気を持つ馬のほうが競技会で多くの賞を獲り、結果として高い価値を生むために、なかなか難しいことだと言われている。それでも、2007年以来、変異型遺伝子を2コピー持つ仔馬は、アメリカンクォーターホース協会に登録できないことになった。

　人間にもHYPPと同じような病気がある。患者は激しい運動をした後で休憩したり、朝目覚めたときにカリウムの豊富な食品（アプリコットやバナナ）を食べたりすると、脱力して動けなくなる。発作中は四肢が操り人形の手足のように、

だらりと垂れ下がる。この疾患の稀なタイプである先天性パラミオトニアでは、寒くなると筋肉が硬直し、そのまま運動するとさらに症状が激しくなる。生命の危機につながることはないが、間違いなく不都合なことが日常生活にはたくさんある。例えば、雪かきをしていると手のひらがシャベルをがっちり握ったまま取れなくなってしまう。また、寒い日に自転車に乗っていると金属性のハンドルから手が離れなくなったり、寒い日に走ると硬直して力が入らなくなったりする。アイスクリームを食べていると顎の筋肉が硬くこわばり、しゃべることができなくなる人もいる。

　人のHYPPの原因となる遺伝子変異には多くの種類があるが、馬の場合と同様に、すべてがナトリウムチャネルを漏れやすくする変異である。中には、筋線維が興奮を起こしやすくなり、先天性パラミオトニアと同じような筋肉の震えや硬直を起こす患者もいる。ほかにも、筋肉が完全に興奮不能になり、まったく収縮できなくなって、患者を麻痺状態にしてしまう変異もある。こうした症状が起きるのは、すべてカリウムの血中濃度がわずかに上昇したときであり、カリウムの豊富な食品を食べることが発作の引き金になるのだ。人は誰でも血中カリウム濃度が高くなりすぎると筋肉に力が入らなくなるが、HYPP変異の保因者は異常なまでに感度が高いということだ。

硬直する体

　病気の原因になる筋肉のイオンチャネルは、ナトリウムチャネルだけではない。テネシーの気絶するヤギに似た筋硬直を招く遺伝性疾患が、人間でも見つかっている。その最初の報告は、ドイツの医師アスムス・ユーリウス・トムゼンが、自分と自分の家系について記した1876年の論文だった——トムゼンの家系では5世代にわたる20人以上に、その異常があったのだ。トムゼンは、この疾患に「myotonia congenita（先天性筋緊張症または先天性ミオトニー）」という名をつけた。筋肉の硬直を意味する「myotonia」と、それが遺伝することを意味する「congenita」を組み合わせたのだ。興味深いのは、トムゼンが60歳を過ぎるまで自分の症状を隠していたということだ。その年齢になってよ

うやく自分のことを研究論文として公表したのは、やはりこの疾患を持つ息子の1人が、病気と偽って兵役逃れをしたと訴えられたため、息子を守ろうとしたことだった。

　先天性筋緊張症の患者の特徴は、筋肉を簡単には弛緩させられないことだ。強い収縮を伴うような動作は何でも、筋肉の「痙攣」を引き起こしがちである。例えば、重いスーツケースを持ち上げると、それを下ろしてからも握り手を離すことができなくなってしまう。動き出した路面電車の乗り口のポールをつかんで飛び乗ろうとした人が、足を滑らせてもポールを離すことができず、そのまま引きずられてしまった事例もある。

　患者がしばらく休んだ後で急に動き始めようとすると、とくにひどい硬直が起きるが、それでも運動を続けていれば徐々に回復する。患者の筋肉は休んでいる間も閾値未満の微弱な収縮を続けていて、HYPPの馬と同じように、ずっと等尺性運動を続けているようなものなのだ。その結果として、患者は筋肉の発達したすばらしい体格になる傾向がある——ボディビルダーのように見えることもあるほどだ。ただし、運動選手のように見えたとしても、その筋肉は期待はずれのものかもしれない。ある患者が徒競走のときのことを思い出して話してくれたのだが、スタート地点でよくやるように、クラウチングの姿勢をとっていると、起き上がったときに、たちまち筋肉が硬直してしまうのだという。「足が伸びきったまま固まってしまうのです。竹馬で走ろうとするようなものですよ。最後の20〜30メートルくらいになって、ようやく本当に走れるようになるのです」

ヤギに習え

　筋緊張症のヤギは、人の先天性筋緊張症を理解するための鍵になることがわかってきた。シンシナティの生理学者シャーリー・ブライアントは、筋疾患への興味を持ち続けている研究者だ。70代になっても髪の毛をポニーテールにして、聡明で陽気な性格のブライアントは、動物疾患の研究が人の類似疾患の解明につながるというアイデアを強く唱導しているせいか、ちょっと変わっ

た生き物を飼っていた。すべて先天性の運動障害を持つ動物たちで、回るハト、転がるハト、そして珍しいオーストラリアの有袋類、ロットネスト島のクワッカワラビーなどがいた。1950年代の終わり頃、ブライアントは、テネシー州のヤギの群れについての記事を読んだ。農場のそばを列車が警笛を鳴らしながら通過するたびに、一斉に転倒してしまうヤギたちだ。ブライアントはこのヤギを研究してみることにした。

　ブライアントはトラックを借り、前科者の運転手を雇って出発した。1回目の旅では、実験に使うヤギをなかなか手に入れることができなかった。農家の人たちは、ブライアントが後で「売ってもらったヤギは全部異常だった」と苦情を言って送り返してくるのではないかと恐れ、正常なヤギばかりを渡したのだ。ブライアントは再びテネシーへの旅に出なければならなかった。ヤギ飼いたちにあれこれ説明して、ようやく、彼が本当に「硬直脚のヤギ」が欲しいのだと納得してもらった。

　実験室に戻るとブライアントは、まずヤギに麻酔をかけ、肋骨の間の筋肉をほんの少しだけ切り取った。これは簡単な手術で、痛みはなく、ヤギに苦痛を与えるものではない。実際に、たくさんの人間の患者が受けている検査（肋間筋生検）と同じものだ。この肋間筋はとても短く、筋肉の始点から終点までを完全な形で採取できるのが重要なところである。ブライアントはまず筋

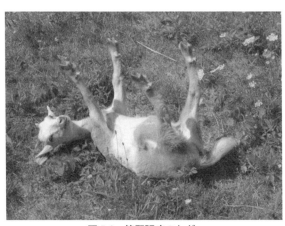

図5-2　筋緊張症のヤギ

第5章　活動を阻害するもの　129

線維の膜内外の電位を記録するために、筋細胞に細いガラス電極を刺入し、２本目の電極で電気活動を刺激した。正常な筋線維では、わずかに正の電流を加えると活動電位が1つ発生し、筋肉が1回ぴくっとなる。しかし、筋緊張症のヤギから採った筋線維では、同じような微弱電流を加えただけでインパルスが激しく連発し、刺激を止めてもずっと続くこともあった。そのような筋線維は、実質的に発火を促すシグナルがなくても発火し続け、普通より長い時間にわたって筋収縮が続くのだ。ヤギたちの足が硬直して倒れてしまう理由が、これでわかった——ヤギの筋肉は単純に、普通より激しく興奮するということだ。同じような現象は、先天性筋緊張症患者から採取した筋組織でも見られ、人間とヤギが同じ原因による疾患を持つことが明らかになった。

　神経線維とは異なり、筋線維は塩素チャネルを高密度に持っている。正常な筋肉では、膜を通る塩素イオンの流れが電気的興奮性を低下させ、1発の神経インパルスが1回しか筋肉を収縮させないようになっているのだ。ブライアントは、筋緊張症の筋肉では、この塩素チャネルの機能が失われていて、その結果として興奮性が高まり、収縮が持続してしまうのではないかと推測した。彼はこの発想を強く裏づける実験も行っていたが、当時は適切な電位固定法が確立されていなかったため、塩素の流れを直接測定することはできなかった。数年後、イギリスのケンブリッジ大学の筋肉の専門家、リチャード・エイドリアンが新しい手法を開発した。それこそまさに、ブライアントが自論を確認するために必要としていたものだった。

　ブライアントは1973年に、大切なヤギ4頭を連れてイギリスに渡航する許可を得た。家畜にはブルータング（青舌病）という伝染病があるため、それを持ち込む恐れのあるヤギをイギリスに連れていくのは容易なことではなく、「ヤギ輸入令第1号」という特別な議会規則を通過しなければならなかった。ブライアントのヤギが、この輸入許可を得たという話はメディアからも注目され、『ウォール・ストリート・ジャーナル』紙の1面に書き立てられた。なのにヤギたちは、あやうく災難に会うところだった。肝心の書類が届かず、ヤギはロンドンのヒースロー空港で足止めされてしまったのだ。ブライアントはケンブリッジでヤギたちと再会するつもりで先に出発し、ヤギの輸送についての書類は同僚

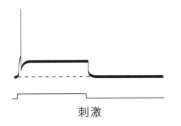
正常な筋肉

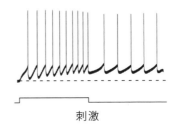
筋緊張症の筋肉

図 5-3　正常な筋肉と筋緊張症の筋肉への刺激　筋緊張症の筋肉が刺激を受けると、通常より多くの電気インパルスが発生し、刺激が止まってからも続くことがある。もしこのインパルスを音に変え、アンプを通して再生したなら、正常な筋肉を刺激したときは「ピッ」と1回だけ音がするが、筋緊張症の筋肉は爆弾が連続投下されているかのような激しい音をたてるだろう。

にまかせていた。しかし、なんとその同僚が手続きを忘れていたのだ！ ヤギたちの殺処分という危機が迫る中、ブライアントはケンブリッジのエイドリアンに電話した。エイドリアンは朝食の席を立つと、持てる限りの説得力を発揮した。「必要な書類のない動物が到着したなら、ただちに殺処分にすること」という条項が適用されるのは、その荷が「陸揚げされたとき」と書いてあるではないか――「飛行機から降ろしたとき」ではないはずだ――と当局に迫ったのだ。ヤギたちには1日の猶予が与えられた。そして幸いにも、書類は間に合った。

　完璧主義者のブライアントは、ある意味で仕事の遅いところがあって、ケンブリッジでエイドリアンとともに集めた電位固定法の実験データは、ほとんど発表しないままだった。それはほかのたくさんの未公表データとごっちゃにされたまま、満杯の書類用キャビネットに押し込まれてしまったのだ（彼の研究室を訪ねた人たちは、ブライアントが何年も前に行った数々のすばらしい実験データを見せてくれるので、驚いてしまうことがよくあった。彼がまったく公表しようともしていなかったそれらの実験は、現在のいくつかの問題にも重要なヒントをもたらすものだった）。それでも、ブライアントたちの研究により、筋緊張症の筋肉では塩素の流れが低下していることがはっきりした。そして、そ

れは筋緊張症に特徴的な活動電位の頻発を十分に説明できる知見である。

　1992年に、人の筋細胞の塩素チャネルをコードする遺伝子配列が決定され、先天性筋緊張症患者の遺伝子に変異があるかどうかの検査ができるようになった。するとたちまち1つ目の突然変異が同定され、あのトムゼンの子孫たちがその変異を持つことがわかった。今日までに、塩素チャネル遺伝子ではさらに何十種類かの変異が明らかにされており、そのうちの1つはヤギの筋緊張症の原因である。すべてに共通するのは、イオンチャネルの機能が失われる「機能欠失型」の変異という点だ。さらに、先天性筋緊張症の特徴である筋硬直は、別のイオンチャネルの遺伝子変異でも起きる可能性のあることがわかってきた。ただし、トムゼンの筋緊張症には、とくに科学的に重要な意味がある。それはイオンチャネルの欠陥と疾患とのつながりが明らかにされた、初めてのケースだったのだ。以来、数多くのイオンチャネルの疾患が発見されている。実はあまりに多く見つかるために、独自の集合名詞が作られるという栄誉まで与えられた。その名も「チャネル病（またはイオンチャネル病）」である。

興奮-収縮連関

　筋肉の活動電位がどのようにして筋線維を刺激し、それを収縮させるのかという問題は、何世紀も前から多くの科学者たちを魅きつけてきた。今では、細胞内のカルシウムイオン濃度が上昇することで筋肉の収縮が誘発されることを私たちは知っている。静止時の筋細胞内のカルシウム濃度はとても低いが、筋肉に電気刺激が加わるとカルシウムが劇的に増え、収縮性のタンパク質に結合して、筋肉の短縮をもたらすのだ。ただし、それらのカルシウムイオンは細胞の外から入ってくるのではない。筋小胞体という膜結合型の細胞内貯蔵から放出されるのだ。筋小胞体の膜にはリアノジン受容体という名のカルシウムチャネルがあり、カルシウムの放出を調節している。このチャネルが開くとカルシウムが筋線維の内部に流れ出し、筋収縮を誘発する。一方、チャネルが閉じると、カルシウムはポンプで汲み上げられるようにして迅速に貯蔵小胞内

に戻され、筋肉は弛緩するのだ。リアノジン受容体は植物アルカロイドのリアノジンときわめて高い親和性で結合するため、その名がつけられている。

正確に言えば、骨格筋の活動電位がリアノジン受容体の開口を誘発する仕組みには、まだ謎の部分がある。なにしろ活動電位は筋細胞の表面の膜で発生するが、リアノジン受容体は細胞内貯蔵（小胞体）の膜にあるのだ。2つの膜は表面膜が管状に嵌入したくぼみ（T管）内の特殊なタイプの結合部位（ジャンクション）で接近していることがわかっているが、両者は本当の意味で接しているわけではない。それでも、T管の膜にある電位感受性カルシウムチャネルが何らかの関与をしていることは明らかである。有力な説は、この2種類のカルシウムチャネルが物理的に直接接触するということ、そしてリアノジン受容体は実質的に、T管のカルシウムチャネルの電位センサーを利用しているということだ。その結果として、筋肉の活動電位によってリアノジン受容

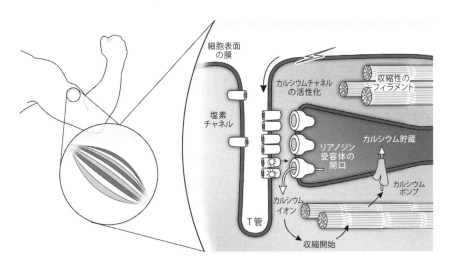

図5-4　人の筋肉の膜のイオンチャネル　人の筋肉の膜にはイオンチャネルが豊富にある。T管の膜にあるカルシウムチャネルは、細胞表面とT管の膜の電位差を感知して、その情報をリアノジン受容体に伝達する。リアノジン受容体は、細胞内に存在する筋小胞体（筋肉のカルシウム貯蔵）の膜にある。このリアノジン受容体が開くと、カルシウムがどっと流れ出し、収縮性のフィラメントに結合して筋肉の短縮を引き起こす。一方、カルシウムがカルシウムポンプによって筋小胞体内に汲み上げられ、細胞内のカルシウム濃度が低下すると、筋肉の弛緩が起きる。塩素チャネルも細胞表面とT管の両方の膜にある。

第5章　活動を阻害するもの　133

体が開き、カルシウムイオンが細胞内貯蔵から流れ出して筋の収縮が誘発されるのだ。

何てこった！

　リアノジン受容体——細胞内カルシウム貯蔵のカルシウムを放出させるチャネル——の突然変異が問題になることもある。悪性高熱症は患者がごく少数（成人2万人に1人程度）しかいない稀れな疾患だが、麻酔科医にとっての悪夢とも言われている。この病気の素因を持つ人がハロタンのような、よくある麻酔用ガスや特定タイプの筋弛緩薬を投与されたときに、症状が起きる。これらの薬剤が患者の骨格筋を自発的に収縮させ、筋肉の代謝を著明に亢進させるため、筋肉による熱産生が増加して、体温の急激な上昇を招くのだ——5分ごとに1℃も上昇することがある。患者は高熱を発して震え出す。ただちに対処しないと、体温上昇が致命的な事態になることがあり、医学的な緊急事態である。麻酔による死亡の原因として、きわめて多いものの1つである。

　悪性高熱症がブタで見られることもあり、ブタストレス症候群として知られている。かつてイギリスのブタの間で広がったことがあるが、多くのブタが苦しんだ挙句に命を落とすだけでなく、淡色で軟弱な肉は売り物にもならないため、経済的にもかなり重大な問題になる。その名称が示す通り、この疾患はさまざまなストレスによって誘発される。例えば、運動、セックス（オスブタの場合）、出産、市場への輸送、あるいは単に過度に混雑した状況に置かれることが引き金になることもある。原因はリアノジン受容体のチャネルを漏れやすくする遺伝子変異である。この変異では筋細胞内のカルシウム濃度が上昇するため、代謝と筋収縮が刺激され、体温が上昇するのだ。罹患したブタの皮膚は赤く、しみだらけになり、発作が出てから20分もしないうちに熱ショックで死亡することもある。

　罹患したブタはすべて同じ変異を持っており、その起源として、1頭のブタ（創始個体）が特定されている。イギリスでブタストレス症候群の発生率が高いのは、赤身肉を増やし、背脂肪を減らすことを目的として選択的に品種改良

されたためだと言われている。不幸なことに、この２つの肉質が悪性高熱症の遺伝子と関連することが証明されており、赤身で筋肉質のブタは、この遺伝子を持つ確率がかなり高くなっている。現在、イギリスでは、ブタの集団からブタストレス症候群遺伝子がほぼ完全に排除されているが、それは家畜のブタ１頭１頭に全身麻酔薬（ハロタンなど）を吸わせてみるという簡単な検査が普及した成果である。この検査で５分以内に筋肉が硬くなり、体温が２℃上昇したブタは、飼育舎から除かれたのだ。

　これらのブタは人の疾患の分子的基盤を理解するための鍵となった。ブタストレス症候群の原因が特定されると、すぐに悪性高熱症の家系の約３分の１で同様のリアノジン受容体変異が認められた。罹患した人が麻酔を受けると、リアノジン受容体が異常なまでにカルシウムイオンの漏れやすい状態になるのだと考えられている。細胞内貯蔵カルシウムがこのように流出すると、持続的な筋収縮と筋の硬直が誘発され、やがて筋肉の代謝が刺激され、体温が危険なレベルにまで上昇する可能性があるのだ。

　この疾患は家系内で頻発するため、もし家系の中にリスクがある場合は、麻酔をかける前に検査を行えば問題回避の対策をとることもできる。また、細胞内貯蔵からのカルシウム放出を遮断するダントロレンナトリウムという薬剤がある。この薬は悪性高熱症の緊急事態に対する備えとして、すべての手術施設に常備されている。ダントロレンの作用機序を初めて確立したのは、シャーリー・ブライアントとキース・エリスである。２人の研究は多くの命を救った。発作による致死率は1970年代には80％だったが、現在では10％未満まで低下しているのだ。

　ブライアントは長年にわたって電気に興味を持っていたが、キャリアの始まりはひどくショッキングなものだった。ブライアントがエンジニアとして修業中だった頃、万国博覧会用のゼネラル・エレクトリック社の展示を手伝ったことがある。仕事は人工的な稲妻の仕組みを設計することだったが、苦労した挙句に３万ボルトの電気ショックを浴びてしまったのだ。ブライアントがこのアクシデントを生き延びたのは、先天性筋緊張症や悪性高熱症の人たちにしてみれば幸いなことだった。

この章で見てきたように、私たちの筋線維の電気活動は筋収縮の引き金になり、筋線維のあらゆる部位が同時に収縮することを可能にしている。もしこの仕組みがなかったら、私たちの筋肉はまったく活動しないだろう。ところが、動物の中には、筋肉の活動電位をまったく別の目的に使う者たちがいる。収縮性を失った改変型の筋線維が、特殊な発電器官に進化を遂げた動物たちだ。その器官には多くの細胞からの活動電位が集まってきて、かなりの電気ショックを発生させるのだ。次章では少しだけ（願わくば興味深い）脱線をして、発電器官を持つ動物たちがどのようにして電気を発生させ、攻撃、防御、道案内、連絡といった、さまざまな目的に使っているかを見ていこう。

6
震えを呼ぶ魚

恐ろしいシビレエイの無敵のわざ、
その名の由来となったあの力を、知らぬ者などいようか。

クラウディアヌス『Carmina minora』、XLIX（XLVI）巻

　シビレエイの放電でしびれる現象は、古代の昔から知られ、プラトンの対話篇にも登場する。メノンがソクラテスの主張に困惑して、この魚を引き合いに出しながら、こんなことを言うのだ。「もし冗談めいたことをしも言わせていただけるなら、あなたという人は、顔かたちその他、どこから見てもまったく、海にいるあの平べったいシビレエイにそっくりのような気がしますね。なぜなら、あのシビレエイも、近づいて触れる者を誰でもしびれさせるのですが、あなたがいま私に対してしたことも、何かそれと同じようなことのように思われるからです。なにしろ私は、心も口も文字どおりしびれてしまって、何をあなたに答えてよいのやら、さっぱりわからないのですから」（『メノン』プラトン著、藤沢令夫訳、岩波文庫。1994年10月17日1刷、42～43頁より）[1]。漁師がシビレエイを銛で突いたり漁網で捕らえたりしたときに、手のしびれを感じたという話も、たびたび古典の文章に登場する。この特徴がシビレエイの学名──「しびれる」を意味するラテン語の「torpere」──の由来である。また英語の「麻酔薬（narcotic）」はこの魚のギリシャ語名「narke」からきている。ただし、古典の作者たちにとって謎だったことがある。それは、この魚の麻痺の作用が魚本体から離れたところにも届くこと、つまり直接触れなくてもしびれることだ。

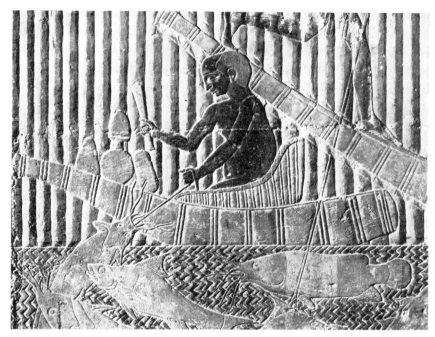

図 6-1 サッカラの王妃ティイの墓にあるレリーフ（紀元前2750年）　舟の下にいる魚のうち、左から4匹目（棒の背後にいる）はデンキナマズである。舟の上の男は、もう1匹のヒゲのある魚に触れているように見える。おそらくこれもデンキナマズだ。もしそうなら、この後、男は激しいショックを受けることだろう。

　電気魚についての研究は1700年代に始まった。その頃、アフリカから戻った探検家たちが、触れると筋肉にひどい痙攣が起きる「震えを呼ぶ魚」のことを話題にしたのだ。それはアフリカにいるデンキナマズ（*Malapterurus electricus*）のことだった。セネガルを旅行中にこの魚に遭遇したフランスの博物学者、ミシェル・アダンソンは、電気魚で感じた痛みをライデン瓶を持ち出して説明した初めての人物だ。あの魚もライデン瓶と同じような電気ショックを発するのではないか、と推測していた。

　古代エジプトでは、このナマズはよく知られていた。数多くの墓の壁画や装飾に描かれているし、サッカラにある王妃ティイの墓（紀元前2750年という古い物）では漁のシーンを描いた壁面彫刻にも登場する。いくつものファラオ

の墓で、ナマズのミイラまで見つかっている。オシリスの神話でもナマズは重要な役回りだ。帝政ローマ期におけるギリシャ人歴史家プルタルコスの著述によれば、オシリスは弟セトの裏切りにあって殺され、遺体が14の断片に切り刻まれた。狂乱したオシリスの妻イシスは、ばらばらにされた夫の遺体をなんとかかき集めたが、ペニスだけは見つからなかった。それはナイル川に投げ込まれ、1匹のナマズと2匹の魚が食べてしまったのだという――おそらく、こうした話を聞かされた古代エジプト人たちは、ナマズを食べようとはしなかっただろう。

　奇妙なことだが、デンキナマズはイスラム諸国では愛のお守りとして物語に登場し、北アフリカ諸国では媚薬と考えられていた。しかしその昔、ある宣教師は、このナマズのことを「誰も手でつかむことができないような性質を持っている。手で触ると、関節がことごとくばらばらになったかのような痛みが走る」と書いている。痛いのも無理はない。デンキナマズが発する電気ショックは最大で350ボルトにもなるのだ。

　あらゆる電気魚の中で最強のショックを発生させるのは、南米のデンキウナギ（*Electrophorus electricus*）である。ただし、一般名はデンキウナギだが、実はウナギではなく、ナイフフィッシュと総称される電気魚の一種である（見た目だけがウナギに似ている）。16世紀にイエズス会の宣教師がこの魚のことを初めて記し、「インディオたちの雷魚」と呼んだ。18世紀になるとようやく、この魚の電気的な性質の研究が始まり、触れると麻痺するのは電気ショックのせいだということが認識されるようになった。やがてアメリカやロンドンにもデンキウナギが入るようになったが、1匹50ギニーという、当時としてはかなりの高額だったため、誰もが実験に使えるわけではなかった[2]。ウナギも長旅をしてきた後では、いつもの調子が出るとは限らない。そこで代わりに（かなり魅力的な代案として）、勇敢な若者は、ウナギのいる場所まで自ら出かけていった。科学者で探検家のアレクサンダー・フォン・フンボルトがその1人だ。

なんというショック！

　冒険心を抱き、「退屈な毎日を抜け出し、驚きに満ちた世界に行ってみたい」という希望を持っていた29歳のフォン・フンボルトは、はやる心で船に乗り込み、南米に向けて、科学の発見の旅に出た。1799年のことだった。フンボルトが5年後に帰国して書いた長旅の「個人的記録」は、たちまちベストセラーになった。とくにその本から刺激を受けたのは、若き日のチャールズ・ダーウィンだ。ダーウィンは読後の感想として、「自然科学という崇高な世界に、ほんの小さなことでもいいので貢献したい、という熱意がふつふつと沸いてきた」と書いている。

　フォン・フンボルトは熟達した実験者であり、ガルヴァーニのカエルの研究（数年前に出版されていた）に強く引かれていた。そこで、どうしてもデンキウナギを何匹か手に入れたかったのだ。しかし、デンキウナギがごく当たり前にいるオリノコ川支流に出かけたものの、手に入れるのはまったく容易ではなかった。原住民はウナギの電気ショックを怖がるあまり、何匹か獲ってきてほしいと頼んでも、尻込みするばかりだったのだ。約束しても当日までにウナギが届くことはなく、金を積んでも無駄だった。原住民にとって金はほとんど何の意味も持たないからだ。フォン・フンボルトは待つだけでは我慢がならなくなり、自ら出向いて漁をすることにした。そこで現地ガイドたちに頼み込み、彼らの「馬を使う漁法」で力になってもらうことにした。フォン・フンボルトは「私たちにはこの途方もない漁の仕方が容易には呑み込めなかった。だがやがて案内人たちが草原からまだ馴らされていない馬とラバを狩り出して戻ってくると、彼らは連れていた三〇頭ほどの動物を水の中に追い込んだのである」（『新大陸赤道地方紀行（中）』アレクサンダー・フォン・フンボルト、大野英二朗／荒木善太訳、岩波書店、17・18世紀大旅行記叢書【第Ⅱ期】10、2002年12月19日、176頁より）。

　フォン・フンボルトは、その後の混乱の様子を生き生きと描いている。「馬たちが水を蹴って歩き回る騒々しい音がウナギを泥から追い出すと、興奮した魚は闖入者に立ち向かっていった。水生のヘビを思わせるウナギの群は黄味がかった鉛色の体を水面すれすれに泳がせ、馬やラバの腹の下に群をなして殺到する」（同上『新大陸赤道地方紀行（中）』17・18世紀大旅行記叢書【第Ⅱ期】10、

176頁より)。馬はもちろん懸命に逃げようとするが、ガイドたちがそうはさせなかった。彼らは奇声を上げたり叫んだりしながら、馬を長い竿で突いて川に押し戻した。激しい駆け引きだった。「動転したウナギは身を守るためにその蓄電池から繰り返し電気を放出する。長い間、この闘いに勝利するのは魚たちの方であるようにみえた。何頭もの馬が生物にとって要の器官を四方から襲う目に見えない衝撃に打たれ、水の中に崩れ落ちていった。繰り返される激しい衝撃のために体が麻痺してしまうのである。息を弾ませ、血走った目で鬣(たてがみ)を逆立て、やっとの思いで起き上がってこの突然の恐慌を逃れようとする馬もいた」(同上『新大陸赤道地方紀行(中)』17・18世紀大旅行記叢書【第Ⅱ期】10、177頁より)。何頭かがついに岸にたどり着き、砂の上に崩れ落ちた。どの馬も電気ショックに打たれてふらふらだった。

　ほんの数分で激しい騒ぎはおさまり、戦いは終わった。すると、疲労困憊したウナギが何匹も岸辺のほうに流されてきた。長いひもをつけた銛を使うと、ウナギが簡単に獲れた。馬はほとんどが生き延びた。フォン・フンボルトも気づいていたようだが、死んだ馬は電気ショックそのもののせいで命を落としたわけではないだろう。単純にひどく驚きあわてたところを、別の馬に踏みつけられて溺れたのだ。このユニークな漁法がうまくいったのには理由がある。ウナギは蓄電池と同じように、充電できる量に限りがあり、電気ショックを発生させる力がすぐに枯渇してしまうので、再充電するまでの間なら感電を恐れることなく捕まえることができるのだ。

　フォン・フンボルトのデンキウナギへの関心は科学の範囲にとどまらない。その肉の味が悪くないということにも気づいていた。ただし、ウナギの体の大部分には放電器官が詰まっていて、そこは「ぶよぶよして、嫌な味がする」と書いている。

筋肉の電撃的な使い道

　デンキウナギは、500ボルトを超える電圧で1アンペアの電流が流れるほどの強力な電気ショックを発生させる。500ワット[3]にもなるその電力は、白熱電球をいくつか灯せるほどだ。実際に、日本の鳥羽水族館では、デンキウナギに配線してクリスマスツリーを点灯させる展示が行われていた。これほどの電気があれば、人間などの大きな動物を失神させたり、殺してしまうことも十分可能だ。フォン・フンボルトの時代には、川を横切る浅瀬の道でたくさんのラバが命を落とし、道筋を変えるはめになったこともあった。また20世紀半ばになってからも、農場の牛がウナギのせいでたくさん死んでしまう（または、農場主がそう思い込んだ）ところから、「牛追い」ならぬ「デンキウナギ追い」が始まった。ウナギを追い立てて放電させ、力尽きたところで、絶縁性の取っ手がついた鉈を使って切り殺すのだ。

　デンキウナギのショックがもたらす生理学的作用は、同じ規模の人工的な電流によるショックと何ら変わらない。筋肉の不随意収縮、呼吸筋麻痺、心不全などが起き、感電死したり、（こちらのほうが頻度が高いが）気絶して溺れ死ぬこともある。激しい痛みが生じることもある。フォン・フンボルトは一度、うっかりして興奮した大きなウナギを踏みつけたことがあった。ウナギは水から引き揚げたばかりで、ほとんどフル充電の状態だった。そのときの痛みとしびれは激烈で、「その日は1日中両膝と体中の関節から激しい痛みが消えなかった」（『新大陸赤道地方紀行（中）』アレクサンダー・フォン・フンボルト、大野英二朗／荒木善太訳、岩波書店、17・18世紀大旅行記叢書【第Ⅱ期】10、2002年12月19日、180頁より）と彼は書き、腱や筋肉の痙攣もあったと記している（こうしたことから、この魚のスペイン語名は、痙攣を意味する「tembladores」である）。南米大草原の原住民たちがこの魚を恐れたのも当然と言えるだろう。

　デンキウナギには歯がないので、捕らえた獲物は一飲みにしなければならない。もし獲物がのたうち回ったなら、飲み下すのはまず不可能だろう。そういうわけでデンキウナギは、電気ショックを発生させて獲物を失神させるように進化したのかもしれない。ウナギはたいてい川底の泥の中に隠れているが、

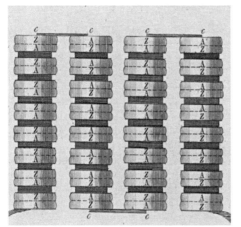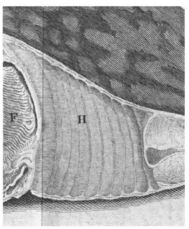

図 6-2　ボルタ電堆とシビレエイの体部の断面　（左）ボルタ電堆。銀（A）と亜鉛（Z）の円盤を積み重ねてできている。（右）シビレエイの体部の断面。電気板が積み重なった発電柱が並んでいる（H が 1 本の柱にあたる）。両者の構造は驚くほど似ている。

体にとって必要な酸素の大半は空気を吸い込むことで得ているため、数分ごとに浮上して呼吸しなければならない。ウナギはこのように空気呼吸をするので、水から出しても死ぬことはなく、研究材料としても扱いやすいのだ。私は、長年にわたってデンキウナギを研究しているある研究所を訪ね、ウナギを見せてもらったときのことを鮮やかに覚えている。実験室に入る前には、わきの下まで届く長いゴム手袋をはめるように言われた。ウナギが水槽から飛び出して、意図せず触れてしまうといけないから、という説明は、非常に印象的だった。

　デンキウナギはウナギのような長い筒状の体をして、背中は濃い灰色、腹部は黄色味を帯びている。かなりの大きさになることがあり、比較的大きなものでは重さが 20 キロ以上、長さが 2.5 メートルを超え、人の大腿部ほどの太さがある。生命維持に必要な器官は体の前方 5 分の 1 くらいに詰まっている。残りの部分には背骨と泳ぐための筋肉もあるが、ほとんどが発電装置で占められている。メインの発電器官は体の両サイドにあり、それぞれに電気板と命名された細胞が何十万個もある。電気板は筋細胞が形を変えた細胞だ。筋肉特有の収縮する能力は失ったが、放電を起こすことに特化した機能を獲得

したのだ。きわめて薄く平べったいこの細胞は、積み重なって円柱状になっている。まるで膨大な数のコインを重ねたかのように5000〜10000個もの細胞が重なったこの円柱は、デンキウナギの体の両サイドにそれぞれ70本ほどもある。電気板の積み重なる様子はボルタ電堆（第1章で述べた初期の電池）にきわめてよく似ており、そのことにボルタ自身も気づいていた。

スイッチを入れる

　電気板という細胞の2つの表面には、まったく違う特徴がある。片方の面は滑らかで、多くの神経細胞終末が十字形に交差している。もう片方の面には深いでこぼこがあり、神経は分布していない。この細胞が静止状態にあるときは2つの表面の間に電位差はなく、電気ショックは発生しない。ところが、ウナギが獲物に一撃を加えようとするときは、発電器官を支配する神経からインパルスが発射され、その到達が引き金となって、電気板の神経支配が及ぶ面だけに電気インパルス（実質的に筋細胞の活動電位と同じもの）が誘発される。結果として、細胞の2つの面の間に150ミリボルトもの電位差が発生する。この現象が直列に並んだすべての電気板に同時に起きるため、電位は総和で500ボルト以上（アメリカの家庭にある電気ソケットの約4倍、ヨーロッパの電気ソケットの2倍）もの大きさになる。こうして何十万個もの電気板の活動電位が一度に発火することで、電気ショックになるのだ。

　簡単に言えば、神経から刺激を受ける面（ウナギの尻尾側）が負の電荷を帯び、反対の面（頭側）が正の電荷を帯びることで、1個1個の電気板が小さな生体電池のようになるということだ。この小さな電池が同じ向きに並んで積み重なり、柱のような構造になっている。例えて言うなら、電池式のトーチ（たいまつ）に似ている。円筒形のトーチの握り手部分にはいくつかの電池が入っていて、すべて同じ向きに（正負が交互になるように）積み重なっている。それぞれの電池が持つ電圧が足し算されて、トーチの点灯に必要な電圧を生じさせるのだ。これと同じように、デンキウナギでも1個1個の電気板が興奮したときに発生する小さな電圧が足し算されて、きわめて大きな電圧が発生する

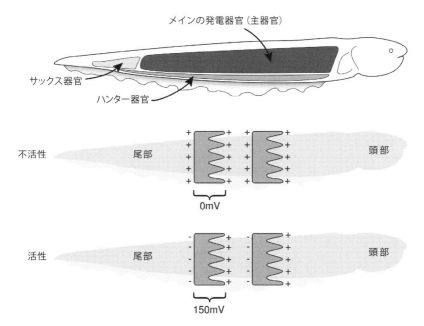

図6-3　デンキウナギの3つの電気器官　（上段）デンキウナギには3つの電気器官があるが、獲物に衝撃を与えるために使う強力な電気ショックは主器官のみで発生する。
（中段および下段）主器官の1本の発電柱を構成する薄い電気板2枚の図。細胞が静止状態（不活性）のとき、細胞内部は負に荷電しており、細胞外部は前面も後面も正に荷電している。つまり細胞の前面と後面の間に電位差はない。ウナギが電気ショックを発火（活性化）させるときは、細胞の後ろ側の面は負に荷電するようになり、細胞前面との間に150ミリボルトほどの電位差が生まれる。この個々の電気板の電位が集まることで、相当な電気ショックが発射されるのだ。

仕組みだ。重なる細胞の数が増えるほど衝撃は大きくなる。したがって、あまり多くの細胞が重なっていない若いウナギでも、かなりの電気ショックになるとはいえ、やはり十分に成長した大人のウナギにははるかに及ばない。また、1回の電気ショックは長くは続かないが、その原因は、電気板の神経支配側に届く電気インパルスが数ミリ秒の間に終わってしまうからだ。それでも、デンキウナギはインパルスの発火を猛烈な速さで連発する——1秒間に400回にもなる——ことにより、電気ショックの集中砲火を浴びせるのだ。

　積み重なった細胞の片方の面ともう一方の面の間にはかなりの電位差が生

じるが、発電柱の端から周囲の水に流れ出る電流は比較的小さくなっている。そのおかげで、ウナギ自身の細胞がダメになってしまうことはない。それでも、発電器官（積み重なった細胞がさらに平行に何本も並んでいる）全体の電流が足し算されるため、発生する電流の総和はかなりのものだ（1アンペアほどになる）。個々の電気板のすき間には、電導性の高いゼリー状の物質が充満している。これをおそらくフォン・フンボルトは口にして、嫌な味と感じたのだろう。この物質には、1枚の電気板から次の電気板へ、あるいは円柱の末端と周囲の水の間に、電流を流れやすくするという、きわめて重要な機能がある。また、各円柱が端から端まで十分に絶縁されることも、同じように重要である。電流が横にそれてウナギ自身の周辺組織に漏れ出ることもなく、円柱に沿って流れるようになるのだ。

　細胞が多く集まって円柱を作るほど、発生する電圧が大きくなり、与える電気ショックは強くなる――とすると、電気板はできるだけ薄いほうが良いはずだ。ところが、細胞が薄くなればなるほど、電気インパルスの影響で流入してくるナトリウムイオンがすぐに充満することになるが、そのせいで困ったことも起きる。ナトリウムイオンの流入を促進する濃度勾配がたちまち小さくなり、一連のインパルスが続くときに、個々の細胞が発生させる電気インパルスがだんだん小さくなってしまうのだ。そうなると、ショックの大きさとともに発生頻度が徐々に低下し、最後には消えてしまう。発電器官の放電状態だ――使い終えた電池のような状態である。原住民たちが新しい漁法に利用したのは、この現象だった。この状態から発電器官を再充電するには、しばらく時間がかかる。細胞内に流入したすべてのナトリウムイオンが分子ポンプの地道な働きでまた排出され、ナトリウムの濃度勾配が復活して初めて、電気インパルスの原動力となる準備が整うのだ。

やられた！

　電気エイの一種であるシビレエイは、デンキウナギと同じような仕組みでショックを発生させる。ただし、淡水魚のデンキウナギと海水魚のエイでは、

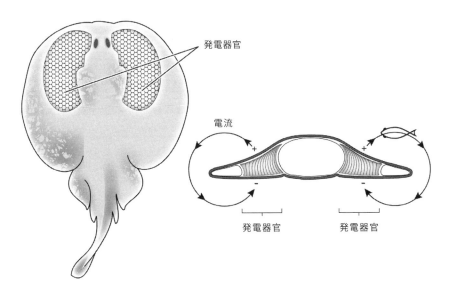

図 6-4　シビレエイの発電器官　シビレエイの発電器官は頭部の両側にある。右側の図には、シビレエイの体の断面とともに、発電器官が放電した際の電流の通り道を示す。

発電方式に少し違いがある。淡水には電流を運ぶ性質のある塩分がほとんど溶けていないため、電気は遠くまで伝わりにくい。もし獲物に強い電気ショックを与えたければ、かなり近寄らなければならないだろう。そこで淡水魚のデンキウナギは、水中を通る電流の推進力とも言える電圧をかなり大きくしている。一方、海水は塩分濃度が高いため、淡水よりはるかに電気が通りやすく、電流があまり減衰することなく遠くまで届く。デンキウナギに比べると、シビレエイが発生させる電流は大きく、電圧は低いが、それはこうした海水環境に完璧に適応した結果とも言える。

　シビレエイは2つの腎臓のような形の発電器官を、頭の両側に1つずつ持っている。それぞれに500～1000本の発電柱がびっしり詰まっていて、1本1本の柱は約1000個の発電板が積み重なってできている。シビレエイは発電柱1本あたりの細胞数がデンキウナギより少ないため、デンキウナギと同じような高い電圧を発生させることはできない。電気ショックは最大でも50ボルト程度であり、デンキウナギの10分の1ほどだ。しかし、柱の数がデンキウナ

第6章　震えを呼ぶ魚　147

ギよりずっと多いため、流れる電気の量も多くなる。シビレエイの放電では最大50アンペアもの電流が発生し、電力に換算すれば1キロワットを超える。このようにシビレエイがデンキウナギより低電圧で高電流を発生させるのは、生息環境の媒体（水）の電気伝導度の大きさにより、必然的に決まることである。シビレエイの発電器官は短く幅広いのに対して、デンキウナギのそれは長くて薄い理由も、生活環境の要件という観点から説明できる。つまり、シビレエイが海での生活に必要な低電圧・高電流を得るためには、短い柱を数多く持つ必要があるのだ。

シビレエイの電気板の柱は、胸ビレの上面と下面の間に垂直に立ち並んでいる。発電器官が放電すると、電流は周囲の媒体中に広がるが、電流が最も大きいのは発電器官の直上または直下である。シビレエイは獲物を採るときに、この性質を利用している。シビレエイは普段は海底でじっとしているが、小魚が近くに来るとすぐに上方向に泳ぎだし、獲物に最大の衝撃が加わるように向きを変えながら、電気ショックを続けて何発か発生させる。獲物が動かなくなると、その上に覆いかぶさるように下降してヒレで包み込み、口元へと運ぶ。

デンキウナギの場合と同じように、（シビレエイの）神経線維が分布しているのは電気板の下面だけである。筋細胞膜が姿を変えた電気板には、たくさんのアセチルコリン受容体があり、結晶のような規則性をもってびっしり密集している。この場所は基本的に1つの巨大なシナプスである。発電器官を支配する神経が興奮すると、神経伝達物質のアセチルコリンが放出され（4章参照）、電気板の下面にあるアセチルコリン受容体が開くことで、細胞の下面と上面の間に100ミリボルトほどの電位差が生じる。この電位差はデンキウナギの電気板で発生するものに比べるとかなり小さい。その上、シビレエイは発電柱1本あたりの細胞数が少ないため、弱い電圧しか発生しない。また、電気ショックを生み出すには多大なエネルギーを要するため、持続的に維持することはできない。そこでシビレエイもデンキウナギと同じように、ほんの数ミリ秒しかない電気ショックを連発させる技を使う（1秒あたり約100回）。

シビレエイ自身はなぜショックを受けないか？

　シビレエイは（実はデンキウナギも）、なぜ自分が発生させた電気ショックで感電しないのだろう。この謎はまだ十分に解明されていない。電流は発電柱の一方の端から他方の端へと流れ、それから組織と皮膚を通って水中に流れ出す。発電器官はヒレにあるため、電流が心臓や脳を直接通ることはない。また、1本1本の発電柱はごくわずかな電流しか発生させないため、この魚の体にはどこをとっても電流はわずかしか流れない。それでも個々の発電柱の微弱な電流がまとまって、はるかに大きな電流が水中に流れ出るため、エイの獲物には相当なショックが加わるのだ。エイは皮についた脂肪の層が絶縁体の役割をして、自分にショックが加わるのを防いでいる、という考え方がある。なぜならデンキウナギでは、皮を剥いだり傷つけたりすると（絶縁体としての効果が弱くなり）、放電したときに身をよじるようになり、ショックを感じているように見えるからだ。もちろん、電流が水の中に流れ出るためには、発電器官のすぐ上の皮は完全な絶縁状態にないことが重要である。予想されるように、シビレエイの発電器官の真上と真下の皮は、体のほかの部分を覆っている皮より電気伝導度が高くなっている。

サメの攻撃！

　1985年9月、通信会社のAT&Tは、カナリア諸島のグランカナリア島とテネリフェ島の間に海底光ケーブルを敷設した。ところが、わずか数カ月後、ケーブルはテネリフェ島から10キロ先の水深1000メートルの地点でショートして不通になった。AT&Tはケーブルを海から引き揚げて破損箇所を交換するという、時間と費用のかかる大仕事をやるはめになった。奇妙なことに、その翌年も同じようなケーブル故障があり、さらに翌々年の1987年4月にも再発した。損傷したケーブルを注意深く調べたところ、あちこちにサメの歯の跡が見つかり、故障の原因はサメに噛まれたためであるとわかった。主犯と目されたのは、非常に鋭い歯を持つ（ネズミザメ目の）ミズワニ（*Pseudocarcharias*

kamoharai) というサメだ。

　事態を解明するために、AT&Tは捕獲に乗り出し、何百匹ものサメを捕らえて調べた。試しに1匹のサメに無理やりケーブルを食べさせるという、奇妙な実験も行った。「口にケーブルを突っ込まれたサメは、喜んではいないようだった」とAT&Tのバレット氏が報告している。

　光ファイバーの海底ケーブルには、ところどころに信号を増幅するための中継器があり、増幅に必要な電源として、光ファイバーの芯線を取り巻く銅製の外装（シース）から高い電圧が供給されている。調査によると、サメが絶縁材に噛みついて、この銅のシースを海水に曝露したものらしかった。そこから漏電が起き、通信が遮断されたのだ。

　遠隔操作可能な装置を使って、複数のサメがケーブルに噛みつくところが撮影された。ある映像では、1匹のサメが口からケーブルを落とすと、またすぐに戻ってきて再び噛みつくところが映っていた。光ファイバーケーブルの問題点は、旧式の銅線タイプに比べてかなり細いため──水道ホースほどの直径（2〜3センチ）しかないものも多い──サメの噛みつき攻撃に対して、はるかに脆弱なところだ。またサメは必ずしもケーブルを切断して重大な障害を起こすとは限らず、鋭くひとひねりすれば満足するようだった。AT&Tは最終的に、ケーブルにスチール製のテープと分厚いポリウレタンの2層カバーをつけることで、この「ジョーズ問題」を解決した。さらに、水深2000メートルくらいを超えると、サメはだいたい噛みつかなくなることもわかってきた。それより深いところを通るケーブルには、サメ攻撃に対する保護策を追加する必要はないということだ。

電気を感知する能力

　それにしても、サメはなぜケーブルを攻撃するのだろう？ ケーブルを伝わる高電圧はケーブルの端から端まで、周りに電場と磁場を発生させる。サメは、この電場に引かれてきたものと推測されている。というのも、サメには、ほかの生物の正常な筋肉活動で生じる微弱な電場を感知する能力があり、それを

使って獲物を（たとえうまくカモフラージュしているものでも）見つけるからだ。嗅覚による手がかりがない場合でも、空腹のサメは砂に隠れたカレイのような魚を見つけることができる。カレイの呼吸運動で発生するのと同じ程度の電場があれば、それが人工物によってできたものでも、サメは興奮して「攻撃」するのだろう。わずか4ミリアンペアの電流で十分である。こうした性質を持つサメが、水中ケーブルから漏れ出たシグナルを感じ取るとしても驚くにはあたらない。

あらゆる生物は、神経インパルスが発したり筋肉が収縮したりするときに、微弱な電流を発生させている。じっとしていても無駄なこと——呼吸運動や心臓の鼓動だけで居場所がわかってしまうのだ。この文章を読んでいるときも、あなたの体の筋肉は見えないところで電気を発生させている。海水魚はとくに、そのような生体から漏れ出てくる電流に敏感である。なぜなら、海水は（溶け込んでいる塩分のせいで）電気抵抗が低いため、電流が遠くまで届くからだ。中には1センチメートルあたり0.01マイクロボルトというわずかな電場も感知できる魚がいる。人が首まで海水につかったなら、じっと立っているだけでも、周囲1メートルほどの範囲に1センチメートルあたり約0.02マイクロボルトの電場ができるだろう。それはサメには十分に気づかれる大きさだ。

電場を感知する能力があるのはサメだけではない——ナマズ、エイ、ヤツメウナギ、肺魚、そしてシーラカンスの仲間も含め、その能力を持つ魚は多い。地震が起きる前の地球の電場の変化まで感知する魚もいると考えられている。日本には巨大なナマズが地震を起こすという言い伝えがあるが、このあたりに起源があるのかもしれない。ナマズと地震の関係は数々の美しい浮世絵に描かれているし、もう少し殺風景なところでは、現代日本で使われている緊急地震速報の受信機にもナマズを描いたものがある。

電流を検出するために使われる感覚器は魚の種類によって異なることから、「電気受容感覚」は、それぞれの魚が別々の機会に進化させてきたものと言える。サメやエイが電場を鋭敏に察知できるのは、ロレンチーニ器官という特殊な感覚器官に含まれる電気受容細胞の働きによる[4]。この器官はサメの頭部に集中しており、とくに鼻と口の周りに多いが、どのようにして、その特殊な感

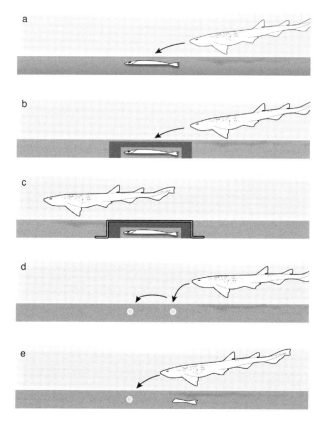

図6-5 サメが電気受容感覚を使って獲物の居場所を突き止める様子を明らかにした、アドリアヌス・カルミンの古典的実験 英仏海峡と北海でサメを捕獲し、飼育下で実験した。
(a) 水槽に入れたカレイは、すぐに砂の下にもぐるが、空腹のサメにたちまち見つかる。
(b) 寒天で作った枠の中にカレイを入れ、砂をかぶせて見えなくしても、サメにはやはり見つかってしまう。居場所を明らかにする何らかの機械的または化学的な手がかりがあることがわかる。寒天は海水と同じ電導度にしてあるため、電気信号を遮蔽することはない。
(c) 寒天の枠を薄いプラスチックフィルムで覆うと、サメの捕食行動がなくなる。プラスチックフィルムは電気抵抗が高いので、カレイが発する電場を遮断してしまう。このことからサメは、カレイが呼吸する際に筋肉から発せられる微弱な電流を感知している可能性が考えられる。
(d) 決定的な実験として、カレイの代わりに一対の電極を置き、そこからカレイと同等の電気信号を出すと、サメは電極を攻撃して食べようとする。
(e) サメは魚の切り身よりも電極のほうに関心を示す。近距離の場合は、視覚刺激や化学物質による刺激よりも、電場のほうがサメを誘導する作用がはるかに強いことがわかる。

覚を発揮するのかはまだ解明されていない。一方、サメやエイなどの軟骨魚類とは違って、硬骨魚の電気受容器は、水の動きを検知するために使われる側線の感覚受容体が変化したものである。いつか魚を丸ごと調理する機会があったら、是非その横腹をよく見てほしい。真ん中あたりに頭から尾まで伸びる細い線があるのがわかるだろう。それが「側線」である。側線には感覚器官が並んでいて、たいていの魚はここで水圧の変化を感知している。ところが、この側線の感覚受容体が変化して、電場を感知するようになった魚が何種類かいるのだ。

暗闇のハンター

　アホロートル（俗称ウーパールーパー）やオオサンショウウオなどの一部の両生類、そしてカモノハシのような原始的な卵生哺乳類（単孔類）も、電気を感受することができる。これらはすべて水生環境に棲息する動物だが、それは偶然の一致ではない。電気受容感覚を使うには、電気伝導性の媒体が必要だからだ。

　カモノハシはオーストラリアの川に棲息する、きわめて珍しい哺乳類だ。毛皮に覆われ、四肢には水かきがあり、後ろ脚には毒を持った蹴爪がついている。柔軟なゴムのようなくちばしは、形がカモのくちばしに似ている。哺乳類でありながら繁殖は卵生である。カモノハシは夜間に濁流で目と耳と鼻を閉じたまま潜水しているときでも、獲物を捕らえることができる。高度に発達した電気受容器を持っているからだ。くちばしの付け根から先端までの皮の部分に、4万個もの電気受容細胞が連なっている。この電気感知システムには高い指向性があり、その性能を生かすため、カモノハシは頭を左右に振りながら狩りをする。くちばしの左側と右側にある電気受容体からのインプットを比べることで、獲物の位置を特定することに役立つのだろう。人が何かの音の出どころを特定しようとするときは頭を左右にめぐらせるが、それと同じことだ。また、カモノハシは獲物までの距離を測るという珍しい能力も持っている。水中での電気信号の到達と、獲物の動きで生じる水圧変化との時間差を使って

距離を測っており、電気的な感覚と機械的な感覚を統合させる能力があるということだ。

陸生単孔類のニシミユビハリモグラ（俗称トゲアリクイ）も同じような電気感知システムを備えているが、こちらのほうがやや単純である。見た目は鼻の長いハリネズミといった感じのこの動物は、その鼻を使って湿った落ち葉を嗅ぎまわり、餌にするミミズなどの虫を探す。鼻の先端の表皮に電気受容器が集まっていて、獲物を見つけるのに役立つのだ。ニシミユビハリモグラより鼻の短い仲間（ハリモグラ属ハリモグラ）は、電気受容器の数がかなり少ないようだ。主な餌はアリだが、雨上がりにとくに活発に餌を探し回ることから、雨が降った後にだけ電気感覚を使うのだと考えられている。

単孔類の電気受容器は魚のものとはまったく違い、粘液腺から進化したもののように見える。完全に水生でない動物にとって、電気受容細胞の湿り気を保ち、電気信号の検出能力を高めるために、粘液の存在が有用なのだ。実際に電気検出器として機能するのは、むき出しの神経末端である——つまり、電気を感知する特別な器官はないということだ。1本1本の知覚神経線維の終末部での電気感知能を測定すると、検出できる最低値（検出閾値）は1センチメートルあたり1～2ミリボルトにすぎないが、カモノハシという個体レベルになると、その100分の1ほど小さな電気も検出できる。カモノハシのこの驚くべき感受性は、おそらく数千個もある受容器からの情報を統合することで、信号検出力を著しく高めているのだろう。

ギアナコビトイルカは、南米の沿岸水域や北東部沿岸の河口付近に棲息している。これらの場所は沈泥（シルト）や堆積物のせいで水が濁っていることが特徴だ。ギアナコビトイルカは「鼻先」にある、たくさんの小さな穴の中に電気受容器を持っていて、小魚が発する微弱な電場を感知することができる。この機能を、近くにいる獲物を見つけるための補助手段として使っているようだ。

我が道を探す

　デンキウナギが発生させる電気ショックに関心を抱いた人物の1人に、チャールズ・ダーウィンがいる。ウナギの発電器官は、発達途上では防御にも攻撃にも利用価値が見当たらないのに、どうしてそのようなものが進化してきたのかが理解できなかったのだ。弱い電気ショックを発生させる能力は、動物にとって何かの利益になるだろうか——ダーウィンは頭を悩ませた。しかし、読者の皆さんはもうおわかりのように、弱い放電は現実にかなりの価値があるのだ。

　19世紀末から20世紀初め頃、わずか数ボルトという弱い電気パルスを発生させる魚が発見された。そうした魚は、微弱な電気ショックの発生と電気感知の機能を合わせ持つ、優れた電気感覚システムを備えていた。このシステムは、捕食者や獲物を見つけ出すためにも、また生息域の暗くて何も見えない濁った水の中を泳ぎまわるにも、すこぶる有利である。サメが持っているような受動的な電気感知能力は、聴覚に似て、環境中の電場を単純に感知するためのものだ。一方、これらの魚が持つ能動的な電気感知能力は、どちらかと言えばレーダーに近い。このシステムを備えた魚は、自ら電場を発生させながら、電場をひずませる物体を見つけ出すのだ。

　1950年代に、ハンス・リスマンとケン・マシャンの2人が行った重要な実験がきっかけとなって、こうした弱い放電の機能がわかってきた。リスマンは、ナイフフィッシュの仲間のジムナーカス（*Gymnarchus*）という魚が、何かにぶつかることなく後ろ向きに泳げることを発見して強く興味をそそられた。この魚は障害物をぐるっと回り込むようにして避けて通るのも得意で、視力が低いにもかかわらず、離れた距離からでも獲物の位置を特定しているらしいこともわかってきた。信ぴょう性はやや怪しいが、ある学生がジムナーカスの水槽の近くで髪をとかしたときに、魚がいきなり暴れ出したところから、この魚の電流を感知する能力が見つかったという説がある。これは作り話かもしれないが、リスマンは確かに、自分自身の髪をとかしたときにこのような作用が見られたことを報告している（髪の毛で発生した静電気が魚を刺激した可能性があると

いうこと）。リスマンは水槽に電極を配置する実験を行って、この魚が電気パルスの定常流を発生させていることや、パルス電流が作り出す電場にわずかでも変化があると鋭敏に感知していることを発見した。ところが、リスマンの論文は悲しみの言葉で寂しく結ばれている。「残念なことに、まだ研究途上であるにもかかわらず、私のジムナーカスは死んでしまった。この魚の代わりを見つけることは非常に困難に思われる。（……）もし入手できそうな心当たりがあるかたは、お知らせいただければ大変ありがたい」

　どうやら申し出はなかったらしい。なぜなら、この論文を書いた少し後の1951年に、リスマンは実験材料を入手するべくアフリカに旅立ったのだ。行く先はガーナ北部の黒ボルタ川だった。この川にはきわめて高い濃度で微粒子が混じり込んでいて、雨期の間はひどい濁り水になる。その影響で魚が餌を見つけられなくなるほどだが、それはリスマン一行にとっても同じこと——ジムナーカスを見つけるのは、とても難しかった。彼らは魚の存在を検知するために一対の電極を用意して、川岸（またはボート）から長い竿を使って吊り下げ、電気信号を音響信号に変換するアンプにつないでおいた。この方法なら電気魚の存在を「聴く」ことができるのだ。リスマンは1秒あたり約300サイクルの均一な高周波の音を何度も聴き取り、ついに何匹かを捕らえることができた。そのうちの3匹を生きたままケンブリッジに持ち帰ることに成功し、さらに詳しい研究を続けることとなる。

　リスマンとマシャンは、「ジムナーカスは、水中で自分自身が発生させた電場の乱れを感知することで、物体を検出している」というアイデアを検証することにした。実験には多孔質の素焼きのつぼを用意して、さまざまな電気伝導度にした。つまり、蒸留水を満たしてフタをした電導度の低いつぼと、高濃度の食塩溶液を満たして、小魚か何かのような高い電導度を示すつぼを作ったのだ。この実験で、ジムナーカスは電導度の違うつぼを簡単に識別することがわかった。

　ジムナーカスの電気感知装置は、弱い電場を発生させる発電器官と、自分の周囲の物体がもたらす電場の乱れを感知する検出器で構成されている。実はジムナーカスは、周囲の様子を電場の「イメージ」として捉えているのだ。

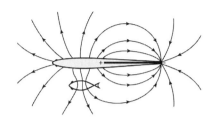 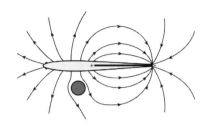

図 6-6　ジムナーカス　ジムナーカスの近くに、水より電導度が高い物体（魚など）がある場合（左）と、水より電導度が低い物体（岩など）がある場合（右）のどちらでも電場が乱れる。電流の流れる方向を線と矢印で示す。

それは人間が動き回るときに視覚を使うのに似ている。ジムナーカスのような魚が発生させる電気インパルスは比較的弱く、1ボルトに満たない。発電器官そのものはデンキウナギと同じような仕組みだが、電気板の数がウナギより少ないため、発生する電荷がそれに応じて小さいのである。電気魚が作る電場は、棒磁石の周りに撒いた砂鉄が作る模様と似たところがある。魚の頭のほうから尻尾のほうに電磁力の線（等電位にある）がつながっていて、魚からの距離が遠くなるほど電磁力も弱くなる。電流は等電位線に対して直角に流れるため、魚の体に対して90度の方向に出て、尻尾のところに戻ってくる。

　もしこの電場の中に何かの物体を置けば、電場に乱れが生じることになる。例えば、水より電気抵抗の大きい物（岩など）なら、電流は物体の周りを避けるように通るため、局所的に電流密度が低くなり、魚の表面に「電気の影」として映る。逆に、電気抵抗の低い物（別の小魚など）であれば、より多くの電流がそこを通るようになり、電流密度が増加して、小魚の表面に「電気のスポットライト」が当たったような状態になる。そして、物体の距離が近ければ近いほど、スポットは大きくなるのだ。ジムナーカスは、このような電流強度の変化を感知して、物体の存在や大きさを知るだけでなく、それが何でできているのかまでを感じとり、攻撃すべきか、逃げるべきか、あるいは単に無視するかを判断するのだろう。言うまでもなく、水と同じ電気抵抗の物体であれば感知されることはない。

　この魚の表皮にある電気受容器は、魚自身が生み出す電場と、周りの物体

がもたらす電場の乱れをモニターしている。ジムナーカスのようなナイフフィッシュは、そうした受容器を15000個ほども持っており、主に頭部に集中しているが、背中の真ん中あたりにも少しまばらにあるのが見つかっている。とくに感度の高い「ホットスポット」は、顎(あご)のあたりにある受容器だ。こぶのように盛り上がった、この器官には小さな穴があり、その底に並んだ電気感知細胞がミニチュアの電圧計のような働きをして、表皮の周りの電圧低下を感じとっている。検出感度はきわめて高く、マシャンがこの魚の電気感覚をシミュレートする電気仕掛けの模型を作ったが、何度挑戦しても魚の感度に勝つことはできなかった。

電気語を話す

　電気魚の放電はパルス型とウェーブ型の2種類に分類することができる。エレファントノーズフィッシュ（*Gnathonemus*）のようなパルス型の電気魚は、振幅が数ミリボルトの短い電気パルスを連発する。一方、ジムナーカスのようなウェーブ型の電気魚は、強度が振動する電流を連続的に発生させている。この正弦型の振動は、きわめて規則正しく、市販の発振器（オシレーター）に匹敵するほどの性能で1秒あたり800〜1000サイクルの周波数になっている。

　どちらのタイプの魚も自分が出すシグナルの周波数を変えることができる。周波数は魚の種類や性別によって異なるだけでなく、個体間でも違いがあり、ユニークなコミュニケーションの手段にもなる。例えば、エレファントノーズフィッシュは品種ごとに固有の電気パターンを発するため、同じ品種の別の個体を見つけるのに役に立ち、とくに濁った暗い水の中で、つがいの相手を見つけるための重要な情報になる。1匹の魚が発する周波数は、同じ品種の中での社会的序列の順位で決まる。序列が上位の個体ほど（つまり、その魚のステータスが高いほど）、使える周波数が高くなる。これはおそらく、高い周波数ほど放電を起こすのに多くのエネルギーがいるため、「最も体力のある」魚が高い地位にとどまるということだろう。孔雀の派手な尾の役割を電気に置き換えたようなものと言える。

魚が自分自身の電気信号と、近くにいる別の魚が出す電気信号を区別できることには、きわめて重要な意味がある。ウェーブ型の電気魚は固定周波数のシグナルを出すことで、この区別を行っている。ちょうど、さまざまなラジオ局が別々の周波数で放送するのと同じように、それぞれの魚が固有の周波数を使うのだ。ただし、周波数の数には限りがあるため、同じ周波数を使う２匹が偶然出くわしてしまうこともある。そうなると、どちらの魚がどちらのシグナルを出しているかがわからなくなる。同じ周波数のラジオ番組が同時に２つ放送されたら、聴き分けるのが難しくなるのと同じように、魚の間に混乱が起き、互いのシグナルを妨害し合って電気的な位置決定能力が乱れてしまうことになる。こうした事態になると、魚たちは互いの周波数を比べながら調節し合い、それぞれのプライバシーを保ちつつもシグナルを妨害しないようにしている。そうするうちに、交信範囲内にいる個々の魚が発するシグナルが分離されていくのだ。

　しかし、いつでも友好的な紳士協定が働くとは限らない。争い事の最中はとくに、敵のシグナルを妨害すれば相手を混乱させ、自分が優位に立つことができるのだ。ブラウン・ゴーストというナイフフィッシュは、オス、メスともに、競争相手と争うときにそのようなショック戦法を使うようである。魚同士が出会うと、普通であればお互いの干渉を避けようと、自分の周波数を切り替えるのだが、互いに競争関係にあるときは意図的に相手のシグナルを妨害し、優位に立とうとする。ブラウン・ゴースト・ナイフフィッシュの序列の中では、より大きく、より有力なオスほど高い周波数を発し、とくに競争相手になりそうな魚と遭遇したときは周波数を積極的に上げていく。２匹の魚が周波数合戦を繰り広げ、なんとか相手に競り勝って混乱させてやろうとするのだ。

　発情したオスのエレファントノーズフィッシュも、電気信号を使ってメスをおびき寄せようとする。さまざまな品種の魚が、大きさや長さや周波数の異なるパルスを発生させる中、メスは自分と同じ品種のオスが出すシグナルを「聴き」分ける。ときには、まるで鳥の求愛のさえずりのように、電気を使った複雑な求愛行動をする魚もいる。例えば、ある種の夜行性のデンキウナギのオスは、パートナー候補に向かってセレナーデでも歌いかけるかのように、長々と電気

信号を発したり、産卵のときには激しい狂想曲のような信号を出したりする。オスの魚が消費するエネルギーの20％もが、こうした電気的なディスプレーをするために使われるのだから、高価なコンサートである。このような大量のシグナルを発すれば、すこぶる健康なオスであることを宣伝することになり、メスが最高のオスを選ぶための手がかりになるのだ。それでもこの戦略には不利なところもある。電気感受性のある捕食者がこのシグナルを見つけることもあるので、オスの数がみるみる減っていき、繁殖期が終わる頃にはほとんど残らないのだ。絶滅を避ける手段として、メスが相手を受け入れて産卵する可能性の高い夜間だけ、オスは高周波数シグナルを発し続け、日中は低周波の歌に切り替えている。電気魚のオスたちの生殖にまつわる戦略には、人間のオスと同じくらい手の込んだ計算が働いているようだ。

7
問題の核心

堪え忍べ、わが心よ。お前は以前これに勝る無残な仕打ちにも
辛抱したではないか。

ホメロス『オデュッセイア』、松平千秋訳、岩波文庫（下巻）
（2004年10月15日13刷、207頁より引用）

　ある夏の日の早朝、アレックスは学校に行く支度をしていた。午後のテストのことが気がかりだったが、それほどストレスに感じていたわけではなく、とくに普通の日と違うところはなかった。ところが洗面所に入り、電気を点けようと手を伸ばしたとき、それは起きた——彼女は意識を失って、静かに床に崩れ落ちたのだ。幸運なことに、その様子を母親が見ていて、すぐに飛んできた。しかし、ただの失神ではなかった。アレックスは心臓に深刻な問題があったのだ。母親はみるみる半狂乱になりながらアレックスの蘇生を試みたが、意識は戻らなかった。

　アレックスの家は偶然にも消防署の近くにあり、緊急電話を受けたのはたまたま近所の消防士だった。彼はすぐに駆けつけてくると、救急車が到着するまでの間、心肺蘇生を続けた。アレックスの心臓は正常に働かず、呼吸もしていなかったが、この措置のおかげで脳やほかの組織への酸素の供給が確保された。病院に搬送される間に心臓が停止して、また動き出すということを繰り返した。17時間ほど意識のない状態が続いたが、やがて少しずつ快方に向かった。

その後の検査で、アレックスは心臓の電気活動に異常があって、意識を喪失したり突然死に至ったりしやすい体質であることがわかった。実は家族の中にも、その体質を持つ者が何人かいた。アレックスの祖母は20代の頃、就寝中に亡くなっているし、父親は子ども時代に何度も失神を起こしたことがあり、アレックスが発作を起こすほんの1年ほど前に若くして亡くなっていた。祖母も父も、おそらくアレックスと同じ遺伝子異常の保因者だったのだろう。
　これはアレックスの家系だけの話ではない。子どもや若い大人たちが何人も、睡眠中や運動をしているとき、ストレスを受けたときなどに亡くなってしまう悲劇的な家系はほかにもある。先生から怒られたときや運動場を走っているときに、突然、意識を失ってしまう子どもがいる。中には、まさに恐怖のあまり死んでしまったかのような子どもも実際に存在するのだ。幸いにも、心臓の電気活動の解明が進んだおかげで、今ではこの疾患は心電図や簡単な遺伝子検査で診断できるようになり、効果的な治療法も見つかっている。

ビートは続く

　心臓には固有のリズムがあり、生きた動物から取り出されても拍動を続けることができる。このことは何世紀も前から知られていた。古くはローマ帝国時代の偉大な医師ガレノスが、この現象についての記述を残している。その後も、レオナルド・ダ・ヴィンチを始めとする多くの科学者が、心臓はひとりでに動くということを報告している。ウィリアム・ハーヴィーは、ウナギの心臓をいくら小さく切っても、1個1個のかけらが拍動し続けることまで明らかにした。心臓固有のこうした活動がインスピレーションの源泉となって、古代ギリシャで言われたような「心臓は魂のある場所」とdする概念が生まれたのかもしれない。しかし実際は、心臓の動きは霊や魂を起源とするわけではまったくなく、心筋細胞そのものの中で発生する電気的現象に由来するものである。
　基本的に、人の心臓は電気で制御されるポンプのようなものだ。血液が上側の小部屋（心房）に流れ込むと収縮が起き、下側の、より大きな小部屋（心室）に血液を送り込む。すると約0.5秒遅れて左右の心室が同時に収縮して、

右心室からは肺に、左心室からは全身に、血液が送り出される。

　心臓の上下の小部屋の間には逆流防止弁がついていて、血液が心房から心室への一方向にしか流れないようになっている。同じように、両心室から大きな血管への出口にも、それぞれ逆流防止弁がある。もしこれらの弁から血液が漏れ出ると（加齢に伴って起きることがあるが）、血液を汲み出す効率が悪

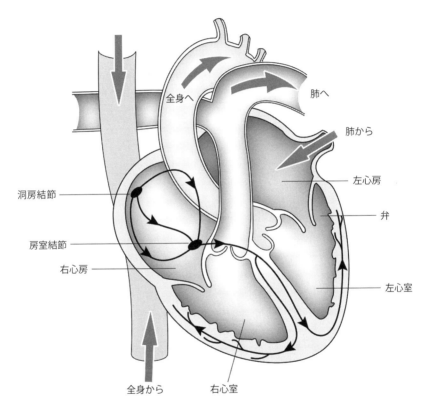

図 7-1　電気で動く心臓のシステム　拍動のペースを決めるペースメーカー役の細胞は、右心房の壁の洞房結節にある。矢印のついた細い線は、洞房結節を出た電気信号が下の小部屋（心室）に伝わる通り道で、特殊な心筋線維の束でできている。心臓の右と左は物理的に仕切られているが、この筋線維束の働きで同期的に収縮することができる。心臓の収縮により、心臓の右側から肺動脈に血液が送り込まれ、肺に到達する。肺で酸素と結合した血液は心臓の左側に戻ってきた後、大動脈に送り出されて全身をめぐる。心臓が収縮しているときを「収縮期」、弛緩しているときを「拡張期」と言う。

くなり、全身に十分な量の酸素が行き渡らず、その人は常に疲れた感じがするようになる。また、左右の心室は物理的に仕切られているため、肺から入ってくる酸素の豊富な血液と、全身組織から戻ってくる酸素の枯渇した血液とが混じり合うことはない。それでも心臓の細胞は互いにつながっているため、同期して収縮することができ、心臓が1つの器官として拍動を繰り返すのだ。

心臓の拍動は1拍ごとにペースメーカー細胞（洞房結節）で発生している。心臓の右上の小部屋（右心房）にあるこれらの細胞で生じた電気インパルスが、心臓全体に伝わる際には、特別な経路を通る。インパルスは、まず右心房と右心室の境界付近にある房室結節に届き、それから左右の心室間の壁（中隔）に進む。電気信号は上の区画に行き渡った後に下の区画に届くため、そこには一定の時間差が生じ、まず心房で収縮が誘発され、それから心室が収縮するという順番になる。心筋細胞の興奮が広がるこのタイミングこそ、心臓がポンプのように働くために不可欠である。この興奮の伝達が妨害されると、心臓は規則正しく拍動せず、血液をポンプで送り出す能力が損なわれてしまう。

人の安静時の心拍数は平均して70拍／分（約10万拍／日）だが、この数字にはかなりの個人差がある。運動選手の安静時心拍数は明らかに低く、40拍／分ということも珍しくない。記録されている最も低い値はわずか28拍／分というもので、ツール・ド・フランスで5連覇を達成した自転車選手、ミゲル・インデュラインの記録である。逆に赤ん坊の心臓の拍動は大人よりかなり速く、130〜150拍／分にもなる。心拍数の違いは体格と関係があることが明らかにされており、小さい動物（赤ん坊を含む）ほど安静時心拍数が高いのだ。小さなトガリネズミの心臓が600拍／分もの速さで拍動するのに対して、象の心臓は25拍／分の、のっそりした拍動にしか耐えられない。

心電図

心臓の細胞が電気信号を発すると、体の表面の電位がわずかに変動するため、皮膚に体表面電極を取り付けておけば、それを検出することができる。これが心電図の基本である。心電図は「electrocardiogram」を略してECGと

呼ばれている（アメリカではEKGとも言う）。

　心臓の電気活動を初めて記録したのはイギリスの生理学者オーガスタス・ウォラーである。1887年に自分自身と、ペットの犬のジミーを使って心電図を記録した。1909年のイギリス王立協会の年次会合では、その測定法を公開で実演し、『イラストレイテッド・ロンドン・ニュース』紙にも記事が掲載された。すると議会では激しい抗議が起きた。（ウェールズの）アングルシー島の下院議員、エリス・グリフィス氏が、1876年の動物虐待防止法に抵触していないかを確認するよう求めたのだ。『タイムズ』紙には国務大臣の1人、グラッドストーン氏[1]が次のように答弁したと書かれている。「犬は少しの間、水に足を入れて立っていたと理解しております。その水には塩化ナトリウムが加えてありました。つまり、少量の塩です。浜辺でパチャパチャ遊んだ経験がおありの方なら、その感覚はおわかりになるでしょう（笑）。犬は──立派に成長したブルドッグでしたが──つながれてもいなければ、口輪もしていませんでした。真鍮の鋲の飾りがついた皮の首輪をしておりました（グリフィス議員はもっと感情的な言葉を使ってこの飾りのことに言及し、「鋭い爪のついた革ひも（……）が犬の首の周りを締めつけていた」と発言したのだ）。もしこの実験が苦痛を伴うものだったなら、間違いなく、犬の一番近くにいた方々がたちまち痛みを覚える事態になったはずです（笑）。そのような様子はありませんでした」。大臣はさらに、ジミーが手本を示した後に、見物していた女性たちが、自分も心電図を記録してもらおうと列をなしたことを付け加えたようだ。塩水の容器に手を浸したとき、「ご婦人がたの心臓は、例外なくジミーの心臓よりずっと安定しておりました」と書かれている。この話からもう1つわかることは、イギリスにおける動物実験への監視の目には長い歴史があるということだ。

　ウォラーの初期の記録は質が悪く、臨床用には適していなかった。ウォラー自身、心電図が病院で広く使われるようになるとは考えにくいと述べ、せいぜい「心臓の活動に何か珍しい異常があるときに、具体的な記録を取るくらいしか利用機会はないだろう」と話していたようだ。しかし技術の革新により、1920年代には、心臓の異常を診断するために心電図が日常的に使われるようになり、現在も診療に欠かせないツールである。

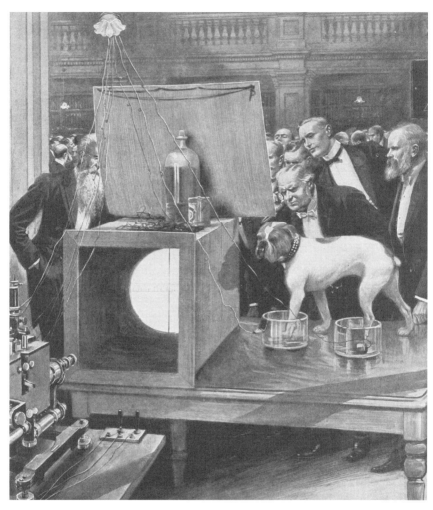

図7-2 オーガスタス・ウォラーのペット犬、ジミーを使った心電図の公開実験 この年、バーリントンハウスで開かれた王立協会の年次会合で最も人気を博したのは、オーガスタス・ウォラーのペット犬、ジミーだった。科学者と一般市民の両方に開かれたこの科学の催しは、今なお続き、伝統的にさまざまな実演も行われている。ジミーは左の前足と後ろ足を電導性のある食塩水に浸けて、おとなしく立っている。食塩水はアイントホーフェン単線検流計（向かって左側の大きな箱）につないであり、ここでジミーの心臓の拍動が測定されている。線にスポットライトを当てると、その影が記録紙に投射され、ブルドッグの心拍とともに振動する様子がわかる。実験は痛みを伴うものでないことは、ジミーの代わりに志願した多くの観衆が体験した通りである。オーガスタス・ウォラーの姿が一番左に見える。

心電図の発展過程で鍵になったのは、心臓が拍動するときに体表面で発生する、ごく微弱な電流を検出できる超高感度装置の開発である。この分野の先駆者は、単線検流計（ガルヴァノメーター）の発明に対して1924年にノーベル賞が授与された、ウィレム・アイントホーフェンだ。単線検流計は銀でコーティングして電流が伝わるようにした細いガラス繊維を、2つの強力な電磁石の間にぶら下げた構造をしている。フィラメント（検流計の「線」）に電流が流れると、電磁場の作用でそれが動き、電流が大きければ大きいほど振れが大きくなる仕組みである。フィラメントに光を当てておけば、小さな動きも目に見えるようになり、その影を刻々と可動式の写真乾板に記録することもできた。あとはフィラメントを体につなげばよい。フィラメントの両端に電線を結びつけ、それぞれ反対の端を塩水に浸しておいて、手か足をその塩水に浸せば、線と皮膚との電気回路の完成である。心臓からの電流が体表面を通して伝わり、フィラメントの動きに反映されるようになった。

　最初の単線検流計は巨大なものだった。重さが数トンもあり、操作するには5人の人手が必要で、電磁石を冷やすために常に水を流していなければならなかった。一方、ガラスのフィラメントは、ごく軽く細くする必要があった。フィラメントを作るには、石英ガラスをるつぼで溶かし、引き伸ばして細い線にするのだが、そのやり方がひどく変わっていた——普通の科学実験というより、どこかボーイスカウトの余興か何かを思わせるものだ。つまり、溶かしたガラスを矢に塗りつけ、その矢を部屋の向こうの壁めがけて放つのだ。矢が飛ぶとガラスが尾を引いて、ごく細い「線」ができた。それを銀でコーティングすると電気を通すようになる。こんな実験は、現在なら安全面の配慮から間違いなく禁じられるだろう。ただ幸いにも、現代の私たちには微弱な電流を記録する別の手段がある。

　初期の実験の写真を見ると、アイントホーフェンが両手と左足を（ズボンの裾を丁寧に巻き上げて）電導性を持つ食塩水の入った別々の容器に入れた状態で座って写っている。それぞれの容器はモニター装置に線でつながれている。現在では、電導性のあるゼリー（電気を通す専用のゼリー剤）を使って片方の腕に1つずつと、左足に1つ、記録電極を貼り付ければよい。装置がかな

り小さくなったところも違っている。アイントホーフェンの最初の機械は2部屋を占領していたが、現在は携帯用の24時間心電図モニターもあり、患者が装着したまま出歩いたり、普通の生活ができるようになっている。

　ECGは個々の心筋細胞が発する電気信号を単純に総和として表すもので、被験者に侵襲（傷や痛み）を負わせることなく、心機能についての非常に優れた指標を得ることができる。ECGの複合波には、最初に「P波」という「こぶ」があり、次にもっと大きく鋭い双極の（正負の両方にふれる）「QRS波」というピークが出て、さらに200〜300ミリ秒後に、より小さく遅い「T波」がくる。P波は心房細胞の電気活動に相当し、QRS波とT波は心室の細胞が発する活動電位の始まりと終わりにあたる。これらの電気信号が心筋の収縮を引き起こすのであるから、P波は心房の収縮を意味し、QRS波とT波の間隔は心室収縮の持続時間を示している。P波とQ波の差は、電気信号が心房から心室に

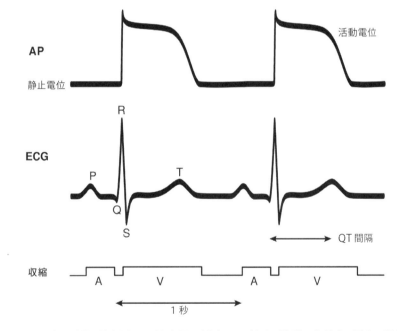

図7-3　心室の活動電位（上段、AP）と心電図（中段、ECG）および心臓の収縮（下段）との関係
　「A」は心房の収縮、「V」は心室の収縮。QT間隔は心室の活動電位持続時間を反映する。

広がるまでの時間の長さに応じて決まる。一方、Q波とT波の間隔は、心室の活動電位の持続時間の反映である。なお、アイントホーフェンがECGのピークを表すために、なぜアルファベットの真ん中あたりの文字を選んだかは今も謎である。

　ECGは心臓の電気活動の不整を検出するために有用で、その発生源を診断することもできる。ECGの各要素の振幅とタイミングの変化には、臨床的なさまざまな問題が反映される。例えば、PR間隔が正常より長ければ、心房と心室の間の伝導に問題があるという意味で、房室ブロックという状態に相当する。心臓発作の後に見られる逆転T波、心臓突然死のハイリスクと関係があるQT間隔延長なども特徴的である。

心臓を病む

　通常は右心房にある洞房結節の細胞がペースメーカーとしての役割を担うが、心臓の細胞はすべてが自発的に電気活動を発生させる能力を持っている——つまり、洞房結節の細胞がもし機能しなくなっても、幸いにして心臓は止まらないということだ。洞房結節以外の細胞が代わりをするときは、少し遅いリズムになる。例えば、心房と心室の間にある房室結節の細胞（1分間に40〜60回収縮する）、心室中隔にある伝導路を構成する細胞（1分間に30〜40回収縮する）などはそれぞれ固有の拍動ペースを持っていて、心室の細胞でさえ自発的に収縮することができる。それではなぜ、いつもは洞房結節の細胞がペースメーカーとしてリズムを決めるのだろう？　答えは簡単。拍動リズムが一番速いのが洞房結節の細胞だからだ。

　もしも、あなたの心臓の拍動が遅すぎると（徐脈という状態）、体のさまざまな組織に素早く血液を供給することができなくなり、あなたは疲れを感じ、脱力、めまい、息切れなどを起こし、歩いたり、階段を登ったりすることが大仕事になるだろう。逆に、心臓の拍動が速すぎる状態（頻脈）も問題だ。安静時の心拍数が100拍/分を超えると、収縮と収縮の間に、心臓内が十分に充満することができなくなり、ポンプで送り出す血液量が少なくなる。その結果、組織

がやはり酸素不足になり、あなたは絶えず疲れ切った状態になるだろう。

　ときどき心拍が不規則になるのはむしろ普通のことである。多くの人はたまに鼓動が途切れるような経験をするが、実はそのとき鼓動が途切れているわけではない――あたかもそのように感じるだけだ。実際に起きていることは、心拍の始まりが早すぎて、心臓の充満が不完全なので感知されないのだ。また、次の鼓動までに普通と違う長い休止が入る場合もある。この場合は心臓が過剰に充満するため、いつもよりはっきり感じられる。このような「鼓動の欠落」もごく普通にあることで、かなり不安にさせられるとはいえ、重大な問題ではない。たいてい自然に起きるが、ストレスやカフェインなどの薬剤の影響で誘発されることもある。

　心拍の異常として最もよくあるタイプは心房細動（AF）で、65歳以上の人では5％ほどが発症する。心房の拍動が異常をきたし、同調性を失う病態で、洞房結節の細胞の電気活動が妨害されたり、心房の電気的興奮の広がりが組織障害のために損なわれたりしたときに発生する。心房が非同期的に拍動すると、心室に血液を送り出す力が低下し、心臓の拍出が損なわれて、患者はめまいを感じるようになる。不規則にぴくぴくするような拍動になることもある。心臓内で血液が固まることがあり、脳卒中のリスクが高くなる。凝血塊が心臓から脳の血管に運ばれてそこをふさぐと、下流の脳組織への血流を遮断したり部分的に壊死をもたらしたりする可能性があるからだ（脳卒中に見舞われた人が、しゃべれなくなったり、体が部分的に麻痺したりするのはそのせいである）。服薬や軽い電気ショック（除細動という処置）などの方法で、正常な心拍リズムが回復する場合もあるが、心房細動が続くようであれば人工ペースメーカーが必要かもしれない。

　心房細動の比較的新しい治療法の1つは、心房組織の中で電気活動の伝導パターンを遮断して、病態の原因となっている小さな領域を取り除いてしまう方法である。きわめて効果的な場合が多く、この治療を行った後の心房細動の再発頻度は、薬で治療した場合よりはるかに小さくなる。治療にはカテーテルを使う。静脈にカテーテルを挿入して血管内を進めていき、先端が心臓の適正な位置まできたら、カテーテルを通してエネルギー（高周波ラジオ波など）

を当て、標的部分の細胞を選択的に破壊するのだ。

　さらに重大な疾患として心ブロック（房室ブロック）がある。これは伝導系の異常によって、心房から心室への電気信号の伝達が損なわれる状態である（心ブロックと言っても、心臓の血管がブロックされるという意味ではないことに注意されたい）。完全房室ブロックという状態になると、心房からの信号伝達が完全に遮断される。結果として心室がその役割を肩代わりするようになり、心拍数が30拍/分という低さにまで減少することがある。そうなると、患者は体を動かすことが著しく困難になる。

　あらゆる不整脈の中で最も深刻なものは心室細動（VF）である。治療しなければ死に至る可能性がある。心室細動になると心臓の電気活動の秩序が失われ、心室のさまざまな部位が、争ってリズムを統制しようとするかのような状態になる。心室が非同期的に拍動するために、心臓全体が小刻みに震えて止まらなくなり、正常な収縮がまったく起こらない。その様子は、16世紀の偉大な解剖学者アンドレアス・ヴェサリウスの言葉を借りれば、「袋づめにしたたくさんの虫たちがうごめいている」かのようだ。心室細動になると有効な拍出がなくなるため、酸素が欠乏して心臓はすぐに停止し、患者は数分で死亡する。まだ心停止に至っていなくても、脳の酸素が枯渇して不可逆的なダメージを受ける。この状態で唯一望みがあるとすれば、ただちに正常なリズムを回復させることである。そのためには除細動器で心臓に電気ショックを与えて一時停止させ、自発的に正しいリズムで拍動が再開されるのを期待するしかない──コンピュータのリセットボタンを押すことに、どこか似た行為だ。

　心臓への血液供給が途絶えることで心臓発作が起きることもある。最も多いのは、冠動脈の一部が閉塞するタイプで、閉塞部位の下流にある心筋組織が徐々に酸欠になり、やがて壊死に至る。このようにして一部の組織が損傷すると、電気信号が心臓全体に同期的に広がることができなくなり、心室細動が誘発されることがある。心臓のあちこちの場所で、さまざまな細胞集団が勝手に別々のタイミングで拍動し始めるのだ。どんな社会でも同じだが、組織を構成する各所が協力し合ってこそ、有効な働きができるということだ。

リズムを回復させる

　心臓の拍動が不規則な場合、そのリズムを回復させるために人工ペースメーカーがよく使われる。初期の頃のペースメーカーは洗濯機ほどの大きさの、どっしりした機械で、家庭用電源を動力にしていた。必然的に、これを使う患者は簡単には動き回ることができなかった。そして欠点はもう1つあった。停電になると止まってしまうことだ。1950年代に、この欠点をきっかけにした画期的な出来事があった。ミネソタ大学のC・ウォルトン・リリハイ博士は、当時、「ブルー・ベビー」と呼ばれた難病の子どもたちに最新の開心術（心臓を開いて治療する手術）を行っていた。この病気の赤ん坊は左右の心室の間に穴があり、十分な血液が肺に運ばれないために、酸素の取り込みが著しく不足する。有効な治療法は、この穴を手術で修復することだが、術後はしばらくの間、房室ブロックの状態になる赤ん坊がいた。手術で組織がダメージを受け、洞房結節からの電気信号が心室に届かずに、正常に拍動しなくなったのだ。リリハイは、そのような赤ん坊には、心臓のダメージが回復するまでの間だけ人工ペースメーカーを使っていた。

　ところが不幸なことに、1957年10月にミネアポリスで大規模な停電があり、「ブルー・ベビー」の1人が亡くなってしまう。激昂したリリハイは機械の製造元のメドトロニック社に、電池で動くようなものが作れないかと迫った。ほどなくして、リリハイは驚愕することになる。1カ月もしないうちに同社の技術者のアール・バッケンが、本当に電池で動く人工ペースメーカーを携えて戻ってきたのだ——しかも、それはサンドイッチくらいの大きさにまで縮んでいた。トランジスタ回路を使ったことが小型化の鍵だった。

　バッケンは後に、自伝『One Man's Full Life（ある男の満ち足りた人生）』の中で、こう述べている。「ガレージに戻ると、私は『ポピュラー・エレクトロニクス』誌のバックナンバーを探し出した。何かの記事で、トランジスタを使った電子メトロノーム用の回路を見た覚えがあったのだ。掲載されていたのはスピーカーを通じてカチカチと音を鳴らすための回路で、音の速さを音楽に合わせて調節できるようになっていた。私はこの回路をただ改良して、スピーカーを

使わないようにし、大きさが約10センチ四方、厚みが4センチ弱の金属製の箱におさめて、外側に端子とスイッチをつけただけだ——はい、おしまい、って感じだよ」。バッケンはこの試作品を、まずは実験動物で試してもらうつもりだったが、翌日、病院を訪れて唖然とした。装置がすでに患者に使われていたのだ。リリハイはバッケンに、「機械は動いているのだから、時間を無駄にすることなく患者の命を救うために使いたいのだ」と静かに告げた。装置は上々の働きをした。そして、すぐに世界中で同じようなペースメーカーが使われるようになり、メドトロニック社が主な供給源になった。

それからちょうど1年後、世界で初めての植込み式ペースメーカーが使われた。患者はアルネ・ラーソンという43歳のスウェーデン人男性だ。完全房室ブロックを患っており、死は避けられないように思われた。しかし、アルネの妻は違う考えを持っていた。ストックホルムのカロリンスカ大学病院で犬を使って行われている実験のことを聞きつけ、そのテクノロジーを使えば、夫の命が救われるに違いないと考えたのだ。外科医のオーキ・セニングとエンジニアのルネ・エルムクヴィストから支援の約束を取りつけたところをみると、彼女は明らかに優れた説得力を持っていたのだろう。ルネは自宅の台所でペースメーカーを作り上げた。それをアルネに植え込むと3時間もしないうちに止まってしまい、翌朝にまた別の装置を植え込んだ。今度は数週間だけ作動した。こうして失敗を重ねてもアルネはあきらめず、最終的に合計26個ものペースメーカーを使うことになる。ペースメーカーをつければ、アルネは基本的に普通の生活を送ることができた。この機会を彼は大いに利用して、患者アドバイザーとして活動し、ペースメーカーの使用を世界中に呼びかけた。アルネは最初のペースメーカーを植え込んでから43年後に、86歳で亡くなった。彼の勇気と、進んで実験台にもなろうとする意志の力で、寿命は当初告げられたよりも2倍に伸びていた。

人工ペースメーカーの概念はきわめてシンプルである。ペースメーカーは心臓そのものに代わって微弱な電流を発する機械で、心臓の右心室に挿入するワイアがその役目をする。配置のための手術は普通、大静脈経由で行われるが、開胸して心臓の表面に直接ワイアをつける場合もある。その後、リードをペー

スメーカーにつなげば、小さな電気ショックが送られて心臓を正しい速さで動かしてくれるのだ。ペースメーカーには電池も組み込まれている。また内蔵された電子回路が患者自身の心臓のリズムを感知して、必要に応じてリズムを補正してくれるものもある。正常な作動が確認できたなら、胸部（通常は肩の前あたり）の筋肉と皮下脂肪の間に装置を植え込む。アルネが初めて使ったペースメーカーはホッケーのパックほどの大きさ（直径7.6センチ、厚さ2.5センチくらい）だったが、現在では10ペンス硬貨（直径2.5センチ未満、厚さ2ミリくらい）と同じくらい小さなものもある。電池の寿命に応じて、5～10年ごとの交換が必要だ。電磁波に干渉されるとペースメーカーが誤作動する恐れがあるため、ペースメーカーを使用している人は強い磁場や携帯電話、（浮遊）電場を発生させる電子機器などを避けるべきとされている。

「パッカー・ワッカー」

　救急救命室を舞台にしたドラマの中で、こんなシーンをご覧になったことがあるだろう――ベッドに横たわる患者の周りを何人もの医療スタッフが囲み、その命を救おうと全力で取り組んでいる。すると突然、ピッ、ピッと鳴っていた心電図モニターの音が止まり、正常波形が消えて、まっすぐの線になる。誰かが叫ぶ。「心停止！」　スタッフの動きが慌ただしくなる。すぐに「下がって！」の叫び声とともに、大きなパドルが患者の胸部に押し当てられ、電気ショックが作動する。患者の胸が激しく持ち上がる。そして心臓が動き出し、モニターには再び躍動する波形が現れる――。
　こうしたシーンは印象的だが、実は正確なものとは言いがたい。まず患者の体が電気ショックに反応して飛び上がることなど、普通はない――あれはお芝居だから許されていること。もっと重要なのは、停止した心臓を再び動かすために電気ショックを使うことは、現実にはないということだ。現代の医療現場では劇的な蘇生は日常茶飯事だが、それが見られるのは心停止後の患者ではなく、心臓が細動を起こしている患者（心室が非同期的な拍動を起こし、心臓がただぴくぴくする肉の塊のようになって、血液を送り出すことができない

患者）である。電気ショックは心臓の動きを再開させるためではなく、一旦停止させるために使われる。少し前に出てきたように、停止した心臓がまた自発的に動き出すときに、洞房結節にある本来のペースメーカー細胞が息を吹き返して、正常なリズムが再開することを期待しての行為なのだ。

　よくある誤解が生じたのは、「心停止」という用語のせいかもしれない。この言葉からは、心臓が収縮しなくなって完全に静止した状態を想像されるかもしれないが、実はそうではない。心停止とは、血流が止まっているという事実を言い表しているにすぎないのだ。心臓の1つ1つの細胞は収縮を続けているが、同期していないために、心臓がもはやポンプとして機能しない状態である。そうなると酸素が欠乏するため、数分以内には脳が機能しなくなり、やがては心臓そのものも同じ理由から拍動を停止する。病院で「心停止」が起きたのでない限り、患者の生命を保つには、除細動器が到着するまでの間、心肺蘇生を続けなければならない。人工呼吸を施し、手のひらの付け根のあたりで胸骨を上下させることで心臓を手を使って圧迫し、血液を心臓から全身へと送り出すのだ。このとき、正しい速さが肝要である――速すぎると心臓が圧迫される間に再充満する時間が足りず、遅すぎると組織が酸素不足に陥る。1分あたり100回の圧迫がちょうど適正である。偶然にも、ビージーズのヒット曲「ステイン・アライブ」（生き続ける、という意味。映画『サタデー・ナイト・フィーバー』の挿入曲）のリズムはこの適正リズムとほぼ同じであり、医師の訓練などの際によく使われている。やはりビートはほぼ完璧なのだが、クイーンの曲「地獄へ道づれ」は、やや適切さに欠けるかもしれない――。

　オーストラリアの救急車では、1990年まで除細動器は一般に装備されていなかった。この状況が一変したのは、何かと物議をかもす派手な性格で有名な大富豪のケリー・パッカーが、ポロ競技をしている最中に心停止を起こしたときだ。偶然にも、その場に駆けつけた救急車は携帯型の除細動器を積んでいた。おかげで、すでに死亡したも同然の状態だったパッカーは生き延びたのだ。自分の臨死体験のことを、このように話したと言われている。「嬉しいことに、そこに悪魔はいなかった。悲しいことに、そこに天国はなかったね」。健康を回復した後、パッカーは州政府が残り半分の費用を負担するという条

件つきで、ニューサウスウェールズ州の救急車の半数に携帯型除細動器を装備するための高額の費用（250万オーストラリアドル）を寄付した。以来オーストラリアでは、携帯型除細動器が「パッカーの一撃」という意味の「パッカー・ワッカー」という愛称で呼ばれるようになった。彼の慈善活動は、今も多くのオーストラリア人の命を救っている。

　最近では除細動器の普及が進んでいる。新しいタイプの機械なら、医療従事者以外の人でも使うことが可能だ。イギリスでは鉄道の駅や空港、その他の公共の場所に除細動器が設置されている。最もよく知られているタイプは自動体外式除細動器（AED）だが、それよりはるかに小さい体内植込み型のデバイスもあり、細動を起こしやすい人たちに利用されている。植込み式デバイスは絶えず心臓のリズムを監視して、必要なときに電気ショックを作動させ、正常なリズムを回復させる機能を備えている。植込み型除細動器を使用している人はビルトイン型の「ライフセーバー」を身につけているようなもので、安心して普通の生活を送ることができるのだ。ただ、デバイスが作動したときは、かなりのショックがあるということだ──胸の中をドスンと叩かれるような感じがすると言われている。

地獄から逆戻り

　映画『ロッキー・ホラー・ショー』への出演やヒット曲「地獄のロック・ライダー」などで知られるロック歌手のミート ローフ氏は、2003年11月、ロンドンのウェンブリー・スタジアムで、大観衆を集めて行われたコンサート中に舞台の上で気を失った。すぐに病院に運ばれ、その場でウルフ・パーキンソン・ホワイト症候群[編集注1]という珍しい心臓病があるとわかった。彼は後に、こう語っている。「『暴走』の歌詞が歌えなくなったのを覚えている。女の子たちがいるところまで歩いて行き、そこで倒れたんだ」。自分ではステージで心臓発作を起こしたのだと思っていた。

　ウルフ・パーキンソン・ホワイト症候群はストレスがかかったり激しい運動をするなどして、心臓の鼓動が非常に速くなったときだけに異常が起きる先天性

疾患で、患者の数は人口の1〜3％ほどである。アイスホッケーのブルース・メランソン選手のように、とても健康な運動選手が心停止を起こして突然死してしまうことがあるが、その原因として多いのが、この症候群である。メランソン選手より幸運だったケースもある。全米プロバスケットボールのポートランド・トレイルブレイザーズに所属していたラマーカス・オルドリッジ選手は、ロサンゼルス・クリッパーズとの試合中に、めまいと息切れ、不規則な動悸を訴えて退場した。その後、ウルフ・パーキンソン・ホワイト症候群と診断された。オルドリッジとミートローフはどちらも治療に成功した。

　正常な心臓では、心房で発生した電気信号が房室結節という特別な伝導路を経由して心室に伝わっていく。しかし、ウルフ・パーキンソン・ホワイト症候群の患者は、心房と心室の間をつなぐ組織に、電気信号の伝わる経路がもう1つある（副伝導路と言われている）。心臓が適切に拍動するためには、電気信号が心室に伝わるタイミングがきわめて重要で、通常は房室結節が心房と心室の間で電気インパルスの広がりを調節する門番のような役割をしている。例えば、もし心房の拍動が速すぎるときは、一部の信号が房室結節の先には行かないようにして、心室の拍動が速くなりすぎないよう調節するのだ。ところがウルフ・パーキンソン・ホワイト症候群の患者の副伝導路には房室結節のような特別な機能がないため、健康な人なら起こらないような、きわめて速い心拍リズムになることがある。また、電気信号が心房と心室の間でループを形成し、房室結節を経由して入った信号が副伝導路を経由して戻ることもある。その結果として心室で高頻度の収縮が発生して、細動から突然死に至る危険性が高まるのだ。

　幸いにも、ウルフ・パーキンソン・ホワイト症候群は、現在ではごく簡単な手術で治療できるようになった。カテーテルを心臓に入れ、問題のある異常な心筋組織のブリッジ部分を特定したら、高周波ラジオ波を当てて破壊するという方法である。

編集注1: ウルフ・パーキンソン・ホワイト症候群：日本では、ウォルフと表記している方・サイトがあるが、Dr. Louis Wolff はボストン生まれのアメリカ人医師であり、英語での発音はウルフが妥当なので、本書ではこちらで表記する。

心臓の電気活動

　心臓の細胞は刺激を受けると電気インパルス（活動電位）を発火する。このインパルスは速やかに細胞表面を伝わりながら、心筋線維の奥深くにつながる微小なT管のネットワーク構造にも入り込んでいく。膜電位が正の方向に変化することで、細胞表面とT管の膜にあるカルシウムチャネルが開口し、細胞外液から細胞内へカルシウムイオンが流入すると、すぐに細胞内でのメッセンジャー役をして、細胞内に豊富にあるカルシウム貯蔵（筋小胞体）からさらに大量のカルシウム放出を引き起こす。これらのカルシウムイオンが筋肉の収縮性タンパク質と相互作用することで、心筋の収縮が起きるのだ。このように、心臓では心筋細胞の電気インパルスという手段が利用されているからこそ、各細胞で一斉にカルシウム濃度が増加し、1本1本の心筋線維が滑らかかつ同期的に収縮することができる。

　神経細胞の場合と同じように、心臓の細胞で電気インパルスを発生させるのはイオンチャネルの役割だが、心臓には神経より多くの種類のチャネルがある。インパルス発生のきっかけを作るのは、ナトリウムチャネルの役割だ。心臓のナトリウムチャネルは神経細胞のものと似てはいるが、まったく同じではない。そのため例えば、フグ毒のように、神経の電気インパルスを遮断して致死的作用を及ぼす毒物でも心臓のインパルスは遮断しないのだ。また、心臓のナトリウムチャネルをコードする遺伝子（SCN5A）に異常が見つかったブルガーダ症候群という珍しい疾患がある。ナトリウムチャネルの機能異常を持つブルガーダ症候群の患者は、何の前触れもなく心臓の電気活動が停止して、突然死に至ることもある。

　ブルガーダ症候群はアジア諸国で比較的発生頻度が高い。一部地域では、予期せぬ突然死（事故を除く）の約12％がこの症候群によるもので、とくに40歳未満の男性では死亡原因の筆頭に挙げられるほどだ。例えば、フィリピンではこの症候群の患者がとても多いため、「起きてすぐ、うなり声をもらして倒れる」という意味の「bangungut」という特別な名前がついている。日本やタイでも、睡眠中に予期せぬ死を迎える人は比較的多い（日本では「ぽっくり

病」、タイでは「睡眠中の死亡」を意味する「Lai Tai」と呼ばれる現象が、この症候群ではないかという説もある）。興味深いことに、ブルガーダ症候群は女性より男性に多い。おそらくそのせいで、タイでは、男性も女性の服を着て眠れば、この病気にかからないですむと（間違って）信じられている。若者が亡くなったのは夫を亡くしてさまよう幽霊にさらわれたからだ、という地方の迷信があるために、女物の服を着ていれば、女性に興味のない幽霊にさらわれることはないというのだ。

　ブルガーダ症候群の遺伝的特性が解明されるようになった背景には、2人の科学者の偶然の出会いがあった。1990年代の始め頃、2人は心電図に関するある学会に出席した後、空港行きのバスでたまたま隣り合わせになった。2人のうち1人はアメリカの生理学者、チャールズ・アンツェレヴィッチである。アンツェレヴィッチはその当時、主に犬などの動物を使った実験で特殊な心臓不整脈を発見し、詳しく研究しているところだったが、同じような特徴を持つ人間の患者がなかなか見つからないので驚いている、という話をした。すると道連れの相手が、確かスペイン人医師のブルガーダという兄弟が、そのような珍しい症例のことを報告している、と教えてくれた。この偶然の出会いからブルガーダ症候群の研究が始まり、心臓のナトリウムチャネルの遺伝子に機能喪失型変異があることがわかってきた。現在では、この疾患の原因になる50種類もの変異が特定されている。とくに南アジアの人々で変異の発現率が高く、ブルガーダ症候群の患者が多い理由の少なくとも一部は説明がついた。

　ナトリウムチャネルの細孔が開くと、ただちにカルシウムチャネルが開口し、カルシウムイオンが細胞内にどっと流れ込む。このカルシウムが貯蔵カルシウムの放出を誘発し、結果として心筋が収縮を起こす。このような心臓の収縮にとってのカルシウムイオンの重要性は、1880年代にイギリスの薬理学者、シドニー・リンガーが偶然に発見した事実である。リンガーはその頃、カエルの心臓を漬けておくと正常な拍動が維持されるような液体を探していた。そのために、イオンをまったく含まない蒸留水に無機塩類を一定量ずつ加えて溶かす、という方法で実験を行っていた——いや、行っていると思っていた、と言うべきだろう。実はリンガーは医師としても多忙な毎日を送っていたため、溶液の

準備はそれ専門に雇った実験補助員にまかせていた。ところが、この補助員は必ずしも忠実に指示に従ってはいなかったのだ。リンガーの最初の論文には、心臓の収縮の維持に必要なイオンはナトリウムとカリウムだけである、と書かれている。ところがその後、別の論文で、こう述べた。「（自身の最初の論文を）出版した後になって、実験に使った生理食塩水は蒸留水で調整されたものではなく、ニュー・リバー水道会社が供給する水道水で作られていたことがわかった。この水道水には、さまざまな無機物が微量ながら入っていることが判明したため、私はただちに蒸留水で作った生理食塩水の作用を再検証した。そしてわかったことは、最初の論文に記述したような効果は見られないということである。したがって、以前に発見した効果は、明らかに水道水に含まれる何らかの無機成分によるものである」。そして、その謎の成分は、やがてカルシウムであることがわかったのだ（当時、リンガー自身は、カルシウムのことを「石灰」と表現していた）。あの実験補助員は褒められただろうか、それとも叱られただろうか（両方かもしれない）。

　カルシウムチャネルは、カルシウムイオンを流入させ、貯蔵カルシウム放出を引き起こすために重要であるだけではない。このチャネルは膜電位が正になっているときは、ゆっくりとしか閉鎖（不活性化）しないため、心臓の活動電位に持続性を持たせる効果があり、心臓が収縮する時間を長くとれるのだ。例えば、心室の細胞の活動電位は持続時間が約 0.5 秒で、神経細胞に比べると 500 倍近くも長い。

　心臓の活動電位に終わりをもたらすのは、カリウムチャネルの開口である。カリウムチャネルが開くことでカリウムイオンが流入し、膜の両側の電位差がもとの静止膜電位のレベルに戻っていく。そこでようやくカルシウムチャネルが閉じ、カルシウムが流入しなくなって、心臓は弛緩するのだ。心臓のカリウムチャネルは、神経細胞の場合ほど瞬時には開口しないものが多い。このことも心臓における活動電位の持続時間を長くするのに役立っている。カリウムチャネルにはいくつかの変種があるが、最も重要なものの1つはHERGという名のチャネルである。その名は、ショウジョウバエ（*Drosophila*）から見つかった、あるイオンチャネルと密接に関係している。ショウジョウバエはライフサ

イクルが大変短く、驚異的な繁殖力をもち、多くの遺伝子変異が見つかることから、遺伝学者たちはとても重宝している。ただ、ひと所にじっとしていることがめったになく、実験には使いにくいため、普通はエーテルで麻酔がかけられる。1960年代に、ある遺伝子変異を持つショウジョウバエが見つかったのだが、このハエはエーテルに曝露すると手足をバタバタさせ、ぐるぐる回り出した。その動きは当時大流行していた「ゴーゴーダンス」にそっくりだったことから、「エーテル・ア・ゴーゴー（ether-a-go-go）」という名がつき、略してEAGと呼ばれるようになった。それから少しして、EAGに関係するイオンチャネルが心臓で見つかり、その遺伝子は「エーテル・ア・ゴーゴー関連遺伝子（ether-a-go-go related gene）」、略してERGと命名された。さらに、同じタイプのチャネルが人で見つかったときにその遺伝子についた名称が、「ヒト・エーテル・ア・ゴーゴー関連遺伝子（human ether-a-go-go related gene）」、略してHERGである。

びっくりして死んでしまう人

　アレックスがある朝突然、不整脈を起こして失神してしまったのは、HERGカリウムチャネルが機能しなくなる珍しい突然変異を持っていたからだ。このチャネルは心臓の活動電位を停止させるために重要な働きをすることから、その機能が失われると活動電位の持続時間が長くなり、心電図のQT間隔が延長する。まさにこの理由から、アレックスのような異常はQT延長（LQT）症候群と命名されている。QT間隔の延長は、ほんの2〜5％にすぎない場合もあるが、それだけでも「torsade de pointes（トルサード・ド・ポワント）」という不整脈を突発させるには十分である。バレエの動きにちなんだ「torsade de pointes」という不整脈の名前は「点のねじれ」という意味で、心電図の波形に歪みが現れることを表現したものだ。この不整脈が起きると心臓はもはや血液のポンプとして働かなくなり、すぐに脳が酸素欠乏になって突然の意識喪失を起こす。患者が不意に気を失うことがあるのは、このためである。中には異常な電気活動が重なって心室細動になり、命を落とす場合もある。

LQT症候群の症状は、10代前後に初めて現れるのが普通である。運動や恐怖、興奮などのストレスによって突発的に発症することが多い。失神に至る状況はさまざまで、バスに乗ろうと走り出したとき、プールに飛び込んだとき、野球をしているとき、あるいはテレビのクイズ番組に出ているとき、などの事例がある。何の前触れもないのが普通で、事前に頭がぼんやりするとか、めまいがするなどと訴える人はほとんどなく、まさに突然に意識を失ってしまう。死に至る発作の約3分の1は、健康そのものといった様子の人が失神を起こしたケースだ。中には睡眠中に亡くなったり、目覚まし時計の音で急に目覚めたときに亡くなる人もいる。ヒポクラテスが「明確な原因は何もないのに、しばしば急に気絶して、不意に死に至る人々がいる」という言葉を残しているように、心臓突然死は大昔からあったのだ。

　心臓の異常とともに難聴を引き起こす、とくに重篤な突然変異もある。この変異が起きるイオンチャネルが心臓だけでなく耳にもあって、聴力に関係しているのだ。1856年にマイスナーという医師が、この症候群の患者の致死的な発作について記録を残している。彼は、ライプツィヒ工科大学に通っていたある聾唖の少女が、何か小さな商品を盗んだとして公衆の面前で注意を受けている最中に、気絶して死亡した様子を生々しく描写した。彼女の死は、ほかの子どもにも大きなショックを与えたという。子どもたちにとっては、彼女が犯した小さな罪に対する神様からの罰だと思えたのだ。一方、少女の両親は事態を知らされても驚かなかった。後でわかったことだが、少女の家族には以前にも同じような悲劇的な症例があったのだ——1人の子どもは急にショックを受けたときに、そして別の子どもはひどく腹を立てた後で、倒れて亡くなっていた。

　小さな子どもの死はそれだけで胸の痛む出来事だが、とくに健康そうな赤ん坊が睡眠中に不意に亡くなることは悲劇である。そのような状況になって苦しむ人々が、さらに犯罪の疑いを掛けられることもある。睡眠中の乳児が突然死したことで、両親が訴追され、殺人罪で有罪になることも珍しくないのだ。そうでなくても、自分たちの子どもが原因不明の死を遂げれば、生涯にわたって重荷を背負うことにもなりかねない。最近では、睡眠中に突然死した乳児の一部は、LQT症候群になりやすい突然変異型イオンチャネルの保因者（キャ

リア）で、心臓突然死を起こしたものと考えられていた。ただし、乳幼児の突然死のうちどのくらいの数の原因が、イオンチャネル異常による突発的な不整脈であったのかは、まだ解明されていない。死後にイオンチャネルの突然変異を調べてみれば有用かもしれない。死亡原因を特定するために役立つだけでなく、もし何らかの変異が見つかれば、ほかの無症状の家族にも同じようなリスクがあることがわかるからだ。

　幸いなことに、LQT症候群は今では治療が可能であり、患者はおおむね普通の人生を送ることができるようになった。ストレスによる心臓への影響を抑制するβ遮断薬という薬が、通常きわめて有効である。また、心臓の異常なリズムを検出すると電気ショックを作動させ、正常リズムに戻してくれる植込み型除細動器もよく普及している。

テルフェナジンの物語

　さまざまな遺伝子の突然変異がLQT症候群の原因になることが知られている。その中には、少なくとも6通りの異なるイオンチャネル（多くはカリウムチャネル）の遺伝子変異がある。しかし、LQT症候群は必ずしも遺伝子が原因になるとは限らない。心臓のイオンチャネルの働きを遮断する薬剤が、この症候群を誘発する場合もあるのだ。テルフェナジンという薬はきわめて有効な抗アレルギー薬で、イギリスではかつて薬局でも市販されていた。1985年にはアメリカでも承認され、セルデインという名称で販売された。以後、急激に使用が拡大し、1991年にはアメリカで9番目によく使われた処方薬になった。ところが、処方用量のテルフェナジンを服用した後に、心臓に異常をきたした例が何件か報告され、QT間隔延長や突然死のケースも見つかった。ほとんどの場合、患者は特定の抗菌薬を併用していたか、肝機能が低下していたか、または以前から心血管系に疾患を持っていた。最終的に、薬の製造元では、このような状態に該当する患者にはテルフェナジンを使用させないこととし、通知文書を160万通も作成して医師と薬剤師に送った。やがてこの薬は市場から姿を消した。

テルフェナジンでこうした悪影響が出たのは、心臓のHERGカリウムチャネルを遮断する作用を持っていたからだ。ほとんどの人では、テルフェナジンは肝臓で速やかに分解され、HERGを遮断しない（それでも有効な抗アレルギー作用はある）代謝産物になるため、問題を起こすことはないが、肝臓に疾患のある人では代謝酵素が不足して、テルフェナジンが十分に代謝されないまま心臓に作用してしまう場合があるのだ。ほかにも、肝酵素を阻害する何らかの薬や物質（グレープフルーツジュースなど）を摂取している人では、心臓不整脈を起こす危険が高くなる。

　テルフェナジンの物語には、まだ続きがある。ほかにも多くの薬剤が、やはりHERGを遮断して、心臓の異常を起こしやすいことが続々とわかってきたのだ。そこで2001年には日米欧の協同で規制が設けられ、あらゆる新薬はHERGに対する作用を調べなければならなくなった。最新のガイドラインでは、単離した細胞や組織を使った検査だけでなく、人での臨床試験も必須とされている（膨大な数の心電図検査を行わなければならない）。この規制の余波として、HERG検査を請け負う小規模なバイオテクノロジー会社が山ほど誕生する一方で、薬の開発費の急騰という事態も生じている。多くの薬剤はこの段階をなかなかクリアできないため、従来より多額の費用がかかるのだ。中には開発がかなり進んでいた薬がいくつもHERG作用を持つことがわかり、莫大な金額を失ってしまった製薬企業もある。

心臓どきどき

女：ああ、先生、わたし困ってるんです。
男：おやおや、どうしました！
女：ある男性がわたしのそばに来るたびに……
男：ふむふむ？
女：顔がかーっと熱くなって、
　　それから心臓の鼓動が速くなるの。
　　こんな風に、どきどき、どきどき、どきどき、どきどき、
　　どきどき、どきどき、どっきどき。

往年の映画スター、ソフィア・ローレンとピーター・セラーズが歌う陽気なデュエット曲の始まりだ。この感じは誰でも覚えがあるだろう。興奮したり怖くなったりしたときに心臓の鼓動が速くなることは、誰もがみな経験することだ。どきどきするあまり、心臓が破裂しそうに感じられることもある。

　これは「闘争か逃走か」のホルモンと言われるアドレナリンが引き起こす現象である。私たちの身の回りに何かいつもと違うことがあったとき、すぐに行動を起こして対処できるように、あらかじめ心臓の収縮の速さと強さの両方を刺激して、体に準備をさせるのだ。引き金は、アドレナリンが心臓の細胞膜にあるカルシウムチャネルを、通常より多く開口させることだ。すぐに洞房結節の細胞の発火が普段より速くなり、心臓の鼓動が増す。すると細胞内で放出される貯蔵カルシウムの量が増えるので、心筋の収縮力も増すことになる。アドレナリンは腎臓のすぐ上にある副腎で作られ、ストレスや運動に反応して血中に分泌されるホルモンである。同じような作用をもつ類縁物質のノルアドレナリンは、心臓を支配する神経から伝達物質として放出される。

　運動中に心拍数が増えるのは、十分な栄養物と酸素を手足の筋肉に供給するために欠かせない現象だが、逆に心拍数が多すぎても悪影響がある。拍動する心筋そのものへの酸素の供給が間に合わなくなるからだ。そのようなときに起きるのが、狭心症である。身動きできないほどの激痛を胸部に感じ、左腕にまで痛みが広がることもある。狭心症を起こしやすいのは、アテローム動脈硬化性プラーク（血管壁にこびりつく脂肪を含む沈着物）が冠動脈の内腔に付着して、血管が狭くなっている人だ。この関係を利用して、運動負荷テストという検査が行われることがある。被験者に運動をさせて心拍数を上げ、酸素需要が高まったときに、冠動脈の異常や痛みが起きないかどうかを調べるのだ。ただし、狭心症を引き起こすのは運動だけではなく、怒りや興奮、情緒的なストレスなどが引き金になることもある。例えば、私が鮮明に覚えているのは、以前、オランダのアイモイデンを小さなヨットで出航したときのアクシデントだ。私たちがアムステルダムにつながる運河を航行していたとき、たまたまヨットのスクリューにゴミが絡みつき、エンジンが止まってしまった。運河は重要な航路になっていて、その日もかなりの船が行き交っていた。ちょうど

そこへ荷物を満載した巨大な貨物船が現れ、私たちのヨットにのし掛からんばかりの勢いで、どんどん近づいてきた。見るからに小回りなどきかなそうな船だ。私は大慌てで帆をあげようとし、もう1人の仲間はスクリューのゴミを除こうと、ナイフを持って海に飛び込んだ。そのとき、ヨットの船長が狭心症の発作を起こしたのだ。幸いにも船長は、自力で下のデッキまで行くと、亜硝酸アミルのアンプル瓶の首を折り、その蒸気を鼻から吸引することができた。彼の胸の痛みはすぐにおさまった。亜硝酸アミルが冠動脈を拡張させ、心筋への血流が増えたのだ。

亜硝酸アミルと同じような作用を示す薬剤に、ニトログリセリンがある。ニトログリセリンには一酸化窒素という気体を放出する作用があり、この気体がサイクリックGMP（cGMP）という化学物質の産生を刺激して、血管を弛緩させるのだ。実はバイアグラ®の作用も、同じような仕組みである。バイアグラの場合は陰茎の血管内でcGMPの濃度を高めるので、その部位の血管が拡張して勃起が起きるのだ。ところが、もしニトログリセリンとバイアグラを同時に服用したら、両方の作用が合算されて全身の血管が著しく弛緩し、重大な血圧低下を起こしてしまう。それゆえ、狭心症の治療としてニトログリセリンを使っている人はバイアグラの服用は禁忌である。面白いことに、バイアグラ（クエン酸シルデナフィル）は狭心症の治療薬を研究していた科学者が、偶然に発見した薬である。当初、シルデナフィルの狭心症への効き目を調べた臨床試験では、期待したほどの効果が得られず、開発は中止されることになった。ところが、試験に参加した数人の男性が、薬の服用をやめたくないと言い出したのだ。その薬には珍しい（誰も予想もしていなかった）「副作用」があるから、という理由だった――。

心臓の動悸を鎮めるためによく使われるのは、β遮断薬という種類の薬剤だ。アドレナリンは心臓の膜にあるβ-アドレナリン受容体に結合することで心拍数を上げるが、β遮断薬はこの結合を遮断して、アドレナリンの作用が出ないようにする。ただし、β遮断薬を使うと残念な副作用が出る場合がある。服用した男性の一部からすぐに報告されたのは、不能になってしまうということだった[2]。件数自体はそれほど多くはないが、なぜか、この副作用のことを

知っている男性ほど発生頻度が高いということが、いくつかの臨床試験で明らかになっている。つまり、問題の少なくとも一部は不安によって起きていることがうかがえる。もしかすると、知りすぎるのも危険ということなのかもしれない。

堪え忍べ、わが心よ

　心臓を支配する神経から放出される化学物質の中には、心拍を遅くするものもある。そしてときには、その作用で心臓が完全に停止してしまうこともある。私が1994年に、テキサス州ヒューストンで開催された、ある学会に出席したときのこと。長くて退屈なフライトの末にたどり着いた現地は、ひどく暑かった。それでも私はウェルカムパーティーに出席することにした。そこでワインを1杯（いえ、もしかすると2杯）飲んだとき、突然、ぐらぐらするようなめまいを覚え、頭が爆発するような感じがした。次に覚えているのは、視線の先にピカピカ光る小山のようなものがあって、そこに暗いトンネルが口を開けているように見えたこと。ぼんやり見つめているうちに、それは誰か男性が履いている靴の先だということがわかってきた。そして、その数がどんどん増え、視界の中が靴だらけになった――私は床に倒れていた。寒気がして、それでも汗が出て、研究者仲間の足をネズミの目線で眺めていた。私は人生で初めて気を失ったのだ。理由は簡単。心臓につながる抑制性の神経が急激に活動を亢進したために、一瞬だけ心臓が止まってしまったのだ。その結果、脳に酸素が行かなくなって失神した。それでも床に倒れた瞬間に血流が回復して、生き返ることができたのだ。

　化学伝達物質のアセチルコリンは、心拍数を遅くする役目を担っている。迷走神経終末から放出されることで、脳から心臓へ（そしてその他のさまざまな臓器へ）と指令を抱えて駆け巡る。心臓では、アセチルコリンは洞房結節の細胞が持つムスカリン作働性受容体に結合する。この受容体の名前は、ムスカリンという物質によって活性化する受容体であることを意味している。ムスカリンは、ある種のキノコで見つかった化学物質で、有名なところでは、赤地

に白い斑点のあるベニテングタケ (*Amanita muscaria*) というキノコがこの物質を持っている。ムスカリン受容体（骨格筋にあるアセチルコリン受容体とは、また別の受容体）にアセチルコリンが結合すると、一連の反応が誘発された末に、カリウムチャネルが開口する。その後はカリウムイオンが細胞から流れ出し、細胞内部の電荷が負のほうに傾くことで、神経細胞の場合と同じようにナトリウムチャネルとカルシウムチャネルのスイッチが「オフ」になり、電気活動が減少して、心臓の鼓動が遅くなるのだ。

　心臓はわずかながらも断続的に、迷走神経による抑制作用を受けている。そのため安静時の心拍は、実は洞房結節にあるペースメーカー細胞の自発的発火の頻度より遅いのだ。一方、心臓移植を受けた人は、手術の際に迷走神経が切断されるため、心臓に抑制性のインプットが来ていない。そのため、移植後の安静時心拍数は普通の人より高くなっている。

　ムスカリン受容体の結合部位でアセチルコリンと拮抗するアトロピンという化合物がある。アトロピンは心臓の拍動がきわめて遅い患者や、心臓が現実に止まってしまった患者の治療のために、アセチルコリンの作用を抑制する目的で医療現場で使われている。アトロピンを投与すると心臓がスピードアップするため、大量に使うと致死的な毒物にもなる。アトロピンの名前の由来になった「アトロポス (Atropos)」は、ギリシャ神話に登場する「運命の三女神」の中で最も恐れられる存在である。生命の糸を切るというこの女神は、手の動きを止めることはないとも言われている。

　アトロピンは、心臓以外の組織のアセチルコリンのムスカリン作働性受容体に対しても抑制作用がある。この性質を利用して、目の瞳孔を拡張させるために使われることがある。瞳孔が開いて輝くような目になると、セクシーで魅力的だと受け止められこともある（もしかすると、オーガズムの際に瞳孔が開くところからそう感じられるのかもしれない）。エリザベス1世の時代には、宮廷に出入りする女性たちが化粧品の一種として、アトロピンをよく使っていた。原料は毒性のあるナス科の植物で、黒光りする実をつぶすとアトロピンが採れた。ベラドンナというこの植物のラテン語名 *Atropa belladonna* は「美しい女性」という意味だ。どの部分をとっても人には有毒だが、鳥はその実を平気で食べ

る。アトロピンとその誘導体は現在では目の検査のときなどに点眼薬として使われている。瞳孔を拡張させると目の奥を調べやすくなるからだ。実際に経験した方も多いと思うが、この薬を使うと目が光に対してきわめて鋭敏になる（まぶしい光を受けても虹彩の筋肉が収縮しなくなるためだ）。使った後は日光がひどくまぶしく感じられ、目を開けていられないので、車の運転はするべきでない。

鼓動する心臓

　人が運動すると、心拍数に劇的な変化がある。そのことは日常生活でも（例えばバス停を目指して走っているだけでも）感じられるだろう。人間の心拍数は最大で1分間に200拍ほどで、安静時の約3倍だ。ほかの動物ではもっと多くなることもあり、例えば飛行中のハチドリでは1分間になんと1200拍にもなる。こうした心拍数の増加は、心臓を支配する交感神経からノルアドレナリンが放出されたり、アドレナリンの血中濃度が高くなることで起きている。心臓移植を受けた人でも運動をすれば心拍数が上がるが、その上がり方は普通の人より遅い。なぜなら、血液を介して運ばれてくるアドレナリンの作用は、神経から放出されるノルアドレナリンの作用より時間がかかるからだ（移植後の心臓には神経支配がないため、心拍数の増加は血液中のアドレナリンの作用だけに影響される）。一方、迷走神経から放出されるアセチルコリンは心拍数にブレーキをかける役割だが、運動中は作用しなくなり、運動をやめるとまた復活する。心臓移植を受けた人ではアセチルコリンの作用もなくなるため、運動を終えた後に安静時心拍数に戻るのにも時間がかかる。

　最大心拍数は年齢によって変わる（加齢とともに減少する）が、健康状態にかかわらず、どんな人でもほぼ同じである。人によって違いが出るのは、心臓から送り出される最大の血液量だ。運動選手は常に運動をしていることで心臓が大きくなり、1回の拍動で送り出す血液の量が増える（その結果として、安静時心拍数は少なくてすむようになる）。家でごろごろしている人も運動選手も、運動時の最大心拍数は同じだが、運動選手の心臓のほうが圧倒的に多く

の血液を送り出している。彼らは心臓を大きくすることで、競争に有利なように適応しているのだ。

サイレントキラー

　塩化カリウムは心臓を止めるための、きわめて効果的な方法である。素早く、静かに、何の証拠も残さない。そして痛みもないと言われている（でも誰が言ってるのだろう？）。そういうわけで、塩化カリウムは推理小説でよく殺人に使われる。例えば、ディック・フランシスの小説『帰還』では、馬と人を殺すのに塩化カリウムの注射が使われている。『帰還』の登場人物は、この物質を専門の化学会社から購入しているが、実際は誰にでも簡単に手に入る。低ナトリウム塩という食塩の代用品として広く市販されているからだ。小説の世界に限らず、例えば、看護師が看護している患者に違法な塩化カリウム注射を行って殺してしまい、訴えられたり、有罪になったりするケースも少なからずある。

　麻酔をかけて眠らせた後に、塩化カリウムを注射する方法は、公式な死刑執行法としても使われている。医師のジャック・ケヴォーキアンは自作のタナトロンという機械[3]でこの薬剤を使ったことで有名である。タナトロンは、病気で末期状態になった患者の死を幇助するために作られた安楽死装置だ（ケヴォーキアンは1998年に二級殺人罪で告訴され、投獄された）。また、かなり不確かな話だが、ドイツの元政治家のロジャー・クッシュも、自己投与による自殺を幇助する薬剤として塩化カリウムを勧めていたという。

　塩化カリウムはなぜ心臓を停止させるのだろう？　高濃度の塩化カリウムは心臓の細胞を過剰に脱分極させるため、ナトリウムチャネルとカルシウムチャネルのスイッチが「オフ」（不活性化）になる。これらのチャネルの細孔が閉じていると、活動電位がまったく発生しないため、心臓は単純に止まってしまうのだ。ただし、カリウムをゆっくり静注したなら、心臓は最初のうちスピードアップして、やがて心室細動を起こしてから停止するだろう。

　興味深いことに、運動中は血液中のカリウム濃度が高くなる。動かしている筋肉からカリウムイオンが放出されるためである。激しい運動をしていると、

心臓を永遠に停止させてしまうに十分なほど高濃度になることもあり得るが、走っている途中で心臓が止まってしまう人はあまりいない。その理由はまだ十分に解明されていないが、1つの可能性として、やはり運動中に血中濃度が高くなるホルモンのアドレナリンが、心臓を保護する作用を持っているからだと言われている。運動をやめた後にカリウムの血中濃度がなかなか下がらなければ、その人は失神を起こすかもしれない。スカッシュのゲームでは、実際にコートにいるときよりも試合が終わった直後のほうが心臓発作を起こす人が多いが、その理由はここにあるのかもしれない。

バーチャルな心臓

　現在では、心臓の電気活動に貢献するさまざまな種類のイオンチャネルのことがわかってきた。その数はとても多く、心臓の細胞の種類ごとにイオンチャネルの数も違う。また、同じ種類のチャネルでも、細胞が心臓内のどの部位にあるかによって、チャネルの密度や活性がまったく違うこともある。したがって、ある特定のイオンチャネルに変化が起きたとき、1つの細胞の電気活動に何が起きるかを予測することはきわめて難しく、とくに心臓全体の電気活動となればなおさら予測困難である。こうした理由から、今やコンピュータモデルの開発が切実に求められている。

　心臓のリアルタイムのコンピュータモデルを開発することは、現代の心臓研究における重要な目標である。この取り組みを長く牽引していたのは、オックスフォード大学のデニス・ノーブル教授だ。彼の「バーチャル心臓」モデルは、正常な心臓の拍動や心臓発作の影響、人の疾患の原因になる遺伝子変異の影響、そしてHERGチャネルを遮断する薬剤の作用などを十分にモデル化している。ときには製薬会社がこのモデルを利用して、新薬の作用機序の説明を行うほどだ。

　数年前、彼のモデルがまだ初期のバージョンだった頃、製薬会社のロシュ社がノーブルに、フィラデルフィアで行われる食品医薬品局（FDA）の公聴会に出席してくれるよう要請した。ノーブルが驚いたことに、会場の後ろのほう

は、携帯電話を手にして議事進行を聞いている証券トレーダーでいっぱいだった。新しい科学的知見（エビデンス）が発表されるたびに、ウォール街では株価の乱高下が起きるのだ。教授の発表が終わると、FDAの委員の1人がこう言った。「このプログラムが欲しいのですが」。「いいですとも」と、そっけない答えが返ってきた。「ですが、このプログラムを実行するには、500万ポンド（現在の値段で1000万ポンド、日本円にして約14億円）のスーパーコンピュータを買わなければなりませんね」

　その後、コンピュータの性能が急速に向上したため、今では同じシミュレーションを普通のデスクトップコンピュータで実行することができる。それでも製薬会社が望むように、心臓の活動をリアルタイムでシミュレートすることは、最新のスーパーコンピュータをもってしてもまだ無理である（少なくとも、今現在は）。

8
生と死

無残な死を遂げるか生き永らえるか、
事態は剃刀(かみそり)の刃に乗っているようなものなのだ

ホメロス『イリアス』、松平千秋訳、岩波文庫（上巻）
（2004年7月15日15刷、30頁より）

　1970年、アメリカの農業地帯で、ごま葉枯病菌（*Bipolaris maydis*）というカビが大発生し、トウモロコシの収穫が15％ほどダウンした。3000万トンものトウモロコシが廃棄処分され、損害費用は推計10億ドル。多くの小規模農家が廃業に追い込まれた。アメリカでは1969年に初めてこの病気が報告されたが、それほど深刻な問題とはみなされず、感染株を取り除いただけで放置されていた。ところが翌年になって様相が一変する。この年は暖かく湿った天候が続き、カビの急激な拡散には理想的なコンディションだったのだ。フロリダ州で始まった流行は、6月にはアラバマ州、ルイジアナ州南部、ミシシッピ川流域のほぼすべて、そしてテキサス州の一部に達し、9月には北はウィスコンシン州、西はカンザス州まで含めて、アメリカ中部のコーンベルトと呼ばれるトウモロコシ栽培地帯全域に広がった。

　感染したトウモロコシは悲惨な状態だった。最初に葉っぱが退色して赤っぽくなると、すぐに植物全体が黄色味を帯びてくる。最悪の場合、トウモロコシの穂が腐って地面に落ち、ぼろぼろに崩れ去った。とくに流行のひどい一部

地域では、収穫機からカビの胞子がもうもうと黒く舞い上がるほどだった。

　ごま葉枯病の影響が壊滅的に広がった原因は、このカビが出す毒素と、トウモロコシのもつイオンチャネルとの不幸な組み合わせにあった。この毒素は「自家不稔性」という特殊な性質に関係するイオンチャネルだけを標的にする。ところが、1970年にアメリカで作付けされたトウモロコシは、ほとんどが、この自家不稔性の品種だったのだ。結果として、生育したトウモロコシは大半が毒素に侵され、ごま葉枯病の大流行という事態になったのだ。このようにトウモロコシが同じ品種ばかりになった原因を探っていくと、始まりは1800年代にまでさかのぼる。

　植物の中ではよくあることだが、トウモロコシには雌雄異花同株という性質があり、1つの個体の中にオスの部分とメスの部分が同居している。トウモロコシの茎のてっぺんに咲くのが「雄穂（ゆうすい）」と呼ばれる雄性の花で、花粉の粒を空中にばらまく働きをする。一方、茎の途中には「雌穂（しずい）」と言われる雌性の花が咲く。ここに雄穂の花粉がついて受粉が成立すると、やがてトウモロコシの実ができるのだ。野生のトウモロコシには、もともとこのように、同じ個体の花粉を受粉して実をつける「自家稔性」という性質がある。ほかの多くの植物が、おしべとめしべを同じ花の中にもち、受粉しやすくなっているのと同じ原理である。ところが、作物としてみた場合には、異なる品種の間で受粉が成立してできる雑種（ハイブリッド）のトウモロコシが一番優秀である。この事実がわかってきたのが、1800年代の終わり頃のこと。育種技術が盛んに研究される中で、ハイブリッド品種のトウモロコシは純系種の親世代に比べて、背が高く、よく育ち、何より重要なことに、大きな実をたくさんつけるということが発見されたのだ。やがてハイブリッド品種のトウモロコシは徐々に広がっていった。優れた性質を聞かされて驚く農家の人たちに、種苗会社の販売員が、一度使ってみるよう盛んに促した。今年ハイブリッド品種を使った農家は、翌年もまた必ず新しい種子を買うことになると目論んでのことだ。なぜなら、ハイブリッド品種の植物（F1品種）は「雑種強勢」といって、一代目は親の優秀な要素を受け継ぐが、二代目以降になると性質に劣化がみられるため、収穫用に植えつけられるのは一代目に限られるのだ。

ハイブリッド品種を作るには、トウモロコシに自家受粉をさせないようにしなければならない。最初のうち、この操作はトウモロコシの雄穂を手で摘み取る方法で行われていた。しかし、毎年、何千本ものトウモロコシに施すにはあまりに大変な作業である。あるとき、育種研究家にとって幸いなことに、花粉を作らない変種のトウモロコシが見つかった。細胞質雄性不稔性（CMS）という品種のこのトウモロコシは、交配に用いるには理想的であることがわかり、種苗会社がこぞって利用するようになった。何より便利なところは、花粉を作る普通のトウモロコシの隣にCMS種を植えておけば、あとは風まかせですむことだ。雄穂を手で摘み取ったりしなくても、CMS種の茎には、隣にある普通の品種の花粉を受粉したハイブリッドの実が自動的にできるのだ。ところが、ここに思わぬ落とし穴があった。当時の育種研究家は知らなかったが、CMS種のトウモロコシは普通のトウモロコシと違って、ごま葉枯病に罹りやすかったのだ。その原因は、CMS種のトウモロコシのすべての細胞が、ごま葉枯病の毒素に取りつかれやすい特別な種類のイオンチャネルを持っていることだった。
　この話からわかるように、イオンチャネルは神経や筋肉のように、電気的に興奮しやすい細胞だけにあるわけではない。私たちの体のあらゆる細胞に、そして、この上なく小さな細菌からアメリカスギの巨木まで、地球上のすべての生物の細胞にイオンチャネルがあって、あらゆる生命現象を調節しているのだ。

精子のターボチャージャー

　生命の営みに欠かせないイオンチャネルの役割は、私たちが胎児になる前から始まっている。あの偉大なる精子の競争の行方にも関わっているのだ。勝つのはただ一人という、この厳しい試練は、私たち生命体が最も早い時期に経験する、最も重要な競争である。そして私たち1人1人が（というより、私たちの体の一部が）勝者なのだ。
　精子は射精の瞬間から尾（鞭毛）を激しくしならせながら泳ぎ出し、先を争って、卵子目指して進んでいく。膣の中から女性生殖器の上部のほうへ進むと、周辺環境はアルカリ性に傾き、すぐにプロゲステロンというホルモンが

登場する。このホルモンに誘発されて、精子の鞭毛は慌ただしくのた打ち回るような動きから、よりゆっくりと、より大きく、左右非対称に鞭打つような動きに切り替わり、精子が一層力強く前進するための後押しをする。まるでターボチャージャーが作動して、ここぞという時のためのパワーを精子に与えたかのようだ。この必須の力がもし得られなければ、精子が卵子の膜に侵入するための突進力はなくなってしまうだろう。精子の鞭毛のしなりがこのように変化するのは、Catsperと命名された特別なイオンチャネルが開くおかげである。

　Catsperは、ハーバード大学のデイヴィッド・クラッパムのお気に入りのチャネルだ。クラッパムは剃刀のように鋭い頭脳を持ちながら、いたずらっぽく笑って、ちょっとエッチなジョークを言ったりする科学者だ。そのクラッパムの研究室に所属するポストドクターのディジャン・レンが、ヒトゲノム計画のデータベースを使って、何か未知の宝物が眠っていないか検索していたとき、偶然に、精巣だけで発見された新しいイオンチャネルを見つけた。クラッパムはすぐに興味を引かれ、精子におけるこのチャネルの多様な発現様式が研究室のテーマになった。クラッパムはこんな風に言っている。「精子は神経細胞が持つあらゆる特徴を備えている上に、神経にないものも持っている。精子にはイオンチャネルがあり、興奮したり、周りの化学物質を感知したりするが、その上さらに、動くことができるのだ――とくに卵子の近くに行くと、動きが一層活発になる。まるで女性の近くにいるときの男たちみたいなんだ」

　Catsperチャネルはヒトゲノムの中でも、とくに複雑なものの1つである。チャネルの細孔は4つの異なるタンパク質で構成され、さらにいくつかの種類の違う修飾タンパク質が付属している。もしこれらのどれか1つでも欠けると、チャネルが機能しなくなり、精子の鞭毛は力強いしなやかな動きに切り替えることができなくなって、不妊になるのだ。Catsperは精子以外では見つかっていないことを考えると、このチャネルをふさぐ薬があれば、完璧な避妊薬になるだろう。すでに広く使われている経口避妊薬のピルとは違い、女性のホルモン系に干渉する作用はないし、錠剤を飲む必要もなくなるだろう。ただ、もしそのような薬剤ができたとしても、待望されている男性避妊薬とは違う。使うのはやはり女性でなければならないのだ。使っていることを女性がはっきり

知っておくことが重要であるし、精子の動きの変化が起きるのがその女性の生殖器だけにとどめられるからだ。

　このCatsperチャネルは、すべての精子にあるわけではない。*Drosophila bifurca*という種類の小さなショウジョウバエは、びっくりするほど大きな精子を持っているが、そこにCatsperチャネルは見つかっていない。このショウジョウバエの精子は、泳ぐというよりは這うようにしてメスの生殖管内を進む。その巨大な精子は地球上で一番長い鞭毛を持っている。長さが約6センチもあって、人の精子より600倍も長く、ショウジョウバエそのものの体長の20倍もあるのだ。なぜそれほど長い鞭毛を持つように進化したかは謎だが、1つの考え方として、長い鞭毛を巻き上げるとメスの生殖管を完全にふさいでしまう栓の役割をするので、ほかの精子が入るのを妨害できるからだ、という説がある。自分のDNAを残そうとする精子の競争は大変激しく、同じオス由来の精子同士でも例外ではないのだ。

　植物の場合は、また違った難しさがある。植物の精細胞には運動能力がなく、普段は花粉の粒の中で、乾燥しないように、ただじっと守られている。そんな精細胞が、受精を促すためにイオンチャネルを利用するのだ。花粉の粒が雌性生殖器官（めしべの柱頭）に付着すると、精細胞が入った花粉管が長く伸び出して卵細胞のほうに近づいていき、卵細胞に達したところで破れて精細胞を放出する。この花粉管が破れるときに、イオンチャネルが関係することがわかっている。卵細胞に花粉管が到達したとき、周囲の細胞から化学物質が分泌され、その作用で花粉管の膜にあるイオンチャネルが開口する。その結果として、カリウムイオンが水分を連れて花粉管に流れ込んでくると、花粉管が水で膨潤して破裂する。こうして花粉管の狭い部屋から解き放たれた精細胞は、卵細胞を受精させることができるのだ。

壁を立てる

　卵子は1個の精子だけを受け入れることがきわめて重要である。もし複数の精子が侵入すれば、その卵子は正常な発達が望めないからだ。それゆえ卵子

は防御の仕組みを発達させて、最初に到達した精子だけを迎え入れ、後からやってくる精子は、いくら有望そうでもすべて確実に排除するようにしている。「多精」を阻止するこのような仕組みが最初に研究されたのは、ウニの卵だった。ウニの卵はとても大きく、肉眼でも見ることができるため、研究で扱うのが容易である。1976年に、当時まだ学生だったリンディ・ヤッフェが発見したのは、ウニの卵に最初の精子が侵入すると、細胞膜内外の電位差が急激にはね上がり、負の電荷を帯びていた細胞内が正の電荷になることだった。この電位差が発生すると、その後は精子が侵入できなくなるのだ。

驚いたことに、哺乳類の卵子の研究では、ウニとは違う仕組みが明らかになった。哺乳類の場合、多精を防ぐ障壁は電位差ではなく、物理的な壁だった——精子が侵入できないように機械的なバリアが受精後にゆっくりできるのだ。このような防御戦略の違いは、受精が起きる環境が大きく異なることの反映である。海では無数の精子がほぼ同時に卵に到達することもあり得るため、電位差というきわめて迅速な現象で多精を防ぐことが理想的である。一方、哺乳類の場合は、メスの生殖器官を泳いでいく長くて困難な道のりがあるために、卵子に到達できるのはほんの数個の精子に限られ、しかも同時に行き着くことは珍しい。そういうわけで、比較的ゆっくりと壁を作る方法で十分なのだ。

生死を分ける

アヤ・ソリマンの人生は、スタートからして、まったく普通ではなかった。母親のジェインが脳死を宣告された2日後に、帝王切開で生まれたのだ。かつてスケートで2つのチャンピオンとなったジェインは、妊娠25週目に致命的な脳出血を起こし、空路でオックスフォードの病院に救急搬送されたが、到着直後に死亡した。ジェインの脳は死んでしまったが、医師はジェインの体の生命活動を維持することに決めた。ジェインのお腹の中で胎児の肺が成熟するまで、時間を稼ぐことにしたのだ。

子宮の中にいる間、胎児はクッションのような水の袋の中に浮かんでいる。

発達途上の胎児の肺には液体が充満していて、空気を呼吸することはできず、必要な酸素はすべて胎盤につながる臍帯を通して得ている。新生児が誕生と同時に空気を呼吸するようになるには、肺の中の水が速やかになくなる必要がある。このとき役に立つのが、肺の内側を覆う細胞が持つ上皮ナトリウムチャネル（ENaC）という特別なイオンチャネルである。ENaCは出生と同時に開口するため、肺の水に含まれるナトリウムイオンが、濃度勾配に従って肺の細胞内に流れ込んでくる。ナトリウムイオンは水を引き寄せる性質があるため、肺の内腔の水が細胞内に引き込まれ、内腔はすぐに乾燥する。ENaCチャネルが存在して機能する限り、肺からは速やかに水分が排出されるのだ。このENaCがない新生児は、生まれた直後に自分の肺の液で溺れたようになり、「湿性」肺という異常を示すことがある。

　正常な発達過程では、誕生の2～3週間前にステロイドホルモンの血中濃度が上昇して、ENaC形成のスイッチが入り、生まれるまでには肺が十分な発達を遂げる。ところが妊娠25週目の頃は肺の発達がまだ不十分で、肺の細胞には、ごくわずかなENaCチャネルしかない。また、肺には空気を含む肺胞という小さな袋があるが、その表面張力を低下させ、袋がつぶれないようにする肺サーファクタント（肺表面活性物質）という内分泌物質も、まだ少量しか存在しない。このような状況での早産が避けられない場合は、可能な限り、出産前に母体へのステロイド投与が行われる。投与されたステロイドは胎盤を越え、未熟児の肺の成熟を助けるのだ。ジェインのケースでは、母体の子宮内にいることが胎児にとって最善であると判断され、生命維持装置で母体の命を保ちながらステロイドが投与された。生まれてくる娘の命を守る最善の措置がとられたのだ。

　ENaCの物語には今も進展がある。出産時の母体では痛みや出血などのストレスに反応してアドレナリンが分泌されるが、このアドレナリンの血中濃度が高まることで、胎児のENaCチャネルの完全な開口が促されることがわかってきたのだ。分娩刺激のない帝王切開で生まれてきた子どもは、正常分娩で生まれた子どもより肺からの排液がスムーズでない場合があるが、それはこのENaCの開口不全が原因かもしれない。また、帝王切開後の新生児では呼吸

器合併症の発症率が比較的高いが、そのこともこの現象で説明できるのかもしれない。

血圧の調整役

　ENaCの仕事は出生とともに終わるわけではない。血圧を左右する血中ナトリウム量を調節するのもENaCの重要な役割である。ENaCチャネルの機能に異常があると、人の血圧は急上昇して、脳出血を起こしてしまうかもしれないのだ。ENaCがこうしたナトリウム調節を行う重要な舞台は、腎臓である。

　腎臓は血液をきれいにする高度な機械のような臓器である。血液から絶えず有毒物や老廃物を取り除いたり、余分な水分を押し出したりしている。この排泄処理は、1個の腎臓に約100万個もあるネフロンという腎単位の1つ1つが担っている。ネフロンは、ごく細い毛細血管が丸まって糸玉のようになった糸球体に、尿を集める尿細管という細い管がつながってできている。驚いたことに、人の血液は全量が1時間に2回も腎臓を通過している。血液が腎臓のネフロンを通過するたびに、赤血球や血漿タンパク質は血中に保ちながら、廃棄物と塩分と水分だけが毛細血管の外に押し出され、尿細管に集められていく。このとき血中のほとんどすべてのナトリウムと、かなりの水が濾過されるが、その後に長い尿細管の経路をたどるうちに、多くはまた再吸収されて血液中に戻される。再吸収されなかった残りが最後に膀胱に貯まり、尿として排泄されるのだ。

　ENaCは、この尿細管の細胞膜にあって、ナトリウムの（血中への）再吸収を担っている。肺の場合と同じように、ナトリウムの取り込みには水もついてくるため、尿細管からナトリウムを再吸収すれば血液の量が増える。血液は閉じた循環経路を回っているため、量が増えれば系内の圧力（つまり血圧）が上がることになる。塩分（塩化ナトリウム）の多い食事は健康に良くないとされる理由は、多量のナトリウムを摂取すると水分が取り込まれて血液量が増え、血圧が上昇するからだ。その逆で、もし血中のナトリウム濃度が低すぎると、十分な水分を保持しておくことができず、血圧が低下してしまう。汗とともに多量の

塩分が失われる暑い季節には十分な塩分摂取が重要だと言われるのは、このためである。

　ENaCは3つの遺伝子から作られるが、そのどれか1つでも突然変異を起こすと血圧に影響が出る。ENaCの活性を高めるような変異では、リドル症候群という遺伝性の高血圧になる。一方、ENaCの活性低下をもたらす変異では低血圧になる。とくにこの後者は、新生児や乳児の生命にかかわる塩類喪失症候群に至る可能性もあり、危険である。ENaCの活性低下によりナトリウム取り込みが減少すると、再吸収される水分量も少なくなるため、乳幼児はすぐに脱水状態になり、ほかのイオン（とくにカリウム）の血中濃度もアンバランスになってしまうのだ。早期に発見して手当をしなければ、命にかかわる疾患である。

　幸いなことに、ENaCの遺伝子変異はどれも稀である。ただ、一般に白人より黒人のほうが高血圧とその合併症にかかる人が多いのは、ENaC遺伝子変異の頻度に人種差があるためだと考えられている。黒人では、ナトリウムを取り込みやすくなるENaC変異型の頻度が比較的高いのだ。詳しい原因は不明だが、かつてサハラ砂漠の近くに住んでいた人々は、めったに手に入らない塩の吸収効率を高めるために、そのような仕組みを持つよう進化したのではないかという説がある。食塩がごく稀にしか入手できない環境ではこの変異が有利に働くが、塩分豊富な加工食品があふれる現代社会では、かえって不利益になるのだろう。

しょっぱいお話

　中世時代、子どものおでこにキスをして、その子の運命を予言する儀式が行われていた。もし額がしょっぱければ、その子は、若くして亡くなる魔法がかけられているとみなされた。このような皮膚のしょっぱさと早死にの関係は、ただの迷信ではない。現代では嚢胞性線維症という名前で呼ばれる病気のことが、古くから知られていたのだ。この病気に罹った人は汗がとても塩辛いことや、ある種の消化酵素の分泌不全が起きることが特徴である。とりわけ深刻な影響は、肺の中に、ねばねばする濃厚な粘液が詰まり、呼吸が困難に

なったり、慢性的な感染症や炎症を起こしたりして、肺がゆっくり壊れていくことだ。治療法はまだなく、命にかかわる病気である。この病気を生まれながらに持つ人は、現代の最新テクノロジーをもってしても、40歳までに半数が亡くなってしまう。

　嚢胞性線維症が初めて1つの疾患として認識されたのは、1938年にドロシー・アンダーセンという研究者が、この病気の全体像を論文にまとめて発表したときだった。その数年後、ニューヨークに熱波が到来する季節になって、熱中症で入院してくる子どもたちの中に嚢胞性線維症の患者が多くいることに、小児科医のポール・ディ・サンタニエゼが気づいた。優れた洞察力を持つこの医師は、子どもたちが虚脱状態になっている原因は、おそらく塩分が過剰に失われているせいだと気づき、汗を分析してみた。するとそこには異常に高濃度の塩化ナトリウムが含まれていた。嚢胞性線維症を診断するときには今でも汗の検査が行われるが、その土台になった発見である。

　この疾患の核心部分にあるのは、ある珍しいイオンチャネルの機能を損なうさまざまな突然変異である。チャネルの名前は、正式には嚢胞性線維症膜コンダクタンス制御因子（cystic fibrosis transmembrane conductance regulator）だが、あまりに長いので、普通は英語の頭文字をとってCFTRと呼ばれている。CFTRチャネルは肺の内側の細胞や、汗腺、膵臓、精巣といった管状構造をもつ臓器の細胞にある。管の内腔を覆う細胞の膜にこのチャネルがあって、塩素イオンの通過を調節している。塩素イオンの分泌は体液の産生にとって不可欠である。例えば、腸管に消化酵素を運ぶ消化液、そして精液や汗などは、どれも塩素イオンがなければ作られない。また、肺で分泌される粘液にとっても塩素は欠かせない。肺の内側には薄いフィルムのように粘性の分泌液が広がっていて、細菌などの異物が入ってくると、それを包み込むようにしながら肺の奥から気道、口の中へと運ぶ仕組みがある。口に届いた異物は分泌液ごと消化管のほうに飲み下され、安全に破壊されるのだ。ところが、CFTRチャネルに異常があると、このエスカレーターのような異物排除が働かず、気道には細菌が繁殖したねばねばの粘液が詰まってしまう。そして、やがて肺に感染症による障害が現れるのだ。

現在行われている嚢胞性線維症の治療は、対症療法でしかない。例えば、肺の感染に対する抗菌薬投与、気道に粘液が詰まらないようにするための理学療法、分泌されない消化酵素の補充療法などだ。それでも近年は、異常のあるチャネルそのものを治療のターゲットにする研究が行われている。例えば、患者の約4％は、CFTRチャネルの開口時間が短くなるG551Dというタイプの突然変異を持っているが、アイバカフトールという薬剤には、このような不活発なチャネルを正常に機能させる作用がある。まだ予備研究の段階だが、この薬は臨床的にも有望であることがわかってきた。今後の道のりはまだ長いが、アイバカフトールはG551D変異を持つ嚢胞性線維症患者にとって、期待の新規治療法である。ただし、白人の嚢胞性線維症患者のほとんどは、また別のF508delという遺伝子変異を持っている。この変異があると、細胞内で作られたチャネル分子が細胞表面の膜のところまで輸送されなくなる。こうしたチャネルの「目的地異常」を修正するような薬が必要だ。

　嚢胞性線維症はアジア諸国の人々やアフリカ系アメリカ人の間では、ごく稀だが、北欧系の人々にとても患者が多い。北欧地域では、単一遺伝子が関係する遺伝性疾患の中で最も頻度が高いのが嚢胞性線維症である。イギリスの患者数は約9000人で、人口全体でみると25人中1人──全体で200万人以上──が欠陥遺伝子を1つ（1コピー）持っている。それだけで症状が出ることはないが、同じ変異を持つ人同士が子どもをもうけたとすると、その子は25％の確率で嚢胞性線維症になる。これほどの頻度の高さからすると、嚢胞性線維症の変異遺伝子を1コピー持つことには、何か進化の選択の上で有利なところがあるのかもしれない。1つの可能性として、この遺伝子変異のキャリア（保因者）はコレラなどの下痢性疾患による悪影響への抵抗性が高いことが考えられる。コレラの病原菌であるコレラ菌（*Vibrio cholerae*）は、腸の細胞が持つCFTRチャネルを開かせる毒素を作る。その作用によってチャネルが開口すると、塩素イオンが細胞から流れ出し、水分子も連れていかれてしまう。結果として、腸管から大量の水分が失われ、重篤な下痢による脱水のため急激に死に至るのだ。ところが、CFTRの遺伝子変異によりチャネルが作られにくい人は、塩素の分泌が少ないため、コレラに感染しても脱水になりにく

いのかもしれない。

　コレラ菌は糞便中に移行するため、地震や洪水などのように、衛生状態が悪化する自然災害の際には、コレラが集団発生する危険がある。例えば2010年にハイチで起きた地震の際もその例外ではなく、地震発生直後からコレラの流行が始まった。コレラはヨーロッパ北部ではもはやほとんど発生がなく、主に発展途上国に限られる疾患であるが、ずっと以前からそうだったわけではない。1854年にはロンドンで大流行した事例がある。ところがこのとき、公衆衛生の力でコレラを封じ込めた有名な話が残っている。ブロードストリートの井戸のポンプのレバーを撤去させたジョン・スノウ博士の偉業である。

　その夏、ロンドンのある地区で、コレラの大流行が14週間も続いていた。スノウは感染地区の井戸水供給会社を調べ、ランベス社よりサザック社の水を使っている地域のほうが死亡者が10倍ほども多いことに気がついた。スノウは、コレラは水を介して広がるという考えを持っていたが、当時、下水から湧き出る「不潔な毒気」が原因だと唱える人々もいた。しかし、スノウが懸命に研究した結果、ロンドンのある地区は2つの別々の水道会社の水道管が入り組んで水を供給しているため、この地区の住民は、同じ空気を吸い、同じ環境で暮らしていても、飲んでいる水が必ずしも同じではないことがわかってきた。スノウはついに汚染された水を供給する井戸を突き止め、ポンプのレバーを撤去して使えなくすることで、コレラの流行を食い止めた。その上、この病気が水道を介して広がるという仮説を確認することができたのだ。流行のもとをたどると、生後5カ月でひどい下痢に見舞われて死亡したフランシス・ルイスという女児に行き着いた。この娘の衣類を洗濯した母親が、洗濯水を家の外の側溝に流したために、ブロードストリートの井戸に汚水が混入し、汚染された水が供給されたのだ。誤った行為が招いた惨事だった。

細胞の配管システム

　結局のところ、ENaCもCFTRも、疾患を発生させるメカニズムは細胞を通る水の流れに影響することである。しかし、水がどうやって細胞膜を通過する

のかは、長年にわたって科学の謎だった。細胞膜は脂質でできていて、水はほとんど通さないはずなのに、いったいどうして涙や唾液や汗や尿ができるほど大量の水が脂質バリアを通過できるのだろう？　その答えは、アクアポリンという水チャネルにある。ほとんどの細胞の膜には水専門のチャネルがあって、膜の内外に水を出入りさせるのだ。このチャネルは、アメリカの分子生物学者のピーター・アグレがセレンディピティ（偶然に大切なものを発見する能力）を発揮して発見したものだ。後にノーベル賞を授与されることとなるこの発見を、アグレは「まったくの偶然による幸運」と語っている。彼は別の研究をしていたときに、たまたまあるタンパク質を発見し、これは長く探し求められてきた水チャネルではないかとふと思いつき、水を輸送する機能があるかどうかをカエルの卵で調べることにした。カエルの卵は普通は真水の中で快適に生きていけるが、遺伝子工学の手法を使って細胞膜にこのタンパク質を発現させたカエルの卵を真水の中に入れると膨れ上がった末に破裂した。アグレも驚く結果だった。

　この実験では浸透圧の力が見事に示されている——浸透圧とは、水が、塩などの濃度の低い場所から高い場所へと流れる圧力のことだ。真水は細胞内液より塩分濃度がはるかに低いため、カエルの卵を浸すと必ず細胞内に水が入ろうとするが、普通は脂質膜に邪魔されるため侵入できない。ところが、アグレがしたように、水チャネルを追加するなどの方法で膜の水透過性を高くすると、卵に水が流れ込み、膨張して破裂してしまうのだ。

　アクアポリンチャネルには多くの種類があり、さまざまなタイプの細胞に存在することが明らかにされている。例えば、人では脳の細胞や赤血球にあり、植物や微生物の細胞にもある。最も重要なアクアポリンの1つ（アクアポリン2）は腎の集合管にあって、腎臓が毎日濾過する水のうち35リットルもの再吸収に関わっている。つまり、ここで尿が濃縮されるのだ[1]。1つのアクアポリンチャネルを通過する水分子の数は、1秒間におよそ300億個にもなる。チャネルの細孔は独特な構造をしているため、通ることができるのは水だけだ（イオンは通らない）。つまり、きわめて高度の選択性を備えている。この水チャネルはイオンチャネルのように開いたり閉じたりするのではなく、絶えず開いたま

まになっている。組み立てられたときから開いた状態のチャネルが細胞膜のところまで運ばれていき、膜に癒合したり離れたりすることで、水の取り込み量が調節されるのだ。体に水分を保つ必要があるときは、追加の水チャネルが集合管の膜に癒合して水を余計に吸収する。逆に水分を摂りすぎたときは水チャネルが膜からいなくなり、腎臓で濾過された水の多くが再吸収されず、そのまま尿として排出される。限りなく繰り返される水チャネルの細胞膜への癒合と消失は、ホルモンに制御されながら連続的に起きる現象である。あなた自身の腎臓で、まさに今この瞬間も続いているのだ。

　興味深いことに、アルコールにはこのプロセスを妨害する作用がある。ビールを何杯か飲むだけで、水チャネルを腎の尿細管に挿入させる抗利尿ホルモンの放出が阻害されるのだ。薄い尿が多量に出るのは、こういう理由である。さらに翌朝は起きたときからいくらか脱水状態で、頭が痛いのもそのせいだ。起床時にはアルコールはすべて代謝されている（ことを願う）ので、ホルモンレベルはまたすぐに上昇して、水チャネルの尿細管膜への輸送が始まり、水の取り込みが増えて尿が濃縮されるだろう。この現象は自分の目で確認することもできる。飲んだ翌朝の濃縮された尿は、前夜の薄い尿よりはるかに濃い色になるからだ。

　正常に機能するアクアポリン２がない人では、大量の薄い尿（１日25リットルにもなることがある）が排出されるため、重度の脱水状態になって、ひどく喉が乾く。アクアポリン２遺伝子の稀な突然変異により、こうした症状が出生直後から現れることがあるが、新生児がおむつをびしょびしょにするのはごく当たり前のことなので、両親が異常に気づかないことも少なくない。

凶器

　イオンチャネルは人生の始まりの時点において重要なだけでなく、生命の終わりのときにも密接な関わりを持っている。例えば、さまざまな細胞や生物が、イオンチャネルを武器のように使うことがわかっている。標的細胞の膜に大きな穴を開けながら、めり込んでいく能力を持つイオンチャネルは、分子レベル

の穴あけ器（パンチ）のようなものだ。穴が十分に大きければ、イオンだけでなく各種の小分子や必須の栄養素までもが細胞から出て行ってしまう。その上、大量の水が流れ込むため、穴をあけられた細胞は大きく膨らんだ末に破裂して（この現象を細胞の溶解という）、細胞死に至るのだ。このように凶器として使われるチャネルには、きわめて興味深い性質がある。攻撃を仕掛ける側の細胞にある間は、とりたてて害のない不活性型としておさまっているのに、いったん放出されると、獲物（別の細胞）の膜に埋まり込めるように変形するのだ。無害な不活性型からきわめて攻撃的なタイプへと、秒単位で変形するその様は、まるで本物の「トランスフォーマー」のようである。

　このようなチャネルを形作る分子は、人の免疫系においても重要な役割を担い、侵入病原体から私たちの体を守ってくれている。「ディフェンシン」という、まさにぴったりな名前を持つチャネルは、人の皮膚や気道の内腔表面の細胞にあって、細菌や真菌、一部のウイルスなどに広く対抗する天然の抗体として働いている。キラーT細胞（またはナチュラルキラー細胞）という特殊な白血球から放出されるタイプもある。キラーT細胞はウイルスや細菌を殺傷するための手段を数多く備えているが、その1つとして、外来細胞の膜に穴を開けることのできるイオンチャネル、パーフォリンを放出するのだ。人の免疫系にはこのような穴あけ兵器とも言うべき手段がほかにもあり、その代表格は補体である。補体は補体系という複雑な経路を経て活性化される一群のタンパク質の総称で、外部から侵入してきたさまざまな細胞への対抗措置として、細胞膜を攻撃するための複合体を形成し、イオンチャネルよりはるかに大きな穴を開けて破壊してしまう。

　細菌の中には、別の菌を殺傷するチャネル型タンパク質を分泌するものもある。菌同士が互いに攻撃し合う機構を持ち、絶え間ない「化学戦争」を繰り広げているかのようだ。場合によっては、細菌の放出したタンパク質が、毒素として人の細胞を攻撃してしまう不幸なケースもある。最も大規模で攻撃力が高く、視覚的にも印象的な特徴を持つ毒素の1つに、黄色ブドウ球菌が分泌するα毒素がある。α毒素は複数部分が会合してできたキノコ形のチャネルで、細胞膜を貫通する足の部分の上の丸い頭が細胞外表面に突出している。細菌は

自らを傷つけないように、このチャネルの7つの部品（サブユニット）を別々に分泌する。分泌された部品がその後、互いに結合してチャネルになり、標的細胞に巨大な穴をあけるのだ。ブドウ球菌属の細菌は、癰や癤といった、いわゆる「おでき」や、膿瘍、傷口の感染など、さまざまな皮膚感染症の原因になり、最悪の場合は全身性の感染を引き起こすことがある。そうなると血液中にも細菌と毒素が現れ、全身のあらゆる組織に運ばれていき、赤血球と白血球の両方がダメージを受けることもある（敗血症という状態だ）。α毒素には赤血球を溶解する作用があることから、溶血毒素という別名がつけられている。

　猩紅熱の原因となる化膿レンサ球菌も、赤血球を破壊する毒素を産生する。この菌に感染した人は、毒素の作用で全身に特徴的な小さな赤い発疹が出たり、舌が赤く腫れたイチゴ舌といわれる状態になり、死に至るケースもある。19世紀アメリカの小説家、ルイーザ・メイ・オールコットは妹をこの病気で亡くし、悲劇的なその出来事を後に小説『若草物語』に登場させた。そのほかにも、人の腸管が障害されて起きるアメーバ赤痢という疾患は、原虫が分泌するイオンチャネルが原因である。

菌との戦い

　このようなチャネル形成型の細菌毒素の中には、人類の手で独自の目的に利用されるものもある。例えば、細菌を攻撃するが哺乳類の細胞には悪影響を及ぼさないタイプの毒素は、抗菌薬として利用されている。殺虫剤に応用される毒素もある。最もよく知られているのは、バチルス・チューリンゲンシス *Bacillus thuringiensis* という細菌が分泌する殺虫性タンパク質だ。このタンパク質は昆虫の消化管の細胞に入り込み、細胞を溶解させ、やがて脱水させることで、昆虫を死に至らせる。分泌時は不活性型だが、昆虫の腸管内で初めて活性型になるため、人間にとっては無害である。

　バチルス・チューリンゲンシスは、農家の温室内で毛虫の発生を抑えるため、あるいは蚊の幼虫の駆除や、河川盲目症という寄生虫症を媒介する黒バエを殺虫する目的で、生物農薬の一種として広く利用されている。最近では、この

菌の毒素をコードする遺伝子を植物に組み込み、農作物自体に毒素を作らせる遺伝子工学技術も開発された。殺虫剤を自家産生するトウモロコシ、ジャガイモ、綿花などの品種がアメリカでは広く栽培されており、合成殺虫剤の使用量を劇的に減らすことが可能になった。環境にとっては間違いなく良い影響があるが、それでも、遺伝子組み換え作物についての不安などから、その使用に関して、現実にはかなりの議論がある。害虫が絶えず殺虫剤に曝されていると、進化の選択圧が働いて、この毒素に耐性を持つ強力な害虫が生まれるのではないかという懸念もある。毒素が結合できない変異型受容体を作る害虫が現れれば、明らかに繁殖戦略としては有利になるのだ。もうすでに、この殺虫剤に耐性を持つ害虫の出現が報告されている。抗菌薬の場合もそうだが、耐性の克服は絶えざる戦いである。

自殺する細胞

　かつて、あなたがまだ胎児だった頃、あなたの手と足の指の間にはアヒルと同じような水かきがついていた。やがて母親の子宮の中で成長するうちに、水かきの柔らかい組織を構成していた細胞たちはプログラム細胞死（またはアポトーシス）というプロセスを経て死んでいき、最終的にあなたの手と足には水かきのない指ができた。人体を形作るこのプロセスが、もしうまくいかなければ（そういう例もときにあるのだが）、あなたは指に水かきがついたまま生まれてきたことだろう。

　オタマジャクシを飼ったことのある人なら誰でも、このような細胞死を実際に目にしたことがあるはずだ。オタマジャクシが成長してカエルの子になるとき、尾が徐々に消えていく、あのプロセスだ。同じようなアポトーシスは、女性なら毎月お目にかかっている。月経が始まるときの子宮内膜の脱落と排出も、やはりプログラム細胞死の結果である。細胞死がとりわけ重要な役割を担うのは、おそらく人の神経系が発達して、脳の配線ができあがっていく過程だろう。脳の発達初期には多くの神経細胞が誕生し、それぞれがつながるべき場所を探しながら、軸索を伸ばしていく。ふさわしい相手を見つけた神経細胞

は、仮の結合を作って興奮性のインパルスを走らせ、化学伝達物質の「キス」をかわしてみて、それから強固なつながりを作り上げる。ところが、軸索を伸ばしても適当な標的が見つからない神経細胞は、弱いインパルスしか発することのないまま、じきに消えていく。脳の発達の過程では、このようにして数多くの神経細胞が細胞死に至っている。細胞死を抜きにして、脳の適正な機能はあり得ないと言ってもよいだろう。また、生体内に何らかのダメージを受けた細胞があると、やがて生物本体の生存を脅かすことにもなりかねないが、アポトーシスは、そうした細胞を確実に排除するための仕組みでもあるのだ。例えば、人の免疫系はウイルス感染した細胞をこの仕組みで死滅させている。DNAに損傷を受けた場合でも、その細胞を細胞死につながる道筋に誘導することで、癌化が回避される。

　このように、細胞レベルでみると、細胞死はネガティブな現象ではまったくない。あらゆる多細胞生物には、生命の欠かすことのできない一部として、アポトーシスが組み込まれている。私たちの体内では毎日、何十億個もの細胞がアポトーシスを起こして死んでいるが、もしこの仕組みがなかったら、多細胞生物の生命は成り立たないだろう。人はまだ生命の意味を理解したとはとても言えない段階だが、細胞レベルで見れば、少なくとも死の意味は理解できているのかもしれない。

生きるべきとき、死ぬべきとき

　自殺の道を選んだ細胞は徐々に凝縮し始め、細胞膜が内側の細胞質から浮き上がるようになって、でこぼこの泡のような突出がいくつもできる。細胞内ではDNAが分解されてタンパク質の合成が止まり、細胞の発電所のような役目をしていたミトコンドリアも機能を停止する。やがて細胞膜の表面に特殊な脂質成分が顔を出すと、それを目印にして「お掃除係」の細胞が飛んできて、死にかけた細胞を飲み込んでしまう。こうして自殺細胞はばらばらの断片にされ、リサイクルに出されるのだ。

　細胞がこのような自殺の段階に至るまでには、いくつかの経路がある。読者

の皆さんはおそらくもうご想像の通り、1つの経路にはイオンチャネルが関係している。そしてもう1つ、その経路で欠かせない存在はミトコンドリアである。ミトコンドリアは人の体のほとんどすべての細胞にある、細菌くらいの大きさの小器官だが、実はかつては1個の独立した生命体だった。ちょうど、暑い季節に湖などに繁殖する、緑色の藍藻（シアノバクテリアという細菌の一種）によく似た生物だったのだ。ところが今から20億年ほど前、ミトコンドリアは1個の生命体であることをやめ、別の細胞に取り込まれて生きる道を選んだ。こうして私たち人間は、まるでテレビドラマの『スター・トレック』に登場するトリル人のように、体内にいる別の共生生物とともに生きているのだ——と言っても、現実はSFの世界とは違い、私たちの細胞の中にいる共生体はミクロサイズで、もはや独立の生命体ではない（トリル人が腹部に抱えていた共生生物は大きさが20センチほどもあり、独自の生命を持っていた）。ミトコンドリアは、あらゆる生物のほとんどすべての細胞の中にあり、生命にとって不可欠なエネルギー産生を担っている。もしミトコンドリアがなかったら、多細胞生物は何1つ機能しないだろう。ミトコンドリアが分子レベルの「かまど」のような役割をして、糖質や脂肪などの燃料を酸素とともに燃やし、化学的なエネルギーを作り出すからこそ、生物は活動できるのだ。例えば、筋肉の細胞のように大量のエネルギーを必要とする細胞は、それ相応にたくさんのミトコンドリアを持っている。

　ところがミトコンドリアには別の顔もある。ミトコンドリアの外側には二重の膜があり、普段はエネルギーを発生させるための内部構造をしっかり守っているが、共生している細胞が自殺を選択したときには、この二重膜の外側のほうにアポトーシス誘導チャネルと呼ばれる大きな穴があくのだ。この穴は非常に大きいため、ミトコンドリア内の比較的大きな物質も細胞質に流れ出てくる。その中のいくつかの物質が、細胞質の中で「騒動」を巻き起こし、先に書いたような細胞死につながる一連の反応の引き金を引くのである。ただ、このとき重要なのは、細胞死すると決めるのはミトコンドリアそのものではないということだ。細胞死は細胞本体が自ら選んで開始して、緊密に制御するプロセスである。つまり、細胞自らが目的を遂げるためにミトコンドリアの仕組みを利用するのだ。

ごま葉枯病のわけ

　ミトコンドリアは、あのごま葉枯病を引き起こす毒素の標的でもある。毒素が結合して被害を及ぼすイオンチャネルは、細胞質雄性不稔性（CMS）品種のトウモロコシのミトコンドリアの中にあるのだ。このチャネルには時限爆弾のようなところがあって、普段は閉じたまま、ミトコンドリアの機能に何の影響も及ぼさないが、ごま葉枯病菌の毒素が結合すると時限爆弾のタイマーを作動させ、チャネルを開いてミトコンドリアのエネルギー産生機能を破壊してしまう。エネルギーがなければ、その細胞は死ぬしかないため、ごま葉枯病のカビが広がるにつれ、トウモロコシの細胞は1つ1つ壊れていくのだ。一方、この同じイオンチャネルがCMS品種の雄性不稔という性質にも関係している。毒素がない状態でも、発達途上の花粉粒に栄養を供給する細胞のミトコンドリア内では、このチャネルが活性化している。その結果として、この種の細胞が衰え死んでしまうので、花粉も死ぬ（不稔性になる）という構図である。このように、CMS品種のトウモロコシは、ごま葉枯病菌の毒素への感受性と雄性不稔性という2つの性質の結びつきから逃れるすべがないのだ。

　アメリカでは、このようにして1970年に、ごま葉枯病による大きな被害が発生した。当時は、トウモロコシの85％以上がこのチャネルの遺伝子を持っていたが、幸運にも、北西部の州が9月の乾いた気候を迎えると、菌の広がりにようやく歯止めがかかり、すべての作物が破壊し尽くされることは免れた。科学ジャーナリストのポール・レイバーンが、示唆に富む著書『The Last Harvest（最後の収穫）』の中で指摘したように、ごま葉枯病の流行拡大と、その莫大な経済的影響が発生した原因は、コーンベルト地帯の大部分で単一品種のトウモロコシのみが植えられたことだった。現代の農業では、作物の遺伝的性質が均一化され、広大な土地に1つか2つの品種だけを植えることもよくある。そうすると、もし1本の植物が何か新しい病気に罹りやすくなったなら、すべての作物が同じ状態になり、やがては作物全体が危険に曝されてしまうだろう。伝統的なかつての農法では、たくさんの品種が各地で植えられることで、遺伝的な多様性が保たれるという利点があった。いくつかの植物が感染症で

やられたとしても、ほかの多くは抵抗性を示して生き残るのだ。野生型の穀物種と土着の栽培品種とをできるだけ多く保存することが望ましい理由は、まさにここにある。さまざまな植物の遺伝子が途絶えてしまうと、間違いなく将来遭遇するであろう新たな危険に、作物を適応させることができなくなるかもしれないのだ。

グリーン電力

　地球上のほとんどすべての生命は、植物が持つ「太陽のエネルギーを糖分子に変えて貯蔵する」能力に頼って生きている。光合成として知られるこのプロセスは、私たちが食べるあらゆる農作物、私たちの体を形作るあらゆる分子、そして大気に含まれるほとんどの酸素の、最大の供給源である。光合成は日光のエネルギーを得て、二酸化炭素と水から糖と酸素を発生させる過程であり、植物細胞の中にある葉緑体という特殊な器官の中で執り行われている。

　ほとんどの植物の葉は、水分が過剰に失われるのを防ぐために、ロウのような厚い外皮をまとっている。しかし、この外皮があるせいで、酸素や二酸化炭素が拡散の作用で葉を出入りすることは制限され、葉の裏側にある専用の穴を通してのみガス交換が可能になっている。気孔と呼ばれるこの穴は、微細な窓のような働きをする場所だ。植物にとっては、気孔が二酸化炭素の排出と酸素の取り入れだけでなく、水蒸気が逃げていきやすい経路にもなるところは困った問題である。気孔から失われた水分を補うために、地中から吸収する量を増やさなければならなくなるからだ。砂漠の植物の一部は夜間だけ気孔を開くことにして、日中の暑い間は水が失われにくくする作戦で、この問題を解決している。ところが、そうなればまた別の問題も生じる。光合成は普通、二酸化炭素と日光が同時になければならないが、気孔が閉じていては二酸化炭素が取り入れられないのだ。ジレンマというほかない。結局、多くの植物は、周囲の環境の日光と湿度の状態に応じて、日中も気孔を開いたり閉じたりすることで、光合成と水の問題のバランスをとっている。

気孔には2つの「門番」のような細胞がある。向かい合わせになった2個の細胞の間に気孔の穴があり、それらの水分含有量の変化によって穴の開閉が調節されている。つまり、細胞が水分を含むと外側に膨れ上がって、真ん中の穴が開き、水分が失われてぺちゃんこになれば、穴が閉じるという仕組みである。これらの細胞の大きさと気孔の開閉に影響を及ぼす水分の移動は、ポンプとチャネルの共同作業で調節されている。光の強度が高まると、正に荷電した水素イオンが細胞から汲み出され、細胞膜に負の電位差が生じる。この膜電位の変化によってカリウムチャネルが開口し、カリウムイオンが門番細胞に入ってくる。カリウムイオンには水がつきものなので、細胞は水を含んで膨潤し、40％も体積が増えて気孔の穴が開くのだ。カリウムチャネルが開口している限り、気孔は開いている。一方、光が弱くなるか、または植物が水不足の状態になると、カリウムチャネルが閉じ、結果として細胞から水が出て行く。すると門番細胞はしぼんで、気孔が閉じてしまうのだ。

　ある意味では、光合成を制御しているのはカリウムチャネルである。カリウムチャネルがあるからこそ、気孔を開閉する細胞の膨張が調節されるからだ。おそらく、植物のカリウムチャネルは地球上で最も重要なイオンチャネルの部類に入るだろう。このカリウムチャネルが、私が熱い情熱を注ぐカリウムチャネルと同じ部類に属していると思うと、奇妙に嬉しい気持ちがこみ上げてくる。どちらのチャネルも、共通の祖先から長い時間をかけて進化してきたものに違いない。その始まりは、動物と植物の世界が分かれる前までさかのぼるのだ。

低速の走行車線を行く

　驚くべきことに、いくつかの種類の植物にはイオンチャネルがあるだけでなく、活動電位を発生させる仕組みもある。ただし、植物の電気インパルスは動物の神経のそれとは違い、もっと長い時間をかけて、ゆっくり進むことが特徴で、媒体となるイオンの種類も違っている。例えば、フラスモ（またはフラスコモ [Nitella]）という名の藻は、正に荷電したナトリウムイオンが流入したときだけでなく、負に荷電した塩素イオンが細胞から出て行ったときも活動電

位を発生させる。これには立派な理由がある。動物の細胞と違って、ほとんどの陸生植物の細胞は、塩分を豊富に含む細胞外液に浸っているわけではない。植物細胞ではイオンはごく低濃度で細胞壁内に閉じ込められているので、ナトリウムイオンの流入という単一の現象を活動電位の発生手段にするのは、生存条件に適していないのだ。そこで代わりに、塩素の流出にも頼るようになったに違いない。

　獲物を捉えるために活動電位を利用する食虫植物という種類がある。最も魅力的な食虫植物は、チャールズ・ダーウィンもお気に入りだったハエトリグサだ。ダーウィンは、ハエトリグサのことをこのように書いている。「その動きの素早さと力強さからすると、世界で一番すばらしい植物に数えられる」。生息地の湿地帯は土壌の窒素分が少ないため、ハエトリグサは小さな虫を捕らえて食べることで、不足する栄養分を補うのだ。鮮やかな赤い色をした葉が二枚貝のように合わさり、そのふちには赤みを帯びた緑色の長いヒゲが房飾りのようについている。普段はこの２枚の葉が口を開け、虫たちに誘いを掛ける。うっかり者の虫が、この「罠」の甘くてネバネバした表面に止まるや否や、２枚の葉がパクッと閉じ、虫を閉じ込めてしまう。すると２枚の葉のふちにあるヒゲがしっかり噛み合って、大きな虫を捕らえて離さない仕組みになっている。ただ逆に、小さな虫はすり抜けて逃げられるくらいのすき間がある。おそらく小物を処理するのはエネルギー効率がさほど良くないので、それでかまわないのだろう。大きな昆虫は閉じた葉の中で時間をかけてゆっくり消化され、植物のタンパク質合成に必要な窒素源になる。７日くらい経つと、罠の口が再び開き、消化されなかった残りカスが吐き捨てられる。

　一度でもハエたたきをやったことのある人ならわかると思うが、虫の動きは相当に機敏である。その虫を捕らえるということは、ハエトリグサは虫より素早い動きをしなければならず、そのための特殊な電気信号系をうまく進化させている。罠になる２枚の葉の内側にはそれぞれにトゲのような毛（感覚毛）が３本、三角形の位置取りに生えている。これらのトゲにはきわめて鋭敏な触覚があり、もしそのうち２本が（例えば、虫の動きによって）ほぼ同時に接触を感知したら、まばたきするより速く、２枚の葉がピシャッと閉じることができ

るのだ[2]。この感覚毛には機械刺激を感知するイオンチャネルがあり、触れると活動電位が発生して、葉の細胞全体から、罠の中心部までインパルスが伝えられる。じっとしている間、2枚の葉は上に向けて口を開き、葉の内側が盛り上がったような形をしているが、電気信号が罠の中心線のところまで届くと、葉がくるっと形を変え、真ん中がくぼんでポケットのようになり、獲物を包み込んでしまうのだ。この変化がどのような仕組みで起きるのか、詳しいことはまだよくわかっていないが、複数のイオンチャネルが発動してイオンと水の移動を誘発し、細胞の膨らみや縮みを引き起こし、葉っぱ全体の膨圧を劇的に変化させることがわかっている。

　湿地や荒れ地では、同じような罠の仕組みを持つ植物がほかにも見つかっている。例えば、モウセンゴケもそうだ。また、ムジナモという藻は、「waterwheel plant」という英名が表す通り、水車（waterwheel）のような形の葉で水中に罠を仕掛けている。水車型のこの罠は、放射状に広がる短い茎の先端に2枚組の捕虫葉が6〜8組ついていて、虫が触れるとわずか10〜20ミリ秒の速さで閉じるのだ。ハエトリグサの5倍も速いこの動きは、植物界で最速の部類に入ると言われている。

　植物は神経を持ってはいないが、いくつかの種類の植物には特殊な刺激伝導系があって、離れた部位への情報伝達を電気インパルスの形で行っている。オジギソウ（*Mimosa pudica*）は敏感な植物で、葉に軽く触れただけで、すべての葉が閉じ、茎の付け根のところからきちんと折り畳まれてしまう。オジギソウの葉にある特殊な細胞から信号が出て、葉の付け根まで伝えられ、そこで今度はイオンが移動することで細胞の体積を変化させ、葉が次々と閉じるのだ。一方、ハエトリグサの場合は、活動電位がランダムに葉全体に広がっていき、最後に罠を閉じる働きをする細胞にたどり着く仕組みだが、このときの情報伝達は隣り合う細胞間の電気的シナプスを介している。それにしても、植物が活動電位を持つことと同じくらい印象的なのは、その活動電位の伝播速度が動物よりずいぶんゆっくりしていることだ（動物は秒速120メートルほどだが、植物では秒速10メートル程度しかない）。植物は、かなりゆっくりしたペースで、自分らしく生きているように見える。

9
知覚の扉

もし知覚の扉が浄（きよ）められるなら、あらゆるものはそのありのままの姿の無限を人に顕わすであろう。人間は、自分を閉じこめた結果、遂には万物を自分の洞穴（ほらあな）の狭いすきまから覗（のぞ）くようなことになってしまったのである。[1]

ウィリアム・ブレイク『天国と地獄の結婚』
（『ブレイク詩集』寿岳文章訳、岩波文庫、
2013年11月15日1刷、161〜162頁より）

　こんな情景を想像してみてほしい。あなたと私は今、私の家の庭先でくつろいでいる。夏の終わりの心地よい夕暮れ時、どこからともなくクロウタドリの楽しげなさえずりが聞こえる。肌に残る日差しの温かみを感じながら、ワインを注ぎ合う。グラスを持ち上げ、淡い金色をした液体と、夕日を受けてキラキラ光るグラスの輝きを目で楽しむ。それからゆっくりグラスを回し、顔を近づけると、スグリの実の芳香と、日光の香りがアルコールの中から立ちのぼってくる。ひと口すすれば、ワインのすばらしい味わいが広がる——こうして描写するだけでわかるように、一杯のワインを飲むという単純な行為をするときも私たちの感覚は総動員されている。

　楽しさや痛みの感覚は——いや、もっと言えば、私たちを含むあらゆる生命体が適切に進化を遂げてきた、そのこと自体が——周りの世界を知覚する私たちの能力の賜物である。見る、聞く、匂う、味わう、そして触れる。私たちの感覚器官は、絶え間なく降り注ぐさまざまな種類の無数のシグナルを、脳が理解できる1つの形に変換している。つまり、神経インパルスという符号化

した電気エネルギーに変えて、脳に伝えるのだ。このように感覚情報を電気信号に変換する過程には、例外なく、イオンチャネルが必要である。私たちが感じるあらゆる物事は、イオンチャネルによって感知され、伝えられ、処理される。この意味で、イオンチャネルはまさに知覚の扉のようなものである。逆にもしイオンチャネルの遺伝子に欠陥があれば、何らかの感覚障害が起きるだろう。聴覚喪失から色覚異常まで、さまざまなタイプの疾患がイオンチャネルの異常と関係している。本章では、身の回りのことを知覚する私たちの能力が、いかにイオンチャネルに規定されるか、その驚くべき物語をお話ししよう。ブレイクの言葉を借りれば、私たちが世界を覗く「狭いすき間」、つまり私たちの感覚器官のお話である。

目は見ている

　私たちの目は世界に向けた窓である。目を開くと、そこには実にさまざまな形、動き、明るさ、色に満ちた世界が広がっている。今、座ってこの文章を書いている間にも、私はときどき無数の色のあふれる風景に目を向ける。小春日和の青く晴れた空、くすんだ金色に実った小麦、濃淡さまざまな緑の中に散らばる明るい色合いの花々——そしてそれらの何1つ、動きを止めない。そよ風にポプラの葉が揺れ、遅咲きのバラの花も、風に吹かれて盛んにゆらめいている。

　ごく単純化して言えば、私たちの目はカメラのようなものだ。透明な角膜と水晶体という2つの構造物が焦点を絞る役割をして、目の奥にある網膜という光感受細胞の層に光線を集束させる。目に入る光の量を連続的に調節するのは虹彩の役割だ。レンズを守るキャップの役目をする、まぶたもある。必要なときは、まぶたを閉じれば、光を完全にシャットアウトすることができる。ただし、目がほとんどのカメラと違うところは、網膜に何かの像が投射されて終わりではなく、そこからさらに、像の処理や解釈をする脳につながっていることだ。また、網膜そのものでも一部の情報処理が行われている。

　私たちの目は瞬間ごとに膨大な量の映像を処理している。光の信号を上下

さかさまにして網膜に投射し、神経インパルスに変えて脳に送るのだ。目の外側にある透明な層を角膜といい、目の焦点を合わせる能力の約3分の2をここが担っている。残りの3分の1を担うのは水晶体である。水晶体は瞳孔の後ろ側に、無数の細い靭帯で吊られたような状態になっている。角膜の焦点は固定しているが、水晶体の焦点は可変である。水晶体は靭帯の端につながった筋肉（毛様体筋）の作用で、厚くなったり薄くなったりしながら、近くや遠くに焦点を合わせるよう調節されるのだ。人が年齢を重ねると水晶体の弾力が減っていき、目の焦点を変えるのがだんだん難しくなる。50歳くらいを過ぎると、たいていの人が老眼鏡をかけるようになるのは、このためである。

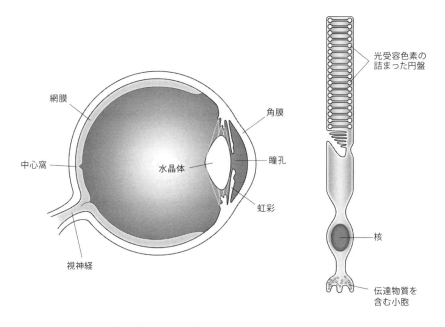

図9-1　目の断面図と光感受性のある桿体細胞　（左）目の断面図。角膜、水晶体、網膜の位置関係を示す。（右）光感受性のある桿体細胞。外節の側には光受容色素（ロドプシン）が密に詰まった円盤膜が積み重なっている。反対側の終端（この図では下側）には神経伝達物質を含む小胞がある。光受容色素が捉えた光刺激が化学信号または電気信号の形になって、円盤膜から桿体細胞の終端に届き、そこから次の細胞へと伝達されていく。

瞳孔は光が通る窓だ。その奥からはまったく光が返ってこないため、瞳孔は黒く見える。一方、瞳孔の周りの色のついた部分は虹彩という。虹彩には筋肉があって、周囲の光の量に合わせて瞳孔の大きさを調節している。その働きのおかげで、瞳孔は暗いときは開き、明るすぎるときは点のように小さくなる。また、瞳孔の大きさは感情を表すシグナルにもなる。恐怖や痛みを感じたり、何か興味を引かれるもの（誰か好きな人とか）を見ると、瞳孔は反応して大きく開くのだ。

　網膜には光感受性のある視細胞がびっしり詰まっている。視細胞には桿体細胞と錐体細胞の２種類があり、この両者が協力することで、人は光の強さと波長（色）という基本的な２つの特徴を見分けることができるのだ。桿体細胞は色を見分けることはできないが、弱い光にきわめて鋭敏に反応することが特徴で、光子（光の量子）１個まで検知する能力がある。私たちが、ほの暗い場所でものを見るときは、ほとんど桿体細胞だけの力に頼っている。そういうわけで、月明かりの下ではあらゆるものが色を失い、銀色と灰色の影の濃淡のように見えるのだ。網膜のほとんどの部分には桿体細胞が錐体細胞より圧倒的に多くあり、およその数で「１億２千万個」対「650万個」である。ただし、例外は中心窩の部分だ。ここは網膜の中でも最も正確に焦点が結ばれる場所で、桿体細胞の密度は周囲よりはるかに少ない。つまり色覚とともに、私たちの視力を主に担っているのは錐体細胞なのだ。錐体細胞がよく働くのは明るい光のある場所だ。暗いところに行くと、視野の周辺（桿体細胞が多くある）のほうがものが見えやすく感じるのは、そのためだ。また、ご存知の方もいると思うが、おぼろげな星の光は、直接そこに焦点を当てないほうがはるかに明るく見える。網膜の中で唯一、桿体細胞と錐体細胞がどちらもない場所は、視神経が目から出て行く部分である。盲点という名のこの場所には光を感知する細胞がまったくないため、ここに像が結ばれても私たちには何も見えない。

光の感知

　目という器官にとって欠かせない、光を感知する能力は、光を化学エネルギーに変換する専門の分子が担っている。その分子とは、目の中に何種類か存在する光感受性の色素（感光色素）で、感知する光の波長（色）が種類ごとに違っている。すべての色素に共通することは、構造の一部にビタミンA誘導体のレチナールを持ち、オプシンというタンパク質がそこに結合していることだ。この共通構造のレチナールの部分が光を吸収する場所である。ビタミンAが欠乏すると光に対する目の感度が下がり、夜盲症になるのはレチナールが不足するからである[2]。第二次世界大戦中のイギリスでは「軍の戦闘機パイロットに人参を追加で支給した」という噂が政府自らの手で広められたことがある。人参にはビタミンAが豊富に含まれているので、そのおかげで敵の爆撃機に対する撃墜率が高まった、と説明されたのだ。だが、これはまったくのデタラメだった。「命中」率が上がった本当の理由は、最新鋭のレーダーを導入したためだったが、それを偽装するために作り話を流したのだ。

　感光色素のオプシンの部分は、光の波長に対する網膜の感受性を調節している。色素によって感知する光の波長が違うのは、このオプシンの違いに由来する。桿体細胞にはロドプシンという感光色素があり、青緑色（波長498ナノメートル）の光を最も高感度に検出する。一方、錐体細胞は人の目に3種類あり、それぞれ最大吸収波長の異なる独自のオプシンを持っている。やや不正確だが、この3種類を簡略化して、赤錐体、緑錐体、青錐体と呼ぶことがある。しかし実際に検出しているのは、それぞれ黄緑色（長波長、564ナノメートル）、緑色（中波長、535ナノメートル）、青紫色（短波長、433ナノメートル）の光である。私たちが見分けることのできる無数の色調は、すべてこれら3種類の錐体細胞が発する電気信号の組み合わせによって決まっている。カラーテレビが、たった3種類の色のシグナルを使ってさまざまな色合いを映し出すのと、よく似た仕組みだ。

　感光色素は、光子を1個でも捕らえると自らの構造と色を変化させる。すると、この変化がきっかけとなって複雑な反応経路が始まり、最終的に視細胞

の電気特性が変化するのだ。私たちがものを見る能力は、このように光の情報が電気信号に変換されることから始まるが、この過程でイオンチャネルが重要な役割を担っている。桿体細胞と錐体細胞は、どちらも何百万個もの色素分子を持っていて、それらは細胞の外側区域に積み重なった円盤状の膜構造内にびっしり詰め込まれている。膨大な数の色素分子を備えていれば、目に飛び込んできた光子をなるべく多く捕らえ、視反応の連鎖を開始させる確率が高くなるのだ。ただ、これらの感光色素のある場所は、視細胞が隣の細胞に信号を伝えるのに使う伝達物質のある場所とはかなり離れている。この距離を越えていくために、視細胞には、光による色素の形状変化を伝達物質放出につなげる細胞内伝達の仕組みがある。細胞内伝達の重要な媒体はサイクリックGMP（cGMP）である。cGMPが円板膜からの情報を受け取り、細胞表面の膜に伝えることで、化学的な信号が、より迅速な電気信号に変換され、伝達物質の放出部位まで速やかに届くのだ。この過程には複雑な連鎖反応（シグナル伝達経路）も関与しているが、中心的な役割を担うのは、cGMPが結合することで開口する特殊なチャネル（cGMPゲート型チャネル）である。

　暗闇では、桿体細胞も錐体細胞も細胞内のcGMP濃度が高くなり、cGMPゲート型チャネルは開口したままになる。このチャネルからナトリウムイオンが流れ込むことで、細胞の膜電位が正に傾き、電位差が表面の膜を伝わって、桿体細胞または錐体細胞の末端まで届けられる。次いで、この電位の刺激を受けたカルシウムチャネルが開口し、カルシウムイオンが流れ込むとともに、伝達物質の放出につながって、隣の細胞に情報が伝えられる。伝わった情報がまた信号になって、迅速に視神経に届き、最終的に「暗い」という情報が脳に伝わるのだ。

　逆に、明るい場所では、感光色素が光を感知して構造を変化させることで、cGMPの破壊につながる経路が刺激される。cGMPがなくなれば、結果としてcGMPゲート型チャネルが閉じ、伝達物質の放出に至る反応が「オフ」になるとともに、脳に「明るい」という情報が伝わることになる。私たちの視覚がきわめて鋭敏な感度をもつのは、このような複雑な連鎖反応を通して刺激が増幅されるおかげである。光子が1個捕捉されるたびに、数多くのcGMP分子が

破壊されるため、十分な数のチャネルが閉じられ、伝達物質の放出が間違いなくオフになる。また、よく知られていることだが、桿体細胞には驚くべき性質がもう1つある。桿体細胞は刺激を受けていない状態で持続的にシグナルを発しているのだ。つまり、暗闇で絶えず活性を保ち、明るくなると活性がオフになる。この性質も、光に対する高い感度が維持される要因の1つと考えられている。

　勃起不全の治療に使われ、性的能力を高める作用がある（と、いつもたくさん届くジャンクメールが宣言している通りの）バイアグラには、あまり知られていない作用がもう1つある。血中濃度が上がると周囲を青く見せるのだ。バイアグラを高用量で服用した男性たちは、ときどき視界が一時的にうっすら青味を帯び、光に敏感になることがある。その原因は、バイアグラが桿体細胞のcGMPを分解する酵素に対して弱い阻害作用を示すため、光に対する感受性が高まるのである。このような色覚低下が起きると、例えば空港の誘導路にある青と緑の照明が見分けられなくなる可能性がある。こうしたことからアメリカ連邦航空局は、パイロットがこの薬を服用した場合、6時間以内にフライトすることを禁止している。

暗闇で見る

　日光のもとでは、私たちは錐体細胞を使ってものを見る。ロドプシン分子は明るい光を受けると変色してしまい、すぐに光に反応できなくなるので、明るい場所では桿体細胞が働かないのだ。ロドプシンがいったん変色すると、再生されるまでには少し時間がかかる。そのことを実感するには、明るい環境から急に暗い室内に入ってみるとよいだろう。最初のうちは、周りのものが何も見えないはずだ。桿体細胞が強い光にさらされていたせいで、不活性化したままなのだ。それでも徐々に暗さに慣れ、影の中からおぼろげながら形が浮かび上がり、時間とともにはっきりしてくる。ロドプシンが色を取り戻してきたのだ。すべてのロドプシンが完全に再生されるまでには30分ほどかかるが、もしそれからまた明るいところに出れば、数秒もしないうちに再び働かなくな

るだろう。

　私は、かつてアメリカ・コネティカット州のコールド・スプリング・ハーバー研究所にいたときに、忘れられない体験をした。ちょうど同僚の男性が、カエルの目から出る電気信号を記録しようとしていたときのことだ。その日はカエルの桿体細胞を暗さに慣れさせる必要があり、彼はカエルの入った容器を暗室に置いた。ところが、30分後に戻ってみると、カエルは逃げ出していた。そこでカエルの捜索が始まり、私も手伝ってあげることにしたのだが、それが想像以上に大変だったのだ。実験の進行を遅らせたくないという理由で、彼は部屋の電気をつけることを拒み、唯一、小さな赤い懐中電灯をつけた。狭苦しく、真っ暗な室内で、弱々しい赤い光線だけを頼りに、元気に跳ね回るカエルを追い回す。同僚はだんだんイライラして、目つきが恐くなってくる。私は、なるべく彼とぶつからないようにびくびくするばかり——何とも奇妙なひとときだった。このとき赤い懐中電灯を使った理由は、桿体細胞が赤い光に感受性を持っていないからだ。カエルが赤い光を見てもロドプシンは変色しないので、桿体細胞の実験に影響は出ないと考えたのである。同じ理由から、船や飛行機で夜間に使われる機器類のディスプレイには赤い光が灯る。操縦士が暗視能力を失うことなく機器を読むための、重要な配慮である。

赤色を見る

　「美は見る者の目に宿る（Beauty is in the eye of the beholder）」という英語のことわざがあるが、色もやはり観察者の目の中の出来事である。色は光そのものの性質ではないのだ。このことが初めて認識されたのは19世紀初頭のこと。医師のトマス・ヤングが、色覚は3種類の色素に分類できるという考え方を提唱したときだった。本当は、色は観察者の目と脳の共同作業によって構成されるものだが、錐体細胞が持つ3種類の色素という点に限って言えば、ヤングの説は正しかった。人類は、緑色の木々に実る明るいオレンジ色の果実や、黄色っぽい色味の瑞々しい新芽を見つけやすくするために、色覚を進化させてきたのだと考えられている。これらの色を見分けるには、3種類の錐体細

胞が必要である。犬や猫など、多くの哺乳類は2種類の錐体色素しか持っていないので、見分けられる色の範囲は限られている。例えば、一般に信じられていることとは違って、雄牛には赤色が見えない。そのほかに、まったく色のない世界を生きている生物もいる。だが、こうしたことを聞いて人類は悦に入っている場合ではない。人は動物界で最も優れた色覚を持っているわけではまったくなく、例えば、甲殻類のシャコよりはるかに劣っているかもしれないのだ。なぜなら、シャコの視神経には10種類以上の色素があるからだ。また、熱帯魚にも4種か5種の錐体細胞が見つかっている。

　私たち人間は、およそ400～700ナノメートルの波長の光を見ることができる。色で言えば、可視光の両端にあたる青色から赤色までだ。ところが、これよりはるかに広い範囲を見ている生物もいる。例えば、マムシの仲間、吸血コウモリ、夜間の照明に集まる虫などは、熱を感知する特殊な器官を使って赤外線を見分けている。鳥や昆虫の中には紫外線を感じる色素を持っているものも多い。また、花びらに紫外線を反射する目印をつけ、蜜のあるところに蝶や蜂を誘導するよう進化した植物もある。シジュウカラの仲間のアオガラは、人間が見るとオスとメスの区別はつかないが、実は冠羽のところに紫外線を反射して光る羽毛があって、つがい相手の目印にしているようだ。変わったところでは、紫外線が当たると明るく光るという尿の性質を利用する猛禽類（鳥）がいる。ネズミなどの小動物が縄張りのマーキングにする尿の痕跡を手がかりにして、獲物を追うのだ。トナカイも近紫外線に感度があり、あたり一面真っ白になる季節に食べ物を探すのに役立つと考えられている。トナカイが餌にする青白いコケ類に紫外線が当たると、雪の中でもくっきり黒く見えるからだ。

レンズを通して、ぼんやりと

　あなたが見ている色は、もしかすると本当の色調とは違っているかもしれない。目のレンズに相当する水晶体は、最初は曇りなく澄みきっているが、時を経るうちに徐々に不透明になり、黄色っぽくなってくる。水晶体の成分である透明なタンパク質が、紫外線に長時間曝されるうちに、傷ついたり凝集した

りするからだ。これが白内障の症状である。進行すると世界がだんだん輪郭不鮮明で、かすんで見え、色も変わってくる。白はうっすら黄色味を帯び、緑は黄色っぽくなり、鮮明な赤はくすんだピンク色になる。青と紫は赤と黄色に変化する。このような色の変化は、画家のクロード・モネの晩年の作品によく現れている。モネは70歳になって間もない頃に両目が白内障になり、少しずつ症状が進んでいった。愛らしく繊細で、印象的な彼の絵の特徴は、モネの目に世界がぼんやりしたものに映っていたことと、どこか関係があるのかもしれない。ただモネ自身は、目が悪くなったことで、自分の記憶の中にある色と同じような鮮明さでものを見ることは、もはやできないのだと知り、非常に失望していた。彼はパレットにのせる絵の具の並びを慎重に守ることで、どうにか色を特定できていた。1915年以降の作品では、赤や黄色を強調することが顕著になり、青い影は姿を消した。制作中だった睡蓮の絵の制作はとくに難しかった。もう美しいものを描くことはできないと判断したモネは、何枚かのカンバスを破りすてている。80代になって、ほとんど視力を失いかけた頃、モネはようやく決意して、右目の白内障の手術を受けた。最初のうちは手術の結果に落胆し、色が違って見えると不満を漏らしていたが、しばらくして左目の手術も受けた。そうして白内障が完全になくなると自信を取り戻し、晩年のすばらしい睡蓮の連作を描き上げた。それらの作品は、彼が白内障を患っていた頃の作品よりも初期の絵に似ている。

　イギリスでは毎年12万人ほどの人が白内障手術を受けている。白内障は年をとれば必ず起きる「副作用」のようなものなので、長生きをすれば、たいていの人がこの手術を受けることになる。手術は簡単で、世界が変わってしまうほどの効果があるようだ。術後は急に焦点がはっきりして、色が鮮明に見えるようになるという。私の母もこんな風に言っていた。「何回洗ってもきれいにならなかった黄ばんだシャツが、本当は新品同様の真っ白なんだって突然わかったの。洗剤の広告みたいだったわね」。世界がまったく新しい輝きを放っているように見えるという人もいる。私たちの目の水晶体には、光線を集めるだけでなく、紫外線をカットする働きもあるので、術後は光の様子が変わってしまうのだ。白内障手術では、もともと持っていた水晶体を取り除いてしまい、そ

の後に、今ではほとんどの人が眼内レンズ（人工水晶体）を入れている。ただ全員が必ずそうするというわけではなく、レンズを入れなかった人は、世界の見え方が少し違ってくるようだ。水晶体がなくなると、蜂や蝶と同じように紫外線を感じるようになり、あらゆるものがより明るく、より青っぽく見えるようになるという[3]。モネは、その時代としては当然のこととして、水晶体をとった後に何も入れなかった。彼の晩年の作品にみられる特徴的なモーヴ色や紫色の調子には、その影響があるのかもしれない。

色覚にまつわる驚きの事実

　1798年、化学者のジョン・ドルトンは、マンチェスターで開かれた講演会で自分の色覚異常のことを話した。そしてその後、この疾患についての初めての学術的説明を論文にして発表した。ドルトンが見ると、草の色は赤い封蝋の色とほとんど同じに見える。このことから彼は、自分が見ている赤か緑のどちらかが、ほかの人の見ている色とは違うのだという結論に達した。青とピンクの見分けがつきにくいこともわかった。さらに驚いたことに、ろうそくの明かりのもとでは多くの色が変化した。ドルトンは、このように書いている。「自分の色覚異常のことがなかなか納得できずにいたが、たまたま1792年の秋に、ゼラニウムの花をろうそくの明かりで見たとき、ようやく確信した。その花を外で見ると、私には空の青とほとんど同じ色に見えていた。ところが室内のろうそくの明かりで見ると、驚くような変化があった。青味はまったく消え、私が赤と呼ぶ色、青とは正反対の色になったのだ」

　ドルトンはこの現象について、自分の眼内液が青色に変色しているので、比較的長い波長の光を選択的に吸収するのだろう、と解釈した。そして自分が死んだら目を摘出して確かめるように、という指示を残した。この恐ろしい実験は彼が亡くなった翌日に滞りなく行われたが、液はまったく問題なく光を通した。それから200年後、現代のDNAテクノロジーを応用して、ドルトンの色覚異常の原因が特定された。マンチェスター文学哲学協会に大切に保管されていたドルトンの目の一部をとって調べたところ、2型2色覚というタイプの先

天色覚異常だったことがわかったのだ。

　色覚異常の男性の多くは、錐体細胞にある３種類の感光色素（それぞれ、黄緑色、緑色、青紫色の波長の光を感知する）のどれか１つの遺伝子に突然変異がある。最もよくあるタイプは黄緑色と緑色の色素の異常である。男性の約２％は、１つの色素が完全に欠損して、１型２色覚（黄緑色の感光色素がない、かつて赤色盲と呼ばれていた病態）、または２型２色覚（緑色の感光色素がない、かつて緑色盲と呼ばれていた病態）のどちらかの状態である。また、男性の６％は１つの感光色素の吸収波長のスペクトルがずれていて、色が人とは違って見えている。いずれの場合も赤と緑の区別をつけることが難しく、どちらの色も濁った黄褐色に見えるようだ。講演などをする機会のある人は、カラーのスライドを準備するときに、観衆の中には赤と緑を見分けにくい人がいるかもしれない、ということを覚えておくとよいと思う。また、色覚異常の人は熟した果実と熟していない果実を見分けることが難しかったり、食べ物の色が排泄物のような不快な色に見え、食欲をなくしてしまうこともある。黄緑色と緑色の感光色素の遺伝子はＸ染色体で見つかったことから、赤または緑の色覚異常が女性より男性にはるかに多い理由がわかった。男性はＸ染色体を１本しか持っていないため、そこに異常があると、そのまま発症してしまうが、Ｘ染色体を２本持つ女性では、どちらかのＸ染色体の遺伝子に異常があっても、もう１本の遺伝子がその部分を補うことができるのだ。

　１色覚（かつて全色盲と呼ばれていた病態）は、生まれながらの遺伝子異常により、桿体細胞しか視細胞がなく、色を見ることがまったくできない状態である。きわめて稀れな色覚異常で、一般的な発生率は３万人に１人ほどの割合だ。ところが、神経学者のオリヴァー・サックスの著書『色のない島へ』には、この色覚異常の頻度がかなり高いミクロネシアのピンゲラップ島の人々のことが書かれている。この病気を持つ人は島民の５％にのぼり、その全員が、１人の変異遺伝子キャリアを共通の祖先に持つと考えられている。1770年代にこの島を台風が襲ったとき、生存者はわずか20人だけだったが、その中の１人がこの色覚異常を持っていたのだ。１色覚は機能する錐体細胞がまったくない状態である。主な原因の１つは、錐体細胞が持つcGMPゲート型チャネ

ルの突然変異だが、ピンゲラップ島の患者たちは、まさにこの変異を持っている。桿体細胞のチャネルはまた別の遺伝子にコードされているため、この変異があっても完全に失明してしまうわけではない。それでも患者は、明るい光を浴びると目がくらんだり、ごく普通の昼間の光のもとで見えづらさを感じたりする。強い光があると桿体細胞が働かないからだ。ただし、「正常な」色覚を持つ人でも、誰もがまったく同じように世界を見ているわけではない。感光色素をコードする遺伝子の小さな変異によって、私たちの色覚にはわずかな違いが生じている可能性があるのだ。私が見ている赤色と、あなたが見ている赤色は、もしかするとまったく同じではないかもしれない。

　1875年11月15日、スウェーデンのラーゲルンダで大きな列車事故があった。1つの単線区画に2本の特急列車が入ったために、正面衝突が起きたのだ。後から発車して北に向かっていた列車の運転手が、駅で振られた赤信号を無視したことが原因だと言われたが、運転手は死亡したため、本人に確認することはできなかった。生理学者のオーラリッキ・フリッチオフ・ホルムグレンが調査に加わった結果、事故の原因は運転手の色覚異常だと結論づけられた[4]。この事故を受けて、スウェーデンでは鉄道員や船員に色覚検査を義務づけることになり、さまざまな色をつけた毛糸を見分ける能力が調べられることになった。各国でもすぐに同様の検査が始まった。現在、色覚異常の人は、飛行機のパイロットなど、いくつかの職業に就くことが禁じられている。また、ルーマニアなどの2〜3の国では、ごく最近まで、色覚異常の人には運転免許も与えていなかった。

音の正体

　私たちの世界は音で満ちている。バッハのカンタータから、車のエンジン音、潮騒、木の葉の触れ合う音、子どもたちのおしゃべり、発電機の低い振動音、アマツバメの鳴く高い声——、すべての音は圧力を持った波として私たちの耳に届き、脳で即座に音に変換されて、私たちはそれを聞いている。このプロセスは、きわめて鋭敏である。私たちは細い針が落ちるような、ごく小さな音で

も聞くことができるし、西洋音階の最小単位である半音のわずか30分の1の音の違いも聞き分けることができるのだ。いったいどのようにして、人はそれほど幅広い音を聞き分けたり、大きな騒音の中で低い声を聞き取ったりできるのだろう?

　私たちの聴覚の仕組みの見事な説明がオルダス・ハクスリーの小説『恋愛対位法』に登場する。「ポンジローニの吹く音と無名の提琴家たちのこする音が、大広間の空気をふるわせ、そこに面した窓のガラスを振動させ、今度はその振動が遠く離れたエドワード卿の鼓膜にぶつかる。互いにからみあった槌骨と砧骨と鐙骨と（中耳の中の三つの小骨）が運動をおこし、卵形の窓の膜を刺激して、内耳の中の液体にきわめてかすかな嵐をまきおこす。聴神経の毛のような尖端が、波立つ海の海藻のようにふるえる。それから正体のわからない

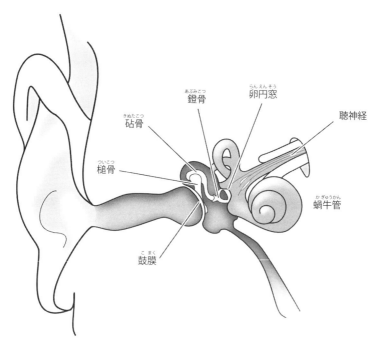

図 9-2　外耳から内耳までの耳の構造　鼓膜の動きが3つの耳小骨（槌骨、砧骨、鐙骨）を介して、液が充満した蝸牛管に伝達され、有毛細胞が音の振動を電気インパルスに変換する。

無数の奇蹟が脳髄の中で演ぜられて、エドワード卿が恍惚と〈バッハだ!〉とささやいたわけである」(『筑摩世界文学大系70 フォースター ハックスリ』朱牟田夏雄訳、筑摩書房、1984年4月20日7刷、211頁より)

　ハクスリーが書いたように、音は空気を伝わる単純な圧力の波である。音源から音が放射状に広がる様子は、ちょうど池の水面に波紋が広がるところに似ている[5]。私たちの耳がこの波を集め、フィルターにかけて鼓膜に送り込むと、鼓膜が反応して振動する。すると繊細に組み合わさった3つの骨(槌骨、砧骨、鐙骨)が動かされる(これらは人体の中で最も小さい部類の骨だ。大きさは、せいぜい本書の一文字分ほどしかない)。骨の動きによって振動が、また別の卵円窓という膜に伝わる。空気を伝わってきた音の波は、ここでリンパ液が充満した内耳の管に入り、感覚細胞の働きで電気インパルスに変えられる。その後、電気インパルスが聴神経を伝わって脳まで届き、解読されるのだ。

　耳は音の強度と高低(周波数)を聞き分けなければならない。ところが、神経細胞は最大発火頻度や信号を伝えることのできる強度の幅がごく限られており、こうした機能に特別に適しているわけではない。それでも、私たちが聞くことのできる音の強度には最大で10万倍もの幅があるし、私たちはほんの20ヘルツ(1秒間に20サイクルの振動)という低い周波数から2万ヘルツもの高周波まで、幅広い音を感知することができる。いったい私たちの耳は、どのようにして聞いているのだろう?

波を作る

　耳の最も重要な器官、すなわち実際に音を感じる部分は、頭蓋骨の奥のほうに安全にしまい込まれている。液体が充満する袋のような蝸牛管という器官で、かたつむりの殻のようにぐるぐる巻きになって、側頭骨の内側におさまっているのだ(蝸牛管を表す「cochlea」はラテン語でかたつむり〈=蝸牛〉の意味)。巻いている状態ではエンドウ豆くらいの大きさだが、伸ばすと35ミリほどあり、全長にわたって2つの膜で3つの階層に区切られている。蝸牛管には

全部で1万6千個ほどの有毛細胞という特殊な感覚細胞があり、下部の膜（基底膜）に沿って4列に並んでいる。4列のうち3列は外有毛細胞、1列は内有毛細胞という。有毛細胞の先には聴毛という硬い毛束があり、上部の蓋膜に接している。

　音波が届くと、蝸牛管のリンパ液に振動が起き、基底膜を振動させる。人の死体を使って実験したハンガリーのエンジニア、ジョルジ・フォン・ベケシは、音が移動する波として基底膜をしならせながら動き（ムチを打ったときに見られるような、しなりの状態）、膜の全長のうち特定のポイントで振幅がピークに達して、その後は速やかに消散することを観察した。ピークが発生する場所は、音の周波数によって変わり、周波数が高い音ほど基底膜の基部を大きく動かすのに対して、低周波の音は、蝸牛管の先端まで行ったところで、しなりが最大になる。基底膜のわずかな動きが有毛細胞に伝えられると、付着している聴毛が前後に揺れ、機械的なゆがみが生じることで、特別なイオンチャネルが開口する。

　この機械的刺激で開口するイオンチャネルこそ、音の波を電気に変換する——正確に言えば、機械的エネルギーを電気エネルギーに変える——聴覚の核心部分である。チャネルの分子的な特徴はまだわかっていないが、チャネ

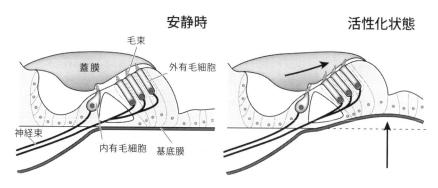

図9-3　**聴覚を担う蝸牛管の領域**　安静時（左）と活性化状態（右）を示す。基底膜の変位（右）によって、有毛細胞の上部にある聴毛に曲がりが生じる。内有毛細胞がこの状態になることで音の感覚が生じる。

ルが開口する仕組みはすでに解明されており、驚くべきものである。有毛細胞に付属する聴毛は長さが長い順に整列していて、それぞれの先端が薄くて硬い「チップリンク」という小さな棒のようなものでつながっている。チップリンクの一方の端は、聴毛細胞の上部にある機械感受性チャネルともつながっていて、基底膜が上下に動くたびにチップリンクが伸びたり縮んだりしながら、このイオンチャネルを開いたり閉じたりするのだ。チャネルが開いているときに正に荷電したイオンが細胞内に流れ込み、有毛細胞の細胞膜内外の電位差が変化するのである。この電気的変化が及ぼす影響は、細胞が内有毛細胞か外有毛細胞かによって変わるようだ。

グッド・バイブレーション

　内有毛細胞の役割は、音の波を電気インパルスに変換し、聴神経に送り出すことである。特定の周波数の音が引き起こす内有毛細胞の膜電位の変化が引き金となって、化学伝達物質の放出が始まる。それらが聴神経の末端を刺激してインパルスを発生させ、脳への信号が伝わっていく。内有毛細胞は、基底膜上の位置の違いによって、反応する周波数が違っている。蝸牛管の基部に近いほうが高い音、蝸牛管の先端に近くなるほど低い音に反応するのだ。反応する周波数の違いは、基底膜の動きの大きさを単純に反映することで生じている（高い周波数の音ほど基部側に大きな変化を生じさせる）。基底膜のさまざまな部位から出る神経線維は、この仕組みを通して特定の周波数にのみ反応するようになっているため、脳では、どの線維が活性化したかに基づいて音の調子を区別することができている。今この瞬間も、あなたが周りの音を聞くたびに、あなたの頭の中でこのような複雑な機械的装置が働いているのだ。

踊る有毛細胞

　外有毛細胞は内有毛細胞より、はるかに数が多い。外有毛細胞は音の信号を脳に伝えることにおいては、ほとんど（もしあったとしても、ごくわずかしか）役割は担っていないが、音のビートに合わせて「踊る」ことで、振動を機械的に増幅させる働きをする。音波の振動は液体が充満した内耳の管腔を通る間に減弱してしまうため[6]、音を増幅させるこのアンプのような機能は、とくに弱い高周波音を検出するためにはきわめて重要である。信号の増幅がなければ、内有毛細胞が十分に刺激されず、聴神経は活性化されないのだ。蝸牛管増幅器と呼ばれるこの機構は、異なる周波数の違いの聞き分けをも向上させる。これらの仕組みは、初期の哺乳類が、幼若な仲間の発するかすかな高周波の泣き声を聞き取るために進化させてきたのかもしれない。今ではコウモリの鳴き声を聞くのに役立つこともある。

　耳に天然の増幅器があるということが初めて提唱されたのは、1948年のことだ。当時は否定されたが、1970年代になって、ようやくその考え方が妥当であることが認められた。有毛細胞が「踊って」いるように見えるという事実が手がかりとなって、どのように働くかがわかってきたのだ。外有毛細胞は増幅器につながった電極のようなものを介して、細胞に直接伝わってくる音楽に調子を合わせて振動する。私はユニバーシティ・カレッジ・ロンドンの生理学者、ジョナサン・アシュモアの研究室を訪ねたときのことが忘れられない。顕微鏡を覗かせてもらうと、驚いたことに、小さな有毛細胞が「ロック・アラウンド・ザ・クロック」の曲に合わせて踊るようにくねくねして、正確にリズムを刻んでいた。有毛細胞の収縮はプレスチンという分子が動力源になっている。プレスチンはモーターのような分子で、細胞膜内外の電位差を感知する能力がある。外からやってきた電気刺激によってこの電位差に変化があると、細胞を、まるでダンスをするように動かして見せるのだ。まさにこの電位変化こそ、機械刺激感受性のイオンチャネルが有毛細胞の聴毛の動きに反応して発生させるものだ。ハクスリーが「内耳の中の液体の嵐」と刺激的に表現した、あの現象である。この外有毛細胞のしなりによって基底膜の動きが増幅されると、

聴神経につながる内有毛細胞への刺激も一層大きくなるのだ。このように、もともと生物学的な増幅器の仕組みが備わっているために、私たちはごく小さな音も聞くことができるのだ。ちなみに、アスピリンという薬は、高用量になるとこのモータータンパク質を阻害して、可逆的な聴覚障害を引き起こすことがある。

耳の歌

　驚かれるかもしれないが、音は、あなたの耳から出てくることもある。専門用語で「耳音響放射」と呼ばれるこの現象は、外有毛細胞のなせる技である。外有毛細胞の動きによる振動が蝸牛管内液に波を立てることで音が発生し、中耳の空間をさかのぼって鼓膜まで伝わってくるのだ。健康な耳でも、この音はささやき声より小さくしか聞こえないが、蝸牛に何か障害がある人ではもっと小さくなる。それでも、耳管に特殊なマイクロフォンを置けば、この音を拾って聞くことができる。この「耳の歌」を医者が聞けば、患者の体に侵襲を加えることなく、耳の健康状態についての有益な情報を得ることができる。乳児に聴覚障害がないかを簡単に検査するためにも役に立つ。子どもの場合はとくに、言語能力の適切な学習時期が過ぎてしまう前に、補聴器や人工内耳などを考慮することが可能になる有益な検査である。

聾とともに生きる

　視覚と聴覚の両方に障害があったヘレン・ケラーは、かつて「目がみえないことは人と物を切り離す、耳が聞こえないことは人と人を切り離す」と言った。聴覚を失った人がしばしば感じる孤独、困惑、挫折、そして抑うつは、ルートヴィヒ・ファン・ベートーヴェンの有名な「ハイリゲンシュタットの遺書」にも痛切な言葉で記されている。ベートーヴェンが聴力を失い始めてから6年が過ぎた、32歳の頃に書かれた言葉である。「私が意地悪で、気難しく、また人間嫌いであると思ったり言ったりしているおまえたちよ、おまえたちは私のことを

をなんと大きく誤解していることか。なぜ私がおまえたちにそのように見えたのか、おまえたちはその隠された理由を知らない。(……) 私はこうは人に言えなかった。『もっと大きな声でしゃべってくれ、どなってくれ、私は耳が聞こえないんだ』とは。(……) 私には仲間とくつろぐことはできないし、洗練された会話を交わしたり、互いに思いを吐露することもできない。私はまったく孤独に生きなければならない。ちょうど世捨て人のように」(『ベートーヴェン大辞典』バリー・クーパー著、平野 昭、西原 稔、横原千史訳、平凡社、1997年12月3日1刷、94頁より)。ベートーヴェンは45歳になるまでに、ほぼ完全に聴力を失った。楽器を演奏することは不可能になったが、それでも作曲と指揮は続けていた。交響曲第9番の初演の日(彼は54歳になっていた)、演奏が終わり、指揮台の上でゆっくり客席のほうに向き直ったとき、ベートーヴェンは観客の賞賛の嵐にようやく気がついた。客席に背を向けている間は、何も聞こえていなかったのだ。彼は静かに涙を流した。

　音楽家でなく、画家の場合は、耳が聞こえなくても芸術活動を続けることはできる。ゴヤの場合はとくに、聴覚異常が彼の最高傑作をもたらしたかのように見える。重い病気の末にまったく耳が聞こえなくなったゴヤは、恐ろしいほどの孤独に見舞われたが、そのことが作品に驚くほど急激な変化をもたらした。悪夢のような幻想の世界、暗い幻影、そして人間行動の皮肉に満ちた描写にのめり込んでいったのだ。日常生活の耳障りな些事から解放され、彼は世界をありのままに見ることができるようになったと言われている——ただ、ゴヤ自身が、批評家たちが言うように、聴力を失ったことを幸いと思っていたかどうかは疑問である。

今日は聞こえても、明日は

　イギリスでは900万人(人口の7分の1)の人が何らかの聴力喪失を患っていると推計されている。私たちは年をとれば、ほぼ間違いなく、高い周波数の音を聞く能力が落ちてくるようだ。イギリスの劇作家、アラン・ベネットは、「自分では耳が悪くなっているとは、まったく思っていなかったのだ。しかし

(……) R. にコオロギの声が聞こえるか、と尋ねられたとき、信じられないことに、鈴のようなあの虫の音は、私にはまったく聞こえていなかった」と書いている。このような高周波の聴覚喪失は、ほとんど気づかぬままにじわじわ進行し、ある日突然、まったく聞こえないことに気づく場合が多い。詩人のフィリップ・ラーキンは、雲雀が美しい声で鳴いている、と友人が言うまで、聞こえていないことに気づかなかった。彼の場合、（多くの人も同じだが）、部分的にしか聞こえないということが気分を暗くさせた。加齢に伴い高周波が聞こえなくなることに目をつけたのは、物議をかもしたモスキートという名の装置の製造元である。この装置が発する耳障りな高いピッチの信号音は、10代の若者には聞こえるが、大人には聞こえない。イギリスでは街をぶらつく若者を追い払ったり、反社会的な行為をやめさせるために、この不快な音が使われている。さらにこの話には皮肉なおまけがある。賢いティーンエイジャーがいつの間にかこの高周波音を手に入れ、携帯電話の着信音を開発したのだ。彼らには聞こえるが、学校の先生には聞こえない着信音である。

　年齢とともに現れる聴覚の衰えがなぜ起きるかと言えば、人の有毛細胞は時間とともに自然に脱落する性質があり、一度失われたら、再び生えてくることはないからだ。騒音にも、急激に聴覚を破壊する作用がある。ロックミュージシャンのピート・タウンゼント[7]は、演出用に仕込んだ爆発が想定外の大音量をたてた事故にあったとき、片方の耳の聴力を一瞬にして失った。また、イラクやアフガニスタンに派兵された何千人もの兵士が、帰還時には永続的な聴覚喪失を患っていた。ほとんどの原因は道端に仕掛けられた爆弾だった。戦地に降り注ぐ爆発音、大音響のロックコンサート、ジェット機の爆音、騒音をあげる機械——これらはみな重い犠牲を払うことになる。私たちの外有毛細胞はとても脆弱で、大きな騒音で傷つくと、もう元には戻らないからだ。

　中等度の騒音であっても長期にわたって曝露されれば、永続的な聴覚障害が起きることがある。有毛細胞がひどく傷つくわけではなくても、回復するいとまがなければ、障害が蓄積される一方になるからだ。現代では多くの人が、気づかぬままに、聴力を損ないかねないレベルの騒音に日常的に曝されている。聴覚喪失に至る可能性があるのは 85 デシベルを超える音に一定以上の

期間、曝露される場合だ。85デシベルといえば、パワードリル（インパクトドライバー）でねじを打つときや、バイクの運転時、映画館で観る映画など、日常のさまざまな活動で遭遇する音と同レベルである。携帯型音楽プレーヤーの最大音量レベルより低いかもしれない。音量をあまりに長時間、大きくしすぎると、あなたはいつの日か、孫の声が聞こえなくなってしまうだろう。悲しいことだが、今後20～30年の間には、自分の望むレベルより聴力が低くなっていることに気づく人が増えるだろう。

　聴力障害の最初の徴候の1つは、耳の中で慢性的に音が鳴る、耳鳴りという現象である。『タイムズ』紙の音楽評論家、リチャード・モリソンは、耳鳴りを疑似体験するための装置をテストしたことがある。それは笛のような高い音が鳴り続け、音楽を聞くことが悪夢のようになる、恐ろしい体験だったという。「パチパチと静電気のような音がする古いラジオで、アルジェリアかどこかのラジオ局から流れてくる信号音を聞いているような感じだった。それをもっとひどくしてね」。モリソンの場合は、装置をはずすとすぐに耳鳴りはやんだ。しかし不幸にも有毛細胞に障害のある人は、終生にわたって不快な耳鳴りが続く可能性がある。そんな人たちにとって、音のない時間も決して静寂ではないのだ。ベートーヴェンも20代後半の頃は重度の耳鳴りに苦しんでいた。耳の中で絶えず、昼も夜も、ピーという笛のような音や低くなるような音がすると訴え、本当に不快な状態だと言っていた。そんな障害がありながら、この世で最

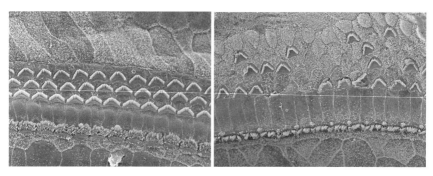

図9-4　**有毛細胞**　（左）正常な有毛細胞。3層になった外有毛細胞の下に、単層の内有毛細胞がある。（右）大きな音がすると内有毛細胞より先に外有毛細胞が傷つく。

も偉大ないくつかの楽曲を作ることができたのは、驚くべきことである。

　耳鳴りが聴覚喪失とともに表れることもあるが、必ずそうと限るわけではなく、耳鳴りがあっても聴力は完璧という人は多い。何が原因で、このような音が耳の内部で発生し、知覚されるのかは、まだほとんど解明されていないが、脳内で起きる何らかの変化から、音が発生することだけはわかっている。

味覚の問題

　その夏、私はプエルトリコを訪れていた。暑い午後の日差しの中、初めてミラクルフルーツを食べた。卵型でつやつやして、コーヒー豆くらいの大きさのこの赤い実は、西アフリカ原産のミラクルフルーツ（Synsepalum dulcificum）という低木の果実である。この実を食べると、酸っぱいものが甘く感じられるようになるという、びっくりするような特徴がある。一粒、舌の上で転がしてみると、冷んやりして硬い感触がした。期待と不安の入り混じる中、思い切って噛んでみた。苦味のある薄い皮の下から、かすかな渋味をもった黄色っぽい果肉が現れたが、とりたてて特徴のない味だった。それから10分後、私は何の苦痛もなくレモンをがりがり食べていた。それから、ややためらいながらも酢を飲むことができた。目を閉じていると、たいていの食べ物は何だかわからない味がした。とくにおかしな味がしたのはビールだ。幸いなことに、この効果は2時間もしないうちに消えてしまった。

　不思議な現象の原因はミラクルフルーツに含まれているミラクリンという名のタンパク質だ。このタンパク質が人の舌にある甘味受容体に作用して、後から酸味のある化学物質が入ってきたときにも甘味受容体が活性化するようになるのだ。このように味覚を変化させる天然物質は、ほかにもある。新鮮なアーティチョークを食べたことがある人なら、その後に食べる物はなんでも（水も例外でなく）甘く感じられるようになるのをご存知だろう[8]。アーティチョークに含まれているシナリンという物質が、苦味受容体の活性を抑えながら、甘味受容体の活性を増幅させることが原因のようだ。仕組みはともかくとして、アーティチョークを食べるとき、飲み物にワインを選ぶのは絶対やめたほうが

いいと言われている。これと反対の作用があるのは、アジア南部が原産のギムネマ（Gymnema sylvestre）というハーブの成分、ギムネマ酸だ。ギムネマ酸は苦味には影響せず、甘味の知覚強度だけを抑制する。そのため多くの食べ物は異常なまでに苦くなり、砂糖は灰のように感じられるのだ。

　味覚を感知する味細胞は神経細胞ではなく、特別な種類の上皮細胞である（上皮細胞とは、腸管や口腔内、鼻腔などの内周の表面に配列している細胞のこと）。味細胞はきわめて短命で、2週間ほどで生まれ替わることを繰り返している。いくつか集まって、樽のような形をした味蕾という器官を形作る。人の舌の表面全体に1万個ほどの味蕾があり、それぞれに50〜100個の味細胞が含まれている[9]。刺激が舌の表面に届くと味蕾が開くと同時に、それぞれの味細胞から長い指のような突起が出る。その先端の細い毛に味覚受容体があるのだ。

　私たちは5つの基本味を感じ分けることができる。甘味、塩味、酸味、苦味、そして、うま味である。ただ、私たちが味わうさまざまな種類の風味は、実は香りを伴っている。この2つの感覚は合わさって機能するため、鼻風邪を引いて鼻がつまっているときは、あまり味を感じないだろう。18世紀後半から19世紀にかけて活躍した美食家のジャン・アンテルム・ブリア゠サヴァランは、あるとき出会った人物が、舌を切り落として失っているにもかかわらず、味も風味も完璧にわかる様子だったと語っている。そのことから、彼は次のように結論づけている。「嗅覚と味覚とは両々相和して一つの感覚を作っているのであって、口はその実験室、鼻のほうはその煙突なのだ」(『美味礼讃』ブリア゠サヴァラン著、関根秀雄、戸部松実訳、岩波文庫（上巻）2011年4月5日46刷、68頁より)

　何かを食べると、食品に含まれる化学物質が唾液に溶ける。水溶液になることで、その成分は味細胞の先端にある受容体に結合できるようになり、一連の反応を誘発して、最終的に味細胞の底部から化学伝達物質を放出させる。放出された化学物質が知覚神経を興奮させ、神経インパルスが発せられて脳まで伝わり、情報が解読、処理されて、食べた物の味が特定されるのだ。

　種類の違う味が存在するのは、刺激する受容体の種類が違うからである。2つの味——塩味と酸味——は、それぞれナトリウムイオンと水素イオンを感

知するイオンチャネルが受容体である。塩味を伝えるのは、前章にも登場した上皮ナトリウムチャネル（ENaC）だ。一方、水素イオンを感知するイオンチャネルにはいくつか種類がある。炭酸飲料やシャンパンに入っている二酸化炭素も、水に溶けると水素イオンを発生させるので、酸味の受容体に感知される。興味深いことに、ソーダ水の製造元のいくつかは、こうしたことが科学的に解明されるよりずっと前からわかっていたようだ。「すっぱい水」を意味する「sauerwasser」[10]という名称の発泡水は、わずかに酸味があるところからその名がついたのだ。うま味は「美味しい」を意味する日本語の「うまい」に由来する名称で、主にグルタミン酸ナトリウムなどのアミノ酸成分の味わいのことである。グルタミン酸を検知する受容体のいくつかは、やはりイオンチャネルである。やや意外だが、ジャイアントパンダの舌にはうま味受容体がない。パンダはほかのクマ科の動物と違って主に草食性であるが、このことがうま味受容体の欠如の原因なのか、結果なのかは、まだわかっていない。

　甘味物質と苦味物質は、イオンチャネルを直接活性化させる作用は持っていない。その代わり、これらの物質はそれぞれ特異的な受容体に結合して、連続的な生化学反応を引き起こし、その共通の結果として、ある特別なイオンチャネル（TRPM5と命名されている）を開口させる。共通のチャネルを開口させる甘味と苦味を区別できるのは、最初に結合する受容体が別々の種類の味細胞にあるためで、その違いが脳にも別々の信号として伝えられるのだ。つまり、何かが甘いか苦いかを決めるのは脳である。人間は苦味の受容体を20種類以上持っているが、甘味の受容体は1種類しかない。苦味物質は毒性を持つことが多いため、そうした物質を敏感に特定できるよう進化を遂げたのだ。一方、甘味受容体は2種類のタンパク質からできていて、そのいずれかの遺伝子に変異があると、甘味物質に対する感受性が違ってくる。特別に「甘いもの好き」な人がいるのは、そのせいかもしれない。砂糖に対する感受性の低さは、サハラ砂漠以南のアフリカの人々によく見られる特徴であるが、糖質成分を含む資源が乏しい寒い気候の土地ほど、甘味を感知する能力が重要になることがわかる。それにしても人を引きつける甘味の魅力は、現代社会における公衆衛生上の大問題である——肥満と虫歯は、ザッハトルテやラズベ

リーアイスクリーム、そして甘ったるいドリンク類のとりこになった代償なのだ。

　抗癌剤を服用している患者の多くが、食べ物の味がおかしくなることを訴える。甘味が減り、苦味が増すというのだ。その原因は、味細胞が（ほかのあらゆる上皮細胞と同じように）代謝回転がきわめて速いため、化学療法薬への感受性がとくに高いからである。化学療法薬は、急速に分裂する細胞（癌細胞などのように代謝回転の速い細胞）を標的にして破壊するからだ。また、味覚は状況にも影響される（その多くは脳が関係することだ）。例えば私はコーヒーの香りが好きだが、もう20年以上前から飲むことをやめ、今はお茶しか飲んでいない。私が今たまたまドリンクを間違って受け取り、意図せずコーヒーをすすってしまったら、おそらくとても奇妙な味を感じるだろう。正しい風味を特定する能力は、その食品の色がおかしいときにも低下する。もしもラズベリージュースにオレンジ色か緑色の着色を施すと、どこかおかしな味になるのだ。是非一度、ご自分の目と口で試してみてほしい。

香りを理解する

　マルセル・プルーストの有名な著作にもあるように、香りには、失われた時を思い出させる力がある。ピリッとスパイシーなルピナスの花の香りをかぐと、私はいつも、色とりどりの花に蝶が集まり、蜂の羽音の絶えなかった大おばの庭を思い出す。刈ったばかりの干し草の匂いは、また別の幼少期の記憶を呼び起こす――草むらに寝そべって村のクリケットの試合を観ていたとき、遠くで聞こえるカッコーの声の合間に、バットでボールを打つ音が妙に心地よく響いていた思い出だ。

　匂いの感知を担うのは、鼻孔の入口から7センチくらい上のあたりに細胞体がある嗅神経細胞である。多数の嗅神経細胞が、鼻腔を覆う粘膜上皮の中に樹状突起を伸ばしている。突起の先端には10本ほどの線毛（嗅線毛）が束になって生えていて、その1本1本が嗅覚受容体を備えている。鼻腔の内側には、湿った粘膜層の中に無数の嗅覚受容体があって、呼吸とともに運ばれてくる匂い物質をいつでも感知しようと待ち受けているのだ。

人では、嗅覚受容体のタンパク質は約350種類あるが[11]、1個の嗅神経細胞は1種類の嗅覚受容体しか持っていない。ところが、私たちは350種よりはるかに多くの匂いを嗅ぎ分けることができる。たいていの人は数千種もの匂いのかすかな違いがわかるし、香水を作る調香師や、ワインのソムリエといった、「いい鼻」を持つ専門家であれば、もっと繊細な嗅ぎ分けも可能である。ということは明らかに、1つの匂い分子に対して1つの嗅覚受容体が対応するわけではないということだ。実は、嗅覚受容体は、それぞれが匂い分子の集合（つまり、何らかの特別な特徴を共通して持つ匂い分子群）を認識するのだと考えられている。さらに、1つの匂い分子でも、持っているさまざまな特徴に応じて、複数の受容体に結合することができるようだ。つまり、刺激される嗅覚受容体の組み合わせが匂い分子ごとに違うので、私たちはこの違いを手がかりにして匂いを嗅ぎ分けるのだ。例えて言えば、限られた数のアルファベットの組み合わせにより、膨大な数の言葉が作られるのと似ている。さまざまな嗅覚受容体が合わさって、純粋な匂いの宝庫が生み出されるのである。さらに、多種多様な匂い分子（香気成分）が混じり合って生まれる香りは、もっと複雑である。

　人類の嗅覚はあまり発達していない、と広く信じられている。ところが、人はいくつかの種類の匂い物質を、犬とほぼ同じくらいよく嗅ぎとることができ、ラットに比べるとむしろ優れていることが実験で明らかにされている。人が高感度の匂い測定器にあっさり勝ってしまうほどの能力を示した実験もある。人間の嗅覚は感度がよくないという通説が生まれたのは、私たちが行動するとき、地表から比較的高い位置に鼻がくることが原因である。匂いを追跡する警察犬の様子を見ればわかるように、さまざまな匂いが一番強く残るのは地面であって、気流にのって上昇するほど匂いは拡散してしまう。また、私たちは数多くの香りの違いを感じることはできても、言葉で区別して表現することはあまりうまくできないのだ。それでも、たくさんの中から1つのワインを特定するという、きわめて複雑で高度な能力をもつ人たちが確かにいる。また、特別な訓練を受けていなくても、私たちはオレンジとレモンの香りの違いは簡単に嗅ぎ分けられる。ところが、実はこの2つの香りには、リモネンという同じ分

子の鏡像異性体（分子の組成はまったく同じだが、立体構造が鏡に写したように面対称になっている）という違いしかないのだ。

　バラの花をかぐとき、香りがふわっと漂ってあなたの嗅覚上皮に届き、数多くの化学物質がさまざまな嗅神経細胞の受容体に結合する。匂い成分が受容体を刺激する詳しい仕組みはまだわかっていないが、匂い分子の大きさと形の違いが影響するようである。匂い分子と受容体が鍵と鍵穴のように、ぴったり結合するという考え方が1つある。右手用の手袋は右手にしか使えないのとちょうど同じように、右手型の分子は右手型の受容体にしか結合しないのだ。オレンジとレモン（それぞれ、香りに含まれるリモネンが左手型と右手型になっている）の香りの違いは、この説明で理解できる。匂い分子が受容体に結合すると、神経細胞内で一連の反応が開始され、細胞ごとに特別な種類のイオンチャネル——桿体細胞と錐体細胞のチャネルと類縁関係にあるが、同じものではない——が開口して電流が発生し、嗅神経細胞の活動電位が生じる。このような多数の活動電位が嗅神経に沿って、嗅球と呼ばれる脳の一部にまで達すると、そこでさらに脳の上位領域の別の神経細胞に刺激を伝達する。そうした領域の1つは、人の情動にも関与する大脳辺縁系である。匂いが情動や記憶を強く引き出す働きをするのは、このような仕組みがあるからだ。

　鼻から脳に走行する嗅神経線維は、途中で穴だらけの篩骨という骨（頭蓋骨の一部）を通過する。こうした構造のため、頭部に大きな衝撃が加わった場合などに神経が骨にはさまれて、神経突起が切断されたり重大な損傷を受けたりする場合がある。このような神経障害は嗅覚の永続的な喪失につながることが多いが、嗅覚は味覚とも密接に関係するため、味覚まで失われてしまうこともある。

　鼻粘膜上皮には、さまざまな種類の受容体を持つ嗅神経細胞がランダムに分布している。ところが脳内ではそれらがきれいに整理され、同じタイプの受容体を持つ細胞の軸索はすべて1つの場所に集まっている。嗅神経細胞は、多くの神経細胞の中でも代謝回転がきわめて速いことが特徴であり、1個の細胞の寿命は60日ほどしかない。つまり、60日たてば、新たな嗅神経幹細胞から分化した別の細胞に置き換わってしまうのだ。それでもなぜか嗅神経の

脳内の「地図」は維持される。新たに置き換わった神経細胞は、以前その場にあった細胞と同じ種類の受容体を持ち、その神経突起がたどり着く先もまったく同じ場所なのだ。この複雑な再配線がどのようにして達成されているかは、今も謎である。

フルーツの王様

　ほかの感覚もたいていそうだが、もしあなたが1つの同じ匂いを嗅がされ続けたら、あなたは徐々にそれに慣れ、やがてその匂いに気づかなくなるだろう。多くの人は自分の体臭には気づかないし、自分でつけた香水もしばらく経つとわからなくなる。ところが、中には、いつまでも匂い続けるものもある。ドリアンは東南アジアで一番美味しい果物として珍重されているが、匂いの強烈さでも圧倒的だ——鼻をつく、その嫌な匂いは、空港やホテルへの持ち込みが禁止されるほどである。私は以前に一度、ロンドンの中華街でドリアンが売られているのを見つけ、フルーツの王様という評判を思い出して1個買ってみたことがある。オックスフォードまで、電車で約1時間の道すがら、私のバッグからはドリアン特有の匂いが漂っていた。ちょうどラッシュアワーで混雑する時間帯だったにもかかわらず、私の乗った車両はだんだん人が少なくなり、オックスフォードに着く頃には私1人になっていた。匂いは耐えがたいほどで、臭い靴下と腐りかけの食べ物が混ざったような、言語に絶するレベルだ。あまりのひどさに、家に持って帰ることに耐えられなくなり、私はそれを研究室に置いて帰った。翌朝、その部屋に入るなり、私はショックを受けてよろめきながら、後ずさりした。耐えがたい悪臭に襲われたのだ。それでも昼食時に食べるつもりにしていたが、昼になる何時間も前から匂いが廊下に漂い出し、研究棟の玄関ロビーにまで広がって、行き交う人たちが「何なの、この変な匂い？」と言い始めた。迅速な対応が必要だった。そして結果は——本当にそんなに美味しいのかと、誰もが尋ねたいところだろう。それが悲しいかな、私にはあの悪臭の記憶を打ち消すほどの味は感じられず、とくに美味しいとは思えなかった。同じような人はほかにもいる。フランスの博物学者、アンリ・ムオ

はこう言った。「ひと口食べて、腐敗した動物の肉のようだと思ったよ」。明らかに、慣れが必要な味である。

触れられる感覚

大切な人への愛撫から、頬を撫でる風の感触、あるいは荒っぽい抱擁まで、触覚は私たちの暮らしのあらゆる場面で大切な役割を担っている。皮膚の感覚器官は機械的な作用に反応して電気的に変化し、神経インパルスを発生させて、情報を脊髄経由で脳へと送る。他の知覚神経と同じで、刺激の強さに応じてインパルスの頻度が変わり、軽い感触なら少しのインパルスで反応する。触覚受容器は連続的な刺激に順応する特性もある。私たちが着ている衣服の圧迫を感じなくなるのは、そのせいである。

機械的なエネルギーがどのようにして電気的エネルギーに変換されるかは、解明されていないが、機械的刺激を感知するイオンチャネルが何らかの関与をしていることは明らかである。最近の研究では、耳の有毛細胞で見られるのと同じような配置で、チャネルが細胞外表面に連結鎖のような構造によってつなぎとめられていることがわかってきた。細胞膜に圧がかかると鎖が引っ張られ、チャネルの構造をゆがめるので開口が起きる。膜の変形が大きいほど多くのチャネルが活性化して、神経の興奮が大きくなるという仕組みである。ときには機械的な力を感知する神経終末が特殊な構造をとり、例えば、指でざらざらした表面を撫でるときのように、圧や振動の変化を感知する能力が高くなることがある。ただ、生じる現象は同じで、機械的刺激が引き起こす知覚神経の活動電位の頻度が増加するのだ。

お熱いのがお好き

私たちの皮膚には圧を感知する受容器だけでなく、温度と痛覚刺激に対する受容器もある。唐辛子のハバネロは、噛むと口の中で焼夷弾が破裂したかのような刺激があるが、焼けるようなその痛みは、成分の1つであるカプサイ

シンという化学物質のせいだ。唐辛子は種類ごとにカプサイシンの量が違うことで、辛さに大きな違いが生まれるのだ。1912年、ウィルバー・スコヴィルというアメリカの化学者が、唐辛子の辛さを測る検査法を考案した。唐辛子抽出液を連続的に希釈しながら舌の先端にのせ、辛さが感知され得る最大の希釈倍率を調べる方法だ。このスコヴィル値によると、辛味のないピーマンがスコヴィル辛味単位（SHU）で1単位未満、唐辛子のハラペーニョは2500〜5000単位、世界一辛いとして有名なブート・ジョロキアという唐辛子は優に100万単位を超える。唐辛子スプレーには熊や象の撃退用、あるいは不審者に襲われたときの反撃用など、いろいろあるが、辛味がもっと強力なものもある。例えば、インド軍が装備している兵器級の唐辛子スプレーは200万SHUである。

　カリフォルニア大学のマイク・カテリーナとデイヴィッド・ジュリアスは1997年に初めてカプサイシン受容体を単離し、この受容体がイオンチャネルであることを明らかにした。カプサイシンの結合により細孔が開き、感覚神経の電気活性を刺激することがわかったが、さらに、このチャネルは不快なレベルの高温によっても開口することが判明した。唐辛子を食べるととても熱く感じる理由がこれでわかった。辛味は高温と同じイオンチャネルを開くが、脳は2通りのシグナルの違いを区別できないために、どちらの刺激も熱さと解釈してしまうのだ。このようなイオンチャネルは舌だけでなく、指先や顔、そのほか体の敏感な部分の皮膚にも存在する――唐辛子をみじん切りした男性が手を洗わないままトイレにいくと、お気の毒にもこのことがすぐにわかるはずだ。人間と違って、鳥はこのチャネルの遺伝子に変異があって、カプサイシンへの感受性が低いため、辛味をあまり感じない。唐辛子にとっては野鳥が種を運んでくれるため、とても有利である。野鳥の餌に唐辛子パウダーを入れるとリスに食べられるのを防ぐことができると言われるが、それもこうした理由からである。

　唐辛子が温熱受容器を刺激するのと同じように、冷たさを感知する受容器に作用して、その物質は冷たいのだと体に勘違いをさせてしまう化学物質がある。例えばミントのようなフレッシュな味がするメントールは、ペパーミントオイルなどの成分だが、冷感に関係するイオンチャネルを活性化させる作用があ

る。このチャネルは構造がカプサイシン受容体ととてもよく似ている。実際に最近の研究では、そのようなチャネルはTRPチャネルという、1つの大きなグループに属することがわかってきた。このグループのメンバーは、それぞれ違った範囲の温度に感受性を持つとともに、一定範囲の刺激や痛みを与える化学物質にも感受性があるのだ——カプサイシンだけでなく、ワサビやマスタード、ニンニク、ショウノウなどの化学物質が感知される。

　ヘビの中には、TRPチャネルが温度を感知する能力を利用して、天然の赤外線カメラのような仕組みを持つものがいる。暗闇の中でも獲物の体温を感知して動きを追い、正確に攻撃することができるのだ。ニシダイヤガラガラヘビは赤外線に対する感受性が不相応なほどに高く、0.01℃というわずかな温度変化をも感知することができる。この機能を担うのは、ピット器官（または孔器）というきわめて鋭敏な熱センサーだ。頭の両側にあいた、いくつかの小さな丸い穴の奥に薄い熱感受性の膜が張り、感覚神経の終末が広がっている。神経末端にはTRPA1というTRPチャネルの一種が無数にあり、熱センサーの役目をしている[12]。外部の熱を感知してTRPA1チャネルが活性化すると、感覚神経の発火を刺激して、獲物——または捕食動物——がいることをヘビに伝えるのだと考えられている。吸血コウモリもTRPチャネルを使って獲物の温血動物に狙いを定めているようで、特別な熱感知器官が鼻の周囲に見つかっている。

　しかし、TRPチャネルは温度を感知するために利用されるだけではない。極端な温度を感知するチャネルには疼痛受容器としての機能もあり、チャネルが刺激されると痛みを感じるのだ。そういうわけで、私たちには極端な高温と低温の区別はつきにくい——火も氷も、痛みとして感じられるのだ。詩人のシェリーも「ギラギラ光る鎖は、焼けつくように冷たく骨に食い込む」と、そのような感覚を雄弁に表現している。（『鎖を解かれたプロメテウス』石川重俊訳、岩波文庫、2003年10月16日改版1刷、27頁より）

やっかいな痛み

　痛みはとても役に立つ。痛みは危険を知らせる貴重な警報システムになるのだ。痛みのおかげで私たちは、さまざまなことに気づくことができる。鍋が熱くなっている、足元に火がある、力を入れすぎて筋肉がちぎれそうだ、何かに感染した、どこかに傷がある、などなど——。痛みを感じることがなければ、私たちは火の中で焼かれてしまったり、傷が化膿したり、手足のどこかが骨折したまま動き回って、もっとひどいことになったりするだろう。痛みがあるおかげで、私たちは体のどこかに治りかけの傷があることを忘れないでいることもできる。糖尿病という病気のよくある副作用は、足の感覚がなくなってしまうことだ。患者は足に水ぶくれや腫物、小さな傷などがあっても気づかず、やがては感染症を起こしたり、ひどい場合は壊死した脚を切断しなければならなくなることもある。

　TRPチャネルのほかに、人が持つ10種類のナトリウムチャネルのうちの1つが痛みの知覚に関係している。Nav1.7というこのチャネルが機能しない人が稀れにいる。すると、疼痛を感受する神経線維は活動電位を伝えることができないため、その人は痛みを感じることがない。それでも、触覚や温度、圧など、その他の感覚は完全に正常である。こうした状態は幸運なことのように思えるかもしれないが、まったくそうではない。痛みは貴重な警告の役目をするので、Nav1.7チャネルの機能を失った人は、手足に打撲や骨折があっても気づかず放置してしまうのだ。このチャネルと痛覚との関係が初めて明らかにされた研究では、現実に、ナイフを腕に刺したり、火のついた炭の上を歩いたりする恐ろしい見世物をしながら暮らす、あるパキスタン人少年の一家が研究対象になった。少年は14歳の誕生日に、自分がいかにたくましいかを見せようとして、家の屋根から飛び降り、大怪我をして亡くなった。この子が痛みを感じなかったことを思えば、それだけは幸いだったと言えるだろう。

　この反対の状態も同じくらい大変である。Nav1.7ナトリウムチャネルが活性化したままになってしまう状態は肢端紅痛症と呼ばれ、家系内で遺伝する家族性疾患の1つである。患者は体力を消耗してしまうほどの強い痛みを感じ、同

時に手足に発赤と灼熱感が現れる。体に熱い溶岩をかけられているように感じる、とか、足が燃えるようだ、熱い砂の上の歩いているみたいだ、などと訴える。暑い季節、運動後、あるいは体を上下からくるむようなタイプのベッドシーツを使用したときなどに症状が現れやすく、痛みで靴も履けないという人が多い。Nav1.7チャネルは痛みの出力調整のような機能をするので、チャネル活性が高すぎると常に痛みを感じ、低すぎると、ずっと麻酔がかかったような状態になるのだ。興味深いことに、Nav1.7遺伝子には痛みの閾値が変わってしまうタイプの高頻度変異型（コモンバリアント）がある。同じ刺激を受けても、痛がる人とそうでもない人がいるのは、この遺伝子変異で説明がつくのかもしれない。

　あらゆる痛みは脳で発生する。神経線維からのメッセージを受け取り、「今、爪先をぶつけた」などと私たちに教えてくれるのは、脳の役目である。私たちが感じる痛みという経験には、脳のさまざまな領域が関わっている。そしてそれらの領域が、どこが痛いのか、どのくらい痛いのか、どのような種類の痛みなのか——鋭い痛み、焼けるような痛み、あるいはただの鈍い痛みなど——を私たちに教えてくれるのだ。また、痛みの知覚のあり方も人によって実にさまざまである。もし感覚神経終末にまったく同じ入力信号を与えたとしても、その後の信号処理のプロセスは、1人1人の注意の向け方や気分、予想などによって大きく影響され、その人が感じる痛みそのものが劇的に変わってくるだろう。何の効力もない偽薬（プラセボ）でも痛み止めの効果を発揮することがあるのは、人の気分によるところが大きい。その逆で、痛みを怖がる気持ちが、かえって痛みの影響を大きくしてしまう場合もある。

　痛みが一番やっかいなところは、一度そのメッセージを受け取ってしまうと、なかったことにはできないところだ。さらに悪いことに、痛みの元が治った後も、痛みが続く気の毒な人たちもいる。この慢性疼痛という状態はごく一般的にみられ、成人の15％が何らかの慢性疼痛を経験している。場合によっては、痛みが甚大で、生活が荒廃してしまうほどのケースもある。毎年、何百万ドルもの薬剤費が疼痛治療に使われているが、鎮痛効果があまり高くない薬剤も多い。その一方、麻薬性鎮痛薬などのように依存性のある薬剤も使われてい

る。より良い薬剤が切実に必要とされているが、とくに、現在ある治療法では症状が改善しない慢性疼痛の治療薬が必要である。Nav1.7チャネルは痛覚に関係する神経細胞にほぼ限定的に発現することから、このチャネルを選択的に遮断する薬剤を開発すれば、副作用の少ない鎮痛効果が期待できるだろう。

もう安心

　子どもの頃、私は歯医者に行くのが本当にいやだった。だいたいいつも痛い思いをするからだ。でも、もうご安心を。現在の歯科医療では、より高性能の新しい局所麻酔薬が使われるようになり、昔とはまったく違う姿になっている。歯の神経をとる治療でさえ、無痛である——麻酔を注射するときに、とがった針を刺される不快な痛みがあるが、局所麻酔薬を使えば、その感覚すらほぼなくなる。局所麻酔薬は、ナトリウムチャネルを遮断して、歯の局所にある神経終末から脳に神経インパルスが伝達されないようにするものが多い。歯科医でよく使われるのはリドカインであるが、その理由は効き目が速いからだ。ただし、こうした麻酔薬は、痛覚に関係する神経線維の電気活動を抑えるだけでなく、ほかの感覚神経や運動神経の線維にも影響を及ぼすところが問題である。そのせいで、歯の治療を終えてから何時間かは私たちの笑顔はひきつり、顎にはしびれた感覚が残る。感覚神経だけに作用する麻酔薬が求められている。

　そのためには、まず感覚神経に特異的なタイプのイオンチャネルを特定し、それらを選択的に遮断する薬剤を発見することが、1つの方策になる。最良のターゲットは、現在のところNav1.7である。実際にいくつかの製薬企業が、Nav1.7チャネルの選択的阻害薬の候補物質を探している。ただし、大変な困難があることは間違いない。なぜなら、その薬剤は神経を取り巻く神経線維鞘を透過しなければならないし、体内での代謝分解が速すぎてもいけない。願わくは注射ではなく、経口剤として効き目が得られるものであってほしい、など、さまざまな条件があり、新薬開発には長い時間と莫大な費用がかかるのだ。私たちが歯医者に行っても、しびれた顎にならずにすむまでには、まだ

しばらく時間がかかるということだろう。

感覚を司る脳

　私たちの感覚器官を発した情報は、電気インパルスという形に変えられて、感覚神経を経由しながら脳に伝えられる。もし感覚器官を通さずに神経を直接刺激しても、同じような感覚を引き起こすことができる。この現象は1660年代中頃に、アイザック・ニュートンの鮮やかな実験で示された。ニュートンは自分の眼球と眼窩のすき間に、ひも通し針（先を丸くした細い針金）を滑り込ませ、それを押すと「ぼんやりした白っぽい円や色つきの円がいくつも見えた」と語った。しかし、こんなに危険な実験をしなくても、色つきの円を見ることはできる——単純に、目を閉じてそっとまぶたを押してみるだけで見えるだろう。圧によって網膜が刺激され、視神経にも刺激が届くと、光のように見えるのだ。脳の視覚に関係する領域を直接、電気で刺激すれば、視力のない人でも同じ効果が得られる。

　ニュートンは次のような様子も記録している。「これらの円は、ひも通しの先で目の奥をこする動作を続けていると一番くっきりするが、目とひも通しをどちらも動かさずにいると、圧迫し続けても円はだんだんぼんやりしてくる。目かひも通しを動かして円を移動させなければ消えてしまうことも多い」。もうおわかりと思うが、刺激が連続すると、それに対する反応は徐々に弱くなるのだ。この現象は神経系に共通して見られることである。人間の体は環境が変化するときに最も強く反応するようにプログラムされていて、その後に新たな変化が起きなければ、注意を払うのをやめてしまうのだ。進化の観点からすると、このような反応の仕方が明らかに有利だからだ。

　感覚として経験したことは、その場で複数の電気信号に変えられる。神経インパルスの連発として届くこの情報を、解釈し、（それがどこから来たかに基づいて）意味を推定するのは、脳である。脳がこうしたインプットに注意を払わなくなれば、私たちは周りの世界を見つめていても、それが何なのかがわからなくなるだろう。いくつかの信号が衝突を起こせば、幻覚が見えてくる。さ

らに、脳は情報を受け取るだけの受信機のようなものではない。私たちの感覚器官の感度を調節することで、自分が受け取る情報を変化させる能力があるのだ。したがって、私たちがもつ視覚、聴覚、嗅覚などの知覚能力は、感覚器官と脳との双方向のコラボレーションによる産物である。そこで、次の章では、このような知覚の受け渡しにおける脳の役割について考えてみたい。脳は、感覚器官からばらばらの断片として届く情報を、どのように修正し、まとまった形にするのか。そして、それらの情報をどのように組み合わせ、統合しながら、この世界全体を感覚的に捉えることができているのかを見ていこう。この過程を通して、私たちは脳の配線がどのようにできあがっていくのかを、初めて理解できるに違いない。

10
配線完了

われわれの快楽感、喜び、笑い、戯談も、苦痛感、不快感、悲哀感、号泣も、ひとしくここ（脳）から発するということを、人々は知らねばならない。また脳によってわれわれは思考し、見、聞き、美醜、善悪、快不快を、習俗(ノモス)に則って鑑別したり効用によって感じ分けたりすることによって、識別するのである。

　　　　　　　　　　ヒポクラテス『神聖病について』
　　　　　　　　　　（『古い医術について』小川政恭訳、岩波文庫、
　　　　　　　　　　1986年4月10日第23刷、53頁より）

　「もしもし、聞こえますか？ あなたとお話しできて嬉しいです。何よりも、本書を手にとって下さってありがとう。楽しんで読んでいただけているとよいのですが。でも、もしかすると、あなたは今たまたまこの本を手にとったところでしょうか？ ぱらぱらページをめくっているうちに、ちょうどここに目が止まっただけとか？ まあ、それはともかくとして、ここからしばらくは、私たちがこんな風に時空を超えたコミュニケートができることの不思議を考えてみましょう。私があなたに、こうして言葉を伝えることができるのは、あなたの脳の中で、途方もない数の目に見えない電気の奇跡が起きているからなのです」
　あなたがこんな風に私の言葉を読む（または聞く）ときには、あなたの目か耳の感覚細胞がせっせと働いて、光や音の形で届く情報を感知しては、次々に電気信号に変換している。この忙しい段階は、それでもまだプロセスのほんの始まりである。電気信号になって感覚器官を出た情報は、いったん化学信

号に変換され、また電気信号に戻され、それから再度化学信号になって——という過程を何度か繰り返した末に、脳にたどり着く。情報は、一番最初の段階で扱いやすい小さなデータのかたまりに切り分けられた後、さまざまな処理を経て、最後に組み立て直され、あなたの脳の表面にあるいくつかの感覚「マップ」に書き込まれる。さらに驚くべきことに、神経細胞を飛び交う電気信号のパターンとして届いたその情報は、次に言語として解読される。そのとき、さらに多くの電気信号が飛び交って、あなたは私の言葉を認識したり意味を理解したりするのだ。もしあなたが私の話を気に入ったなら、あなたはにっこりするかもしれない。読んでも理解できなかったり、つまらないと思ったら、不満を感じたり、いらいらしたりするかもしれない。もしかすると（そうでないことを願うが）もう退屈しているかもしれない。そんな風に、何かの文章を読んでさまざまな感情が呼び起こされるときも、あなたの脳の中では、またいくつかの化学物質が飛び交い、神経細胞の発火が刺激されている。さらに何より不思議で奇跡のように思えるのは、あなたに話しかけている人物、これらの言葉を書いている人物、そしてあなた自身も含むすべての人は、両手のひらでちょうど包み込めるほどの、千数百グラムの重さしかない、ふるふるした小さなかたまり——つまり、脳——の中に存在するということだ。あなたも私も、電気的な生き物である。私たちは想像もできないほど複雑で連続的に変化する、電気信号と化学信号のパターン以外の何者でもないのだ。

灰色の小さな細胞

　あなたの脳は、この地上で一番洗練された機械の1つである。脳には千億個以上の神経細胞があり、その1個1個が何万個もの別の神経細胞とつながりを持っている。神経細胞同士の結合の数は全部で数百兆にものぼり、世界中の電話システムのコネクションの総数と同じくらいだ。完全に把握することなどまったく不可能なほどの多さである。それでも脳は、単にそうした相互のつながりを持つ神経細胞のかたまりではない。それぞれ目的の特化された多様なパーツからなる、高度に組織化された構造体なのだ。

脳の最も重要な部分——私たちの思考と行動を担う部分——は、前脳または大脳と呼ばれる領域である。大脳は人の脳の重量の約80％を占め、鏡の像のように向かい合う2つの大脳半球に分かれて、それぞれが主に体の半分とつながっている。理由は不明だが、このつながりは交差していて、体の左半身を出た神経は右大脳半球につながり、逆も同様である。2つの大脳半球は、脳梁という脳の情報ハイウェイのような構造でつながっている。もし脳梁を切断すると、人は左側の視野にある物の名前がわからなくなる。なぜなら、左側にある物体の像は右側の大脳半球に伝えられるが、言語を処理するのは左の大脳半球なので、目で見たものの像と名前を結びつけることができなくなるのだ。

　前脳の外側には大脳皮質と呼ばれる層がある。大脳皮質は神経細胞が集まって薄く広がった膜状の構造で、無数のしわが寄っている。このしわがある

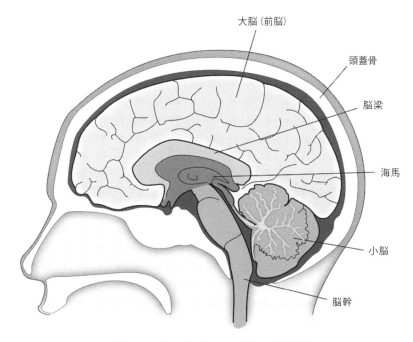

図10-1　人の脳の断面にみられる主な領域

ことで、大脳皮質は表面積が広くなり、頭蓋骨におさまる量を多くすることができている。きわめて複雑なその構造の見た目はクルミの実のようだ。このわずか４ミリほどの厚さの層こそが、人の思考、意識的な行動、感覚、学習、記憶などに介在する場所であり、それぞれ特別な機能をもつ複数の区画に分けられる。この神経細胞層のすぐ内側に、大脳皮質の神経細胞を相互につなぐ無数の神経線維とともに前脳がおさまっている。神経細胞の相互連絡はきわめて数が多く、大脳皮質はほとんどの時間を、自分の中で会話をかわすことに費やしているようなものなのだ。

　前脳の下の方には、情動の調節や、食欲と睡眠の制御に関わる領域、そして感覚器官から入ってくる情報を処理し、大脳皮質に受け渡すときの中継センターの役割をする領域がある。さらに下にいくと、脳の基底部のところに脳幹があり、脳の上部と脊髄をつなぐ役割をしている。脳幹は人のあらゆる無意識の行動を制御する場所で、呼吸、血圧、心拍数、消化、などの活動を調節している。例えばもし、人の高次脳機能が停止して、持続的植物状態と言われるような状態になったとしても、脳幹のこれらの領域は生き続け、機能し続けることができる。脳のこの部分は、ほかの多くの生物でもよく似た構造で、役割も同じようなものである。進化の過程で爬虫類以降に登場した生物がみんな持っているという意味で、脳幹のことを爬虫類脳ということもある。

　脳の後方、脳幹の一番上のあたりに丸まっているのが小脳である。ここは平衡感覚や協調運動の調節などを担う場所で、例えば自転車の乗り方、車の運転、バレエを踊ること、などのように、学習して身につける類の運動能力に関係している。もしこの部分に障害を受けると、人はうまく歩くことができなくなり、酔ったときのような千鳥足になってしまうだろう。

　アガサ・クリスティの作品に登場する名探偵、エルキュール・ポアロは、自分の「灰色の小さな脳細胞」をとても誇りに思っている。彼が言うように、生きた脳は茶色がかったピンク色をしているが、ホルマリン漬けにされると神経細胞が灰色になるので灰白質と呼ばれる。一方、神経線維はホルマリン漬けにすると（ミエリン鞘のせいで）白く輝いて見えるので、白質と呼ばれている。ただ、脳は神経細胞のみでできているわけではない。神経細胞を支える土台

のような細胞がほぼ同じ数だけあり、グリア細胞（神経膠細胞）と呼ばれている。グリア細胞は発達途中の神経細胞に位置を教えたり、栄養成分を供給したり、ミエリン鞘で包んだり、感染から守ったりと、さまざまな保護的な働きをする。脳は全体的にとても壊れやすい組織だが、外側を膜（髄膜）にくるまれ、さらに保護効果の高い頭蓋骨に守られている。頭蓋骨の中で、脳はたっぷりした脳脊髄液に浮いた状態になっている。頭部が事故で衝撃を受けたときなども、脳脊髄液が緩衝材のような働きをして、脳を守ってくれるのだ。ちょうど子宮の中で発育中の胎児を羊水が守るのと同じである。

　脳には大量の血液が供給されている。もしも、脳卒中のときにみられるように脳血流が遮断されたり、脳血管が破裂したりすると、多くの人は死亡するか、一命はとりとめたとしても障害が残るだろう。脳への血液の供給がなくなると、局所的な酸素と栄養分の欠乏、有毒な老廃物の蓄積などが起こり、神経細胞が細胞死する。ただし、脳の細胞は全身の血流と直接の接触があるわけではなく、血液脳関門によって守られている。血液脳関門は、毛細血管の内腔に配列する細胞（血管内皮細胞）が互いに密に、すき間なく結合し合い、血流と脳脊髄液の間で物質が行き来しないようにする物理的な障壁である。全身の血流にのって漂ってくる有毒物質や病原体（細菌やウイルスなど）が脳に届かないようにする、重要な防御機構である。

　脳幹は脊髄に直接つながっている。あなたが手足の指を動かそうと思ったら、脳が発する「手足の指の筋肉を動かすように」という信号は、脊髄を経由して末梢神経まで伝えられるのだ。脚部の筋肉を支配する神経は、腰のくびれた部分とその下のあたりで脊髄から出てくる。一方、手の指の筋肉は、もっと上の、頸のところから脊髄を出る。ところが、縦に長い脊髄のどこかの場所で神経が障害されると、そこから下には電気信号が伝わらなくなる。すると、障害部位の下流にあたる神経が正しく機能しなくなり、その先の筋肉に麻痺が起きたり、感覚がなくなったりするかもしれない。例えば、背中の真ん中あたりで脊髄を痛め神経が切断されてしまった人は、歩くことができなくなるが、呼吸をしたり腕を動かしたりはできるだろう。一方、頸部で脊髄を損傷した人は、足だけでなく腕も動かせなくなり、感覚も失ってしまう。脊髄損傷の場所

によっては、人工呼吸器をつけないと呼吸ができなくなることもある。

　脳や脊髄の神経線維が障害を受けると二度と再生することはなく、障害が残る。この事実は古代エジプトの人々も知っていたようだ。「首の骨がずれてしまった」人は腕や脚の感覚を失い、治療もできないことが明らかにされていた。それから3700年を経ても状況はまったく同じである。ただし、末梢神経の場合は話はまた別だ。私の父は以前、古い芝刈り機の刃を調整していたときに指の神経を切断して、指先の感覚がなくなった。陶芸家の父にとって大変ショックな出来事だったが、それから1年もしないうちに、父の指先には感覚が戻ってきた。神経がまた成長したのだ。それでも、再生中の神経は1日に2ミリメートル未満しか伸びないため、感覚の回復は非常に時間のかかるプロセスである。

1個1個の細胞を見る

　個々の脳細胞はあまりに小さいため、顕微鏡が発明されるまで、目で見ることはできなかった。顕微鏡ができてからも、脳や神経幹（神経線維の束）は無数の細胞が絡み合ってできているため、1個の細胞を明瞭に見るためには、特別な染色法が必要だった。1871年に、まさにそのような染色法を発明したのが、カミッロ・ゴルジである。

　北イタリアの精神病院で医務官を務めていたゴルジは脳の微細構造の解明に興味をもち、古い台所を改装した間に合わせの実験室で熱心に取り組んでいた。数多くの試料を研究した結果、ゴルジは、重クロム酸カリウムと硝酸銀を併用すると、脳の全体構造の中で、ごくわずかな数の神経細胞だけがランダムに染色されることを発見した。皮肉なことだが、このゴルジ法は染色法としての性能があまり良くなかったために、かえって幸運を招いたのだ。これにより初めて、1個の神経細胞は、複数の細い樹状突起と、長い撚り糸のような軸索が細胞体から伸びていて、まるで蜘蛛のような形をしていることが明らかになった。

　その後、スペインの偉大な解剖学者、サンチャゴ・ラモン・イ・カハールが、

ゴルジの銀染色法を応用して、息を飲むほど美しい神経細胞の染色標本を何枚も作り上げた。優れた画家としての天分があり、本当は芸術家になりたかったカハールは、父に説得されて医学の道に進んでいた。この美しい標本は、カハールにとって、2つの仕事の能力を合体させたものと言えるだろう。カハールは標本の観察に基づき、神経細胞は1つ1つが別々の実体であって、隣り合う細胞同士は物理的に離れているということを提唱した。ところが、ゴルジはまた別の考えを持っていたために、2人の間で論争になった。それでも最後にはカハールが正しいことが証明されている。

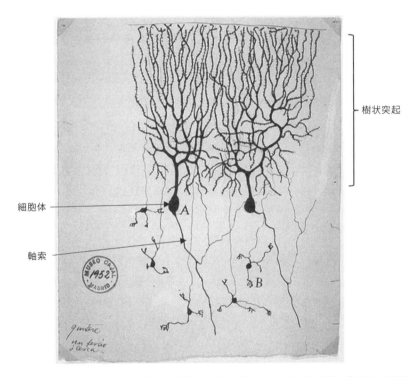

図10-2　サンチャゴ・ラモン・イ・カハールが1899年に描いた、ハトの小脳のプルキンエ細胞（A）と顆粒細胞（B）のスケッチ　カミッロ・ゴルジが発明した銀染色法で細胞を染めている。樹状突起上の小さな「こぶ」は、樹状突起スパイン（または棘突起）と呼ばれる構造。

銀染色法を用いれば、少数のニューロンをきわめて仔細に観察することが可能になるが、ニューロン同士がどのように結合しているかまでは見ることができない。これを実現するには、隣り合う細胞を別々の染料で色分けして染める方法が必要になる。この技術が開発されたのは、ようやく2007年のこと。遺伝子操作によって、複数のニューロンを別々の色で標識することに成功したのだ。この方法は、ちょうどカラーテレビが赤・青・緑の3色だけを使ってさまざまな色調を生み出すのと同じやり方で、3つの別々の蛍光色素をコードする遺伝子を使う。これらの遺伝子を組み入れたマウスの脳細胞は90色を超える色で染め分けられ、「虹色の脳」を意味する「ブレインボウ（brainbow）」マウスと命名された。ニューロン間の結合の研究を可能にしたこのマウスの標本は、見事な科学の成果であるだけでなく、芸術作品とも呼べるほどのものだった。

脳を分解する

　脳はどのように「配線」されているのか、情報はある領域から別の領域にどのように流れるのか、そして情報はどのように符号化され、処理されるのか——これらを解明することは、神経科学の領域で最も挑戦しがいのある難題である。ラジオなどの電気回路では、配線図に個々の部品のつながりが詳細に記され、情報がどのように流れるかがわかるようになっている。ところが生物の神経系の配線図となると、その全容が解明済なのは、この地球上でただ1つ、土壌に生息する *Caenorhabditis elegans*（略してC.エレガンス）という名の小さな線虫だけなのだ。C.エレガンスは科学の世界のスーパーモデルである。ファッションショーの舞台を飾る人間界のモデルより、はるかに注目される存在だ。C.エレガンスはとても小さく、神経系がきわめて単純なおかげで、1個1個の神経細胞とその結合がすべて解明され　モデル化されているのだ。ニューロンは全部で302個、化学的シナプスは5000ヵ所、電気的シナプスは600ヵ所、神経-筋接合部は2000ヵ所ある。

　人の脳はあまりに複雑で、個々の細胞の結合を特定することは難しいため、私たちの脳の回路を同じように解明することは、ほぼ不可能である。とくに人

の脳の回路は1人1人に違いがあり、その人が何か新しいスキルを身につけたり新たな経験をすれば、また変わっていくのだから、なおさら複雑だ。それでも、人の脳の働く仕組みがまったくわかっていないわけではない。

19世紀初頭、医師のフランツ・ヨーゼフ・ガルは、人の脳は小さな区画ごとに特別な機能が割り当てられている、という考え方を提唱した。ガルは友人や自分の患者、地域の精神病院の入所者、囚人などの頭蓋骨を広く調査した結果、脳は小さな区画ごとに、勇気、用心深さ、野心、機転などといった精神的気質の違いや熟練技術とつながりを持ち、その上部の頭蓋骨の大きさや形に反映される、という結論に達した。カリスマ的な魅力を持ち、話もうまかったガルは、ヨーロッパ中を旅しながら自分の考えを各所で講演した。ときには王侯たちの前での発表を許されたりもした。彼は300個もの人間の頭蓋骨と、100個以上の石膏像を集めていたという。ただ、この骨相学——人の性質は頭部の隆起から推測できるという学説——は、しばらくの間流行したものの、科学的根拠は何もない。

異なる脳領域ごとの機能の違いを知るために、本物の手がかりが得られるようになったのは、怪我や病気で脳に障害を負った人の研究が行われるようになってからだ。とくに有名な症例の1人は、フィネアス・ゲージである。1848年9月13日、ゲージはアメリカのバーモント州にあるキャベンディシュという町の郊外で、新たな鉄道路線を敷くための基礎工事の現場監督を務めていた。その日は大きな岩を爆破するために、岩に穴をあけ、直径が約3センチ、長さが1.2メートル、重さが6キロほどもある鉄の棒で爆薬を詰めていた。そのとき、岩にあたった鉄棒から火花が飛び、ダイナマイトが爆発した。ゲージが手にしていた棒は彼の頭蓋骨を貫いた。棒は左の頬骨から入って、目を傷つけながら頭頂部を突き抜け、ゲージの血と脳のかけらがこびりついたまま、25メートルほど先まで飛んだ。ゲージは「仰向けにひっくり返って、手足が何回か痙攣した」が、驚いたことに、何分もしないうちに話せるようになった。その後、馬車に乗せられると、きちんと座って宿まで運ばれ、長い階段を自分で歩いて上って行った。最初に診察した医師は、事情を聞いても信じられない様子だったが、そのときちょうどゲージが起き上がって嘔吐した。そして、「吐こう

とする力が加わって、コップ半分くらいの量の脳が押し出され、床に飛び散った」。1時間半ほどして駆けつけた2人目の医師は、ゲージに意識はあり、会話もできることを確認したが、「彼の体もベッドも血だらけ」であることに気がついた。

　ゲージは肉体的には回復したが、事故で彼自身が変わってしまったことが、すぐにわかってきた。以前のゲージは、分別があって愛想がよく、精力的によく働き、部下たちにとても慕われていたが、今や意地っ張りで、移り気で、協調性がなく、「ひどく冒涜的なこと」ばかり口にして喜ぶような人間になっていた。友人たちは、もはや彼はゲージとは思えない、とまで言った。この事例からわかることは、私たちの個性や感情が特定の脳領域の機能と結びついているということだ。ゲージは前頭前野という領域にダメージを受けたことで、不適切な行動をしたり、社会的抑制がきかなくなったりしたのだ。

　脳の異なる場所に異なる機能があるということを教えてくれた、もう1人の症例は、ルボルニュという51歳の男性である。彼は1861年に医師のポール・ブローカの診察を受けたとき、「タン」という意味不明の言葉しか話せなかった。少ししてルボルニュが亡くなると、剖検が行われ、左大脳半球の小さな領域に傷があることが明らかになった。この領域は会話に関係することがわかり、ブローカ野という名が与えられることになった。さらにその数年後、ドイツの医師のカール・ウェルニッケが、会話に問題のある何人かの患者を発見した。患者たちは明瞭に、すらすらと言葉を発することはできるが、早口に、意味をなさないちぐはぐな内容を、つながりなく繰り出すのみだった。それでも文法の上では大きな間違いはなく、例えばこんな具合だった。「なんでも私がするのは話せないですね。それと部分の部分的をうまくいきますけど、私はほかの人からわからないですが」——。この患者たちが異常をもっていた脳の部位は、言語理解に関係するということがわかっている。ウェルニッケ野と名づけられたその領域は、ブローカ野より少し後方に離れて存在する。

　たいていの機能は脳の左側と右側に対称にあるが、言語だけは、ほぼ左半球に限られている。そういうわけで、左大脳半球に脳卒中を起こした患者は、体の右半分に麻痺が出るとともに、話ができなくなる場合があるのだ。一方、

右半球に脳卒中を起こした患者は、体の左半分に麻痺が起きたとしても、言葉に影響が出ることはあまりない。興味深いことに、脳卒中でブローカ野が障害を受けた人たちは、話すことはできないにもかかわらず、言葉を使って歌うことはできる場合が多い——歌うという行為には、話をすることとはまったく違う脳の領域が関わっているのだろう。

刺激してわかること

　特定の脳領域がどのような機能を担うかを知るもう一つの方法は、微小電流で直接その場を刺激してみることである。この実験を系統立てて行った初めての研究者は、エドワルド・ヒッツィヒである。彼は1800年代半ば頃、銃弾で頭蓋骨が損傷して脳の一部がむき出しになったプロイセンの兵士を実験に使った。脳に直接、微弱電流をあてると、被験者の筋肉に不随意収縮が起きることをヒッツィヒは発見した。その後は犬を使って、大脳皮質の小さな領域——現在では運動野として知られている——が体の特定の部位の運動を制御していることを明らかにした。

　同じようにして、音、視覚、そして触覚までもが大脳皮質にマッピングされている。脳の一番てっぺんの部分には体性感覚系がある。ここでは皮膚の感覚器官から届く入力がきちんと整理され、皮膚の1つの場所からの信号が、すべて脳の同じ区域に届くようになっている。例えば、つま先、足、手の指、足の指からの情報は、それぞれ別々の決められた場所に届くのだ。体の中でとくに感度の高い場所（例えば、くちびる、指先、生殖器など）に割り当てられる脳領域の大きさと神経細胞の数は、それ以外の場所（例えば、腰のうしろ側など）に比べて大きくなっている。同じように、目からの入力は脳の後方にある視覚野にマッピングされ、視野の同じ部分が受け取った信号はいつも同じ場所に届く。一方、音は周波数別に聴覚野にマッピングされる。実は、体の1つ1つの感覚に対して、このようなマップが複数あるものと現在では考えられている。高性能の機械がそうであるように、脳にはあらかじめ、ある程度の余力が備えられているのかもしれない。ただし、情報は機械のように直線的

に届くわけではなく、多くの中継局を経て、途中で高度の処理が施されながら届いている。

　脳の特定の領域を直接刺激することで、感覚や行動を引き起こすことができる、という現象は、臨床的にもかなりの重要性をもっている。例えば、脳腫瘍の手術では、執刀医が切除すべき病巣部を確定するために、この現象が応用されている。手術中、患者を覚醒させたままにして、何か感じたことを言えるようにしておくのだ（脳には痛覚受容体がないため、患者が痛みを感じることはない。頭蓋上の皮膚の痛覚線維に対してだけ局所麻酔を使用する）。このような手術から、記憶や言語、情報などが蓄えられる場所についての有益な情報も得られるかもしれない。

脳波

　小さな子どもが新しい機械仕掛けのおもちゃを手に入れると、ばらばらに分解して、どうなっているのかを見てみようとするだろう。実は初期の頃に行われた脳の研究も、これと同じような考え方にのっとっていた。時代を下るにつれ、患者を傷つけることなく脳の機能を探索できる、さまざまな方法が考案されてきた。脳の活動を記録することで、脳内での現象を外から観察できる検査法である。

　最初に開発されたのは脳波を記録する脳電図（EEG）という技術である。胸部につけた電極で心筋細胞の電気活動が記録できるのとちょうど同じように、頭部の皮膚に電導性のゼリーで複数の電極を貼りつけると、脳の中で起きていることがわかるのだ。各電極は、脳の表層近くにある無数の神経細胞の活動を集合的に捉え、細胞集団が発生させる微小な電位変化を総和として記録する。捕捉された脳波は連続的に変化する電位の波形として見ることができる。測定している脳領域の活動が急に活発になったり、黙り込んでしまったりする様子が、周波数と振幅の変化として表れるのだ。ただし、EEGは心電図の波形よりはるかに小さく、記録が難しい。さらに、その波形の解釈もはるかに困難である。例えて言えば、1つの大都市に住む人々が同時多発的に話す電話

の声に聞き耳を立てながら、複雑な人間関係を解明しようとすることに近いかもしれない。電話を使わない会話も数多くあるが、それらの意味はほとんどわからない。また、会話の数があまりに多すぎるので、どれか1組の話だけを聞き取ることは不可能である。

　こうしたことから、EEGは研究ツールとしての利用価値はかなり限られている。それでも脳で起きていることをおぼろげながら知ることはできるし、睡眠やてんかんの研究にはとても役に立つ。睡眠とてんかんは、どちらもEEGにはっきりした変化を示すのだ。人のEEGを初めて記録したのはドイツの精神科医ハンス・ベルガーで、1924年のことだった。しかし、EEGの臨床的な価値が明らかになったのはその数年後、てんかん発作によって脳の活動が劇的に増加することが観察されたときだ――電気の波に、実際に地震のような活動が記録されたのだ。後にわかったことだが、EEGはてんかん発作を検出するだけでなく、発作の発生源がどこであるかを示すこともできる。

　EEGは麻酔の深さを監視するためにも利用されている。人が昏睡状態にあるか、すでに死亡しているかを見分けることもできる。現在では多くの国で、脳の電気活動が停止することを死亡（脳死）と定義している。脳死した後も、体のほかの部分の細胞は数分間、あるいはときに数時間も生き続けることがあるが、それでも、脳波が止まった時点で法的に死亡とされるのだ。このような死亡の定義は、道理にかなっていることはもちろんだが、臓器移植という観点からも明らかに重要である。生命維持装置をつないでおけば、亡くなった人の心臓の拍動を保っておくことができるため、多くの臓器を生かしておいて、別の人の生命を救うために使うことができるのだ。

働く脳を見る

　この20～30年ほどの間に、さまざまな新しい画像検査法が登場し、生きた脳を研究する方法は様変わりした。種々の脳スキャン法では脳の奥深くまで可視化して、各脳領域で起きていることをEEGよりはるかに良好に把握することができる。ただし、脳スキャンはEEGとは違って、脳の電気活動を直接記

録するわけではない。例えば、機能性磁気共鳴画像（fMRI）は脳血流を測定する方法である。ポジトロン放出断層撮影（PET）では脳の細胞の代謝活性を測定する。この2つの検査法は、どちらも脳の電気活動と相関するものと考えられている。なぜなら、神経細胞は栄養分を蓄えておくということはしないため、活発に活動するほど、血流から多くのグルコースを供給してもらわなければならず、その脳領域への血流が増えるのだ。また、神経細胞の活動が活発になるほど消費するエネルギーが増えるため、エネルギーをまかなうために代謝が増加すると考えられるからだ。

　fMRIは被験者を覚醒させたまま測定することができるため、脳の機能を研究する方法として非常に価値が高い。睡眠中、麻酔中、あるいは片頭痛やてんかんなどの疾患、学習、記憶、会話などの日常生活上のタスクを行う場合など、さまざまな状況で、脳の電気活動パターンがどのように変化するかが明らかにされてきた。さらに、思考するときの脳の状態までがわかってきた。誰かに質問をしたり絵を見せたり、何かについて考えるよう頼んだりしながらその人の脳をスキャンするだけで、脳のどの部分が関係するかを特定することができるのだ。誰かにテニスをしているところを想像するよう求めると、その人が高く上がったロブをスマッシュで打ち返すところや、火の出るようなサーブを打つことを思い描くたびに、運動野に供給する血流が増加する。ブローカ野とウェルニッケ野は、人が話をするときに光って見える。このことから、かつて脳に障害のある患者の研究で発見されたことの再確認にもなった。また、喫煙者がタバコのことを考えると、脳の報酬中枢が一躍活発になる。

　脳スキャン技術は、脳の働く仕組みについての私たちの知識を変えつつある。そして、私たちが人間そのものをどう捉えるかということも変わりつつある。ただ、スキャン法で見分けることのできる最小単位の脳領域にも、まだ数多くの神経細胞が含まれていて、検出されるのはそれらの活性の（間接的な）総和にすぎないということは覚えておくべきだろう。つまり、私たちは1個の神経細胞レベルで起きる事象についてはきわめて詳細に知っているものの、その知識と、実際に私たちの脳で個々の神経細胞が配線されて電気活動をするあり方の間には、まだ大きなギャップがあるということだ。

MRIとPETのスキャン装置は、臨床現場でも欠かせないツールである。脳に損傷のある領域を特定することも、腫瘍の病巣やてんかん発作を起こしやすい場所を探ることも、簡単にできる。もし手術が必要になれば、問題の場所を正確に特定した上で詳細な画像を撮影し、脳の重要領域との位置関係を知ることができるため、脳に余計なダメージを与えないようにすることも以前よりはるかに容易である。

　最近になって、ケンブリッジ大学とベルギーのリエージュ大学の合同研究チームが、被験者に簡単に「イエス」か「ノー」で返事をすることのできる質問をしながら脳スキャンを行う方法で、人の脳と直接的にコミュニケートすることが可能になると報告した。実験では、最初に「テニスの試合をしているところを想像してください」というタスクと、「ご自宅の周りの道案内をすることを想像してください」というタスクを与えて、それぞれの場合に光る脳領域を特定しておく。その後に、「イエス」か「ノー」かで簡単に答えることのできる質問（例えば、「あなたには兄弟がいますか？」）をして、「イエス」なら先ほどのテニスの状況を、「ノー」なら道案内の状況を思い浮かべてくれるよう依頼する。すると、その人が口頭で「イエス」「ノー」を言わなくても、脳スキャンに現れる活動領域を見るだけで、答えがわかるのだ。脳の活動パターンはきわめて明確に画像に表れるため、とくに訓練を積んだわけではない実験者でも、ほぼ100％の正確さで被験者の反応を特定することができる。こんな風にして人と話をすることは、どこか薄気味悪く思われるかもしれないが、実は、この実験で調べたのは持続的植物状態の患者たちである。従来の基準で植物状態と判定されていた患者23人のうち4人は、耳から聞いた質問に脳画像を使って正しく答えたのだ——この事実のほうが、もっと恐ろしく感じられるだろう。そのような患者は、少なくともごくかすかには意識があり、聞く能力をもっているが、まったく動けず、まばたき1つもできないので、世界から切り離されているだけかもしれないのだ。

脳はどのようにして見るのか

　以上のような数々の研究から、脳のさまざまな領域は、それぞれ特別な機能に特化されていることがわかる。ここで大きな謎は、特化された機能をもつその脳が、どのようにして情報を符号化し処理するのか、そして別々の区画がどのようにして連絡し合うのか、という問題である。まだ解明にはほど遠いが、この50年ほどの間には劇的な進歩があった。1つの例として、視覚のことを考えてみよう。

　感覚による経験は感覚器官が単独で存在するだけでは起こらない。その意味で、視覚は私たちの目と脳の共同作業と言える。目を開けば、あなたは鮮やかに彩られた三次元の世界を見ることができる。ところが網膜が実際に感知しているのは、ゆがんで上下さかさまになった、モノクロの像である。この像を無数の電気信号に変換するプロセスが目の中で起き、分割された多数のメッセージとして、視神経を通って脳に届く。脳ではいくつもの領域が中継局や中間データ処理施設のような働きをしながら、最終的に脳の後方にある視覚野のニューロンに電気インパルスの形で情報を送り込む。

　視覚野では無数の電気インパルスを部品のようにして組み合わせ、見たものの像（イメージ）と意味が構成されていく。視覚野の神経細胞は、反応する視覚信号の種類ごとにかたまって存在し、それぞれ特別なタスクをこなしている。例えば、ものの動きを感知することに特化した神経細胞集団もあれば、ある人の顔を認識したときにだけ発火する神経細胞もある。また、よくミラーニューロンという名で呼ばれる集団は、高等動物が何かの行動をするときと、別の個体が同じ行動をするのを見ているときの両方で同じように発火する神経細胞の集まりである。もののイメージが把握されるや、次にその信号は感情の中枢である扁桃体に送られ、意味内容が吟味される。今、見えているのは、恋人がハグしようと近寄ってきたところなのか、それとも誰かがあなたを襲おうとしているのか？　向こうから来るのは、あなたが待っていたバスだろうか？　あなたは、ただ美しい風景を眺めているだけなのか？

　次に必要なことは、見えているものに対して何かの行動を起こすべきかどう

かの判断である。この判断のために、信号が前頭前野に送られる。前頭前野は脳の意思決定機関のような場所で、例えば、手を上げてバスを止めたほうがいいのかどうか、といったことがこの領域で判断される。もし、その動作をすることになれば、さらに信号が運動野に送られ、必要な筋肉に指令が飛んで、腕が動くのだ。このように、目から入った信号は視神経を経て、多数の複雑なメッセージになり、脳のあちらこちらを駆け巡るのだ。覚えておいていただきたいのは、このような視覚情報がさらに別の感覚器から入ってきた情報とどのように統合され、外界の全体像が捉えられるようになるのか、あるいは、その感覚がどのようにして記憶としてしまわれるのか、といった問題は、まだここでは検討もしていないということだ。

　当然とも言えるが、私たちの視覚には信用のならないところもある。私たちは必ずしも、自分で思っているほど正しく見ているわけではないのだ。そのことは、さまざまな目の錯覚現象で確かめることができるし、実際に錯覚を利用した芸術作品も多い。見ることは信じることである、とも言い切れない理由は、脳の情報処理のやり方にある。私たちは外界を見るときに、常に予測を働かせているのだ。例えば、スカッシュをしているときは、ボールがどこに跳ね返るかを先読みすることで、実際にボールが着地するより先に動いて打つことができる。ところが、私たちが頭の中に作り上げ、無意識のうちに感覚情報を見極める基準にするこうした予想モデルが、現実と一致しないときに、錯覚が起きるのだ。図10-3に示す一番左の図を見ると、存在しない逆三角形があるよう

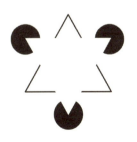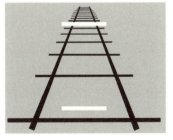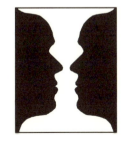

図10-3　錯覚

に見えるだろう。私たちの脳が無意識のうちに、そこにない線を補って見てしまうのだ。真ん中の図では、画面の奥に向かって伸びる線路が遠近法で描かれている。そのため、私たちには白い2本の横棒の長さが――いくらそれは同じ長さだと教えられても――違って見えてしまう。右の図は2人の顔か、またはロウソク立てかのどちらかに見えるが、決して両方いっぺんに見えることはない。明らかに画像そのものには変化はないが、脳がそのとき見ている見方によって、違うものが見えてくるのだ。これらの錯覚からわかるように、私たちが現実世界を知覚する能力は、脳と感覚器官の双方が共同で構築するものである。

　色覚のことを考えると、とくにわかりやすい。白い紙が黄色い光の中でも白く見えるのは、私たちが紙は白いということをよく知っているからだ。また別の例を挙げれば、パトリック・ヘロンのすばらしい抽象画は、私たちが色を周りとの関係から判断するということを教えてくれる。例えば同じ黄色でも、隣に置かれた色によって違って見えるのだ。古代の画家たちが、手に入れられる色素がない色（薄紫色など）を表現するために、目の錯覚を利用していた例もある。私たちは、そこにない色を感じることすらあるのだ。ある種の白黒画像を高速で回転させると色が見えてきたり、その逆で、視覚野に供給する血流が低下すると世界が灰色に見えたりする――頭部に外傷を負ったボクサーがこのような症状を訴えることがある。

　また失明は必ずしも目の外傷によって起きるとは限らない。例えば、脳卒中などで脳の視覚処理に関係する領域のどこかがダメージを受けると、失明する場合がある。驚くべきことに、自分は何も見ることができず、失明しているのだと確信している人の中には、目の前のテーブルに置かれた物体が何なのかを「推測」して正確に言い当てたり、言われた通りの物を正しく手に取ったりできる人がいる。「盲視」というこの現象は、ものを見ているという意識がないままに見ている、という状態があり得ることを示している。そうなると、視覚情報が脳で処理される経路は、少なくとも2つあるように思われる。1つは、はっきりした意識とつながっている経路、もう1つはそうでない経路である。

注目！

　脳は常に受け取る情報をフィルターにかけている。考えてみてほしい。私たちは普通、視野の中心にあるものにしか焦点を当てていないが、それでも私たちには視野の全体が鮮明に見えている。なぜこうなるかと言えば、私たちの目は常に動き、視野の中で焦点を当てる部分を絶え間なく変えているからだ。そうして得た部分部分の情報が脳で統合されて、1つのまとまった像になるのだ。幸いなことに、私たちの目が動いている途中の視覚情報は脳に送られても無視されるので、実際に起きる複雑な画像処理が意識にのぼることはない。鏡の中の自分をじっと見つめても、目が絶えず左右に動く様子はわからない──でも、ほかの人の目をじっと見ていればわかる──という現象がなぜなのかが、これで説明がつく。あるいは、たくさんの人の会話がざわざわ聞こえる中にいても、それらは「無視」して、自分が話している人の声だけを聞くことができるのと同じことだ──ただ、そのときに、もしどこかで自分の名前が呼ばれたら、途端に注意はそちらに向いてしまうだろう。私たちには、一番重要な情報だけに注意を向け、関係のないことは無視するという能力がある。これは非常に有益ではあるが、そのせいで私たちがだまされることもあるのだ。

　私が今も鮮明に覚えているのは、ある晩、私を含む大勢の研究者が集められ、1本の映像を見るよう依頼されたときのことだ。画面の中では、青いユニフォームと赤いユニフォームを着た2つのチームが球技をしていた。今ではこの映像のことはよく知られているが、当時の私には初めて目にするものだった。私たちは、両チームの選手がボールに触った回数を、それぞれ数えるように指示された。映像が終わると講師が出てきて、実はボールに触った数はどうでもよいのだと言うので、私はがっかりした。それでは、彼が本当に知りたいことは何かと言えば、私たちの中の何人がゴリラに気づいたか、だった。ゴリラ!? そんなもの見た覚えがない。けれど驚いたことに、4人が見たと言った。もう一度映像が流れると、今度はすぐにわかった──ゴリラの着ぐるみを着た人が歩いて登場し、画面の真ん中あたりに来ると、胸を叩く仕草を何回かした後、大股で消えていったのだ。これに気づかなかったなんて、あり得る？ 注

意が何かに集中していると、脳はほかの情報を受け取っても無視するのだということが印象的にわかる出来事だった。

色つきの音を聞く才能

　音を「見る」、色を「聞く」、ということを想像してみてほしい。ある種の幻覚作用を示す薬を飲んだ人が言いそうなことだが、薬の力に頼らなくても、天賦の才としてこのような能力を持つ人たちがいるのだ。最も有名な人物は、物理学者のリチャード・ファインマンだ。「その方程式を見ていると、どういうわけか僕には、一つ一つの字に色がついて見えてくるのだ。式を説明している僕の頭の中には、ヤーンケとエムデの教科書の中のその関数がぼんやり浮かんでいて、Jは薄いベージュ色、nはやや紫がかっており、濃褐色のxが飛び回っているのが見えるのだ。だが話を聞いている学生たちの眼には、いったいどんなものが浮かんでいるのだろうか?」と書いている(『困ります、ファインマンさん』R・P・ファインマン著、大貫昌子訳、岩波文庫、2001年1月16日1刷、97～98頁より)。「文字に色がつく」というこの才能は共感覚と言われ、作家のウラジーミル・ナボコフも持っていた。ナボコフは色つきのアルファベットのイメージを鮮やかに描写している。緑のグループには、「榛の木の葉のf、熟していないリンゴのp、ピスタチオのtがある」と書き、青のグループは「鋼鉄のようなx、雷雲のz、そしてハックルベリーのk」などと表現した(『記憶よ、語れ 自伝再訪』ウラジーミル・ナボコフ著、若島 正訳、作品社、2015年8月10日1刷、34頁より)。これらの記述からも明らかなように、共感覚の経験はその人ごとに特異的なものであって、言葉や文字が必ず同じ色になるとは限らない——例えば、ナボコフには「x」は青い文字に見えたが、ファインマンにとっては濃褐色だったのだ。

　こうしたことは色つき文字に限った現象ではない。偉大なジャズミュージシャンのデューク・エリントンの場合は、音と色が合体していた。「バンドの中の誰かが音を1個ならすと、私には1つの色が見える。別の誰かが同じ音を鳴らすと、また違う色が見える。和音になるのを聞くと、1つ1つの音の何色かが重なって見え、手触りも見えるんだ。ハリー・カーニーが吹くDの音は濃紺の麻

布だ。ジョニー・ホッジスがGを吹くとライトブルーのサテンなんだ」と書いている。また、作曲家のフランツ・リストはワイマールのオーケストラに、こんなことを要求して驚かせた。「ああ、皆さん、どうかお願いします。できれば、もう少し青く！ この種の音には、青さが必要です！」。ほかにも言葉や音の調性を「味わう」ことのできる人もいる。そうした人々は私たちのほとんどに欠けている、別次元の経験をしているのだ。

　共感覚では感覚のパレットが交じり合っている。この感覚の融合は、感覚器ではなく脳で起きることだ。ただ、脳のどの場所で、どのようにしてそうなるのかは、まだわかっていない。脳スキャンで見ると、色の情報処理に関係する領域（紡錘状回）は数字の処理に関わる領域のすぐ隣にあることがわかる。このことから、ナボコフやファインマンなどの人たちが色つきの数字を見る理由は「混線」ではないかと考えられる。おそらく、ほかのさまざまな感覚が盛大に混じり合うようなケースでも、同じようなことが起きるのではないかと推測される。

　共感覚者が、他の人は世界を違った風に見ているなどとは思いもせず、自分の珍しい才能に気づいていないことがある。例えば、友人が電話番号を色で覚えているわけではないことを知って、初めて気づく人がいる。ナボコフの場合は、7歳のときにアルファベットの積み木でタワーを作って遊びながら、母親に「文字の色が全部間違ってるね」と何気なく言ったことがきっかけだった。その後、母親自身も色つき文字を見ていることがわかった。共感覚には家族性があることも多いのだ。

片頭痛

　残念ながら、私は共感覚者ではないが、ときどき普通でない視覚体験をすることはある。私の場合、いつも世界がにじんだように見えることが始まりだ。あるいは、ワイパーがきかないほどの土砂降りの雨の中、車の窓から外を見ているような感じとも言える。鮮やかな色つきの星やチカチカ光る稲妻形が見えるときもある。それが漫画本かロイ・リキテンスタインの絵から抜け出てき

たかのように、「ワー！　バーン！」などと派手な音をたてながら視野を横切っていく。この華麗な光のショーを楽しめたらよいのだが、私にはその後にくるものが怖いのだ。これらは片頭痛の前兆症状である。この症状があると、すぐに強い吐き気を感じ、だいたいいつも嘔吐する。そして光にきわめて敏感になり、続いてあの忌まわしい、片側だけの頭痛が始まるのだ——あまりの痛みに、尋常でないほど具合が悪くなる。唯一できることは、暗い部屋にこもって痛みが消え去るのを待つだけだ。

　こんな症状があるのは私だけではなく、数多くの人がきわめて重い片頭痛と闘っている。ただ、前兆症状は必ずしも全員が経験するわけではない。あの目を見張るような色彩と、ゆがんだ視覚経験におそらくインスピレーションを得て、数多くの作家や画家が同様の描写を残している。とりわけ有名なのは作家のヴァージニア・ウルフとルイス・キャロルである。ヴァージニア・ウルフは、かつてこう言っていた。「英語は、ハムレットの深い思索やリア王の悲劇を表現することができるのに、あの戦慄と頭痛を言い表す言葉がないなんて」。名状しがたいほど不快な経験なのだ。中世ドイツの修道女、ヒルデガルド・フォン・ビンゲンは、強い光を発する無数の点と輝きのうせた星を見たことを絵画や著述に残している。おそらく彼女も片頭痛を患っていたのだろう。

　片頭痛の前兆に表れる奇妙な視覚現象の原因として、視覚野の電気活動が刺激され、その興奮の波が大脳皮質に広がるにつれて幻想的な色と知覚が発生する、という説がある。しかし、この考え方にはまだ異論もあり、頭痛そのものの発生源についてもわかっていない。現在までのところ、重篤なタイプの片頭痛が起きるいくつかの不幸な家系では、カルシウムチャネルとカリウムチャネルの2つを含むイオンチャネルの突然変異が原因となって、強い電気活動が発生することがわかっている。中には、電気活動があまりに強いため、神経細胞そのものが徐々に障害され、最終的には歩くことも困難になるほどの人もいる。より一般的なタイプの片頭痛でも、問題の根幹に電気活動の亢進があることがはっきりしている。恐ろしいほどの頭痛に苦しみながら、これが脳を傷つけるかもしれないのだと考えるのは、何とも嫌な気分である。

力のバランス

　ここまで見てきたように、最新の科学によって、私たちは脳のおよそのマップを手に入れられるようになった。大まかではあるが、さまざまなタイプの情報処理に、脳のどの領域が関係しているかがわかっている。私たちは生きた脳が多様な機能を実行しているときの活動の様子を覗き見たり、どの区画が活性化したり抑制されたりするのかを見ることができる。それでも、神経細胞1つ1つのレベルでは、いったい何が起きているのだろう？　神経細胞はどのようにつながり合い、どのように会話をかわしているのだろうか？　脳という偉大なジグソーパズルの決定的要素は、シナプスである。カハールの言葉を借りれば、シナプスは、神経細胞が「原形質のキスをかわし合う細胞間接合部で、壮大なラブストーリーの最後に訪れる歓喜のときを成す場所のようだ」

　シナプスは神経 – 筋接合部だけでなく、神経細胞と腺細胞、そして最も重要なこととして、神経細胞と神経細胞の間にもある。脳には数百兆ものシナプスがあり、脊髄を加えるとさらに数百万個増える。典型的な脳のニューロンは、それぞれが数万個の別の細胞と接触している。あなたや私を含む高等動物の複雑な行動が可能になるのは、このような無数の結合が緻密に構築されているおかげなのだ。

　シナプスの中で興奮性シナプスと呼ばれるタイプは、興奮作用のある伝達物質がシナプス後細胞を刺激して、インパルスの発火を促すものだ。一方、抑制性シナプスでは伝達物質の作用によってシナプス後細胞のスイッチがオフになり、活動が抑えられる。ほとんどの神経細胞には興奮性と抑制性の両方のインプットが多数届き、競合するそれらの信号の強さのバランスを反映しながら出力信号を出している。このタイプのシステムではタイミングがきわめて重要である。例えば、抑制性の信号は、興奮性の信号より後に到着しても（インパルスがすでに発射されているため）効果がない。一方、興奮性信号は抑制性信号と同時に届くと、その作用が遮断されてしまうことがある。さらに、シナプス前細胞の神経終末に別のシナプスが存在して、伝達物質の放出を阻害する場合もあり、事態は一層複雑である。このようなことから、電気回路の中の

1個の細胞の反応を予測することすら、簡単なことではないのだ。

　神経‐筋接合部ではアセチルコリンが主な伝達物質であるが、脳ではほかにも多種多様な伝達物質とその受容体が見つかっている。脳内での主な興奮性伝達物質はグルタミン酸だ。グルタミン酸はいろいろな中華料理に風味を添える化学調味料としてのほうが有名だろう。グルタミン酸が過剰にあると標的細胞が過剰に刺激され、その細胞死を招くこともある。グルタミン酸はこのように、正常な脳の活動にとって不可欠でありながら、神経細胞を破壊してしまう作用もあることから、ジキルとハイドのような分子と言える。このため、脳の細胞は、グルタミン酸濃度を速やかに低下させられるように進化している。また、グルタミン酸放出が起きるあらゆる部位では、細胞外に存在するグルタミン酸を捕捉して細胞内に戻してしまう輸送体（トランスポーター）分子が見つかっている。一方、脳の抑制性伝達物質は主にγ‐アミノ酪酸（GABA）で、脊髄では主にグリシンである。これら三つ巴の伝達物質（またはその受容体）のどれかに異変があったり、機能を妨害するような薬剤や毒物を摂取した場合には、さまざまな問題が発生する。

ジレンマに陥る

　1974年、そして1997年に再び、エチオピアは大規模な食料不足に見舞われた。西欧諸国には、やせ衰えた子どもや大人たちの悲惨な映像が衛生放送で直接届けられ、誰もがショックを受けて見守った。すぐに食料援助プログラムが立ち上がった。

　このとき多くの人は気づいていなかったが、第二の悲劇が起きつつあった。被害を受けた人の中には弱って歩けない人が多数いたが、その原因は飢餓による衰弱ではなく、唯一手に入る食料が、ある毒物に汚染されていたからだったのだ。エチオピア北部の人里離れた美しい高地地帯を回りながら、地域医療にあたっていた医師のヘイライサス・ゲータハンは、ある6人家族に出会ったときのことを、このように話した。「伝統的な礼儀として、おじぎを交わそうとしたのだが、残念ながら無理だった。女の子1人をのぞく家族全員が寝そ

べったまま動けないのだ」。母親はどうにかして穀物をすりつぶす作業をしていたが、体を小屋の壁に縛りつけていないと倒れ込んでしまう状態だ。家族全員が親戚や近所の人に頼ってなんとか生き延びていた。彼らは少し前に流行したラチルス病という悲惨な病気の被害者だったのだ。マメ科の植物グラスピー（*Lathyrus sativa*）を食べて下肢麻痺を起こす病気である。

　グラスピーはアジア南部やエチオピアで2500年以上も前から栽培されている。安価で育てやすく、干ばつや洪水にも強く、虫がつきにくく、大変味のよい実が豊富に獲れるので、作物として人気が高く、大干ばつが起きたときも唯一の食べ物になることが多い。このように聞けば、食料危機に陥りやすい地域にとって完璧な作物のように思えるが、1つだけ小さな落とし穴がある。この植物は強力な神経毒作用のあるβ-N-オキサリルアミノ-L-アラニン（BOAA）という難しい名前の毒素を持っているのだ。BOAAは運動を制御する運動神経を特異的に障害する作用があり、グルタミン酸と同じような「興奮性」の毒物——神経細胞を強力に刺激して、細胞死を招いてしまう毒物——である。

　BOAAは脳の運動神経細胞がもつグルタミン酸受容体に結合する。グルタミン酸受容体はそれ自体がイオンチャネルであり、グルタミン酸が結合することで細孔が開き、細胞内にカルシウムイオンを流れ込ませる。カルシウムが多すぎると神経細胞にとっては有害なため、BOAAの結合でグルタミン酸受容体が持続的に興奮すると、やがて神経細胞が細胞死するのだ。こうしたことから、グラスピーをよく食べる人は足に力が入らない弛緩性麻痺という状態になり、衰弱して立ち上がれなくなる。その後に食べるのをやめても、回復することはほとんど、またはまったくない。

　ラチルス病は人類に知られた神経学的疾患の中で最も古いものである。紀元前400年までさかのぼると、インドで医術を行っていた高名なチャラカという人物が、この病気はグラスピーの過剰摂取に関係することに気がついた。それから半世紀後にはヒポクラテスが、アイノスという都市で「グラスピーを食べた男も女も足に力が入らなくなり、治らない」と書き残している。ラチルス病とグラスピー摂取との関係が初めて明確にされたのは、1844年にイギリス

の総司令官ウィリアム・スリーマンが出版した『Rambles and Recollections of an Indian Official』である。そこには中央インドのスゴール地区で、牛と人の両方でラチルス病の大流行があったことが記されている。

　しかし、このような知識はあっても悲劇は続いた。第二次世界大戦中には、ウクライナ国境付近にあったドイツ軍の強制収容所で、グラスピーとパンが毎日与えられていた。その結果、3カ月間に収容者の60%以上がラチルス病を発症した。やがて原因を特定したのは、自らも発症した1人の捕虜だった。捕虜の食事にグラスピーを使わないようにすると、問題は解決した。グラスピーを主食として3～4カ月食べ続けると麻痺が起きることが、この一件ではっきりしたのだ。

　不幸なことに、ときには人々が餓死するか、ラチルス病になるかという厳しい選択を迫られる状況になる。1997年のエチオピアでは大干ばつが起き、グラスピーだけが唯一の作物として残ったために、さまざまな形で摂取された。この植物が有害であることは知られていたが、病気との正確な関係やその予防法はほとんど理解されていなかった。医療従事者たちも途方にくれ、グラスピーを調理したときの蒸気や排水との接触を避けるよう住民たちにアドバイスしていた——よくある誤解だが、不正確でほとんど意味のない行為である。情報を記したパンフレットなどなく、多くの集落は人里離れたところにあって、ラバに乗るか、徒歩で行くしかないのだ。グラスピーが食べられなくなるまで、それから2年もの間、ラチルス病の流行は続いた。

過ぎたるは及ばざるがごとし

　グルタミン酸受容体の過剰刺激が原因となる疾患は、ラチルス病だけではない。1961年のある日の早朝、カリフォルニアのキャピトラという海辺の町が、薄汚れたミズナギドリの大群に襲われた。建物に激突する鳥、空から急降下して人に当たる鳥、気を失って降ってくる鳥、魚を吐き散らしながら地面でよろめく鳥など、町中に無数の鳥の姿があった。住民たちが目覚める頃には、通りという通りに海鳥の死体が散乱していた。この事件はアルフレッド・ヒッチ

コックの興味を大いにそそり、ダフネ・デュ・モーリア原作の短編小説『鳥』の映画化につながった。映画ではキャピトラの事件のことが参考資料として挙げられている。同様の現象がその後も見られ、調査が行われた結果、ドウモイ酸という毒物が原因であることがわかった。ドウモイ酸は植物プランクトンが産生する毒物で、食物連鎖に従って上位の生物に高濃度で蓄積されるのだ。ミズナギドリは餌のカタクチイワシから、この毒物を吸収していた。

　貝類にドウモイ酸が蓄積することもある。1987年、カナダでは、この貝毒による大規模な食中毒が発生した。ムラサキイガイを食べた200人以上の人が嘔吐と下痢を訴え、さらに見当識障害、記憶喪失、痙攣、昏睡などを発症した。そのうちの4分の1の患者には短期記憶喪失がみられ、永続的な記憶障害に至ったケースもあった。死亡した4例の脳を調べたところ、海馬のニューロン（記憶にとって重要な役割を担う）が破壊されていた。ドウモイ酸はカイニン酸という別の神経毒と同じタイプのグルタミン酸受容体にきわめて強固に結合して、チャネルを開口させる作用がある。その結果、神経細胞にカルシウムイオンが多量に流れ込み、細胞死に至るのだ。

　そのほか、真菌の中にも、グルタミン酸受容体を活性化させる化合物を産生するものが多数あり、摂取した人に、めまい、せん妄、陶酔感などを引き起こすことがある。ただし、グルタミン酸そのものは、よくナトリウム塩の形で使われている「うま味」調味料である。「植物性タンパク質加水分解物」などと表記されることも多いが、食品の美味しさを増すために、さまざまな食品に添加されている。グルタミン酸ナトリウム（MSG）はかつて、摂取した人に吐き気やめまい、頭が割れるような痛みなどが現れることがあると疑われ、「チャイニーズレストラン症候群」の原因物質という悪評がたったことがある。MSGは血液脳関門を通過できないので、脳のほとんどの部分には影響を及ぼさないが、ごく一部の神経細胞はこの関門の外にある。幼若なマウスでは、それらの細胞が高濃度のMSGの毒性作用を受けやすく、大量に摂取させると、体重調節に関係するニューロンが選択的に破壊されるため、高度肥満になることがわかった。しかし、数多くの安全性試験が行われた結果、MSGは食品添加物として摂取されるよりかなりの高濃度でも、人体には有害な影響を及ぼさ

ないことが明らかにされた。また、二重盲検試験でも、MSGがチャイニーズレストラン症候群の原因になるという説には再現性がないことが証明された。それでもMSGは「スープ戦争」の論争の焦点として、やり玉に挙げられることになった。争いの始まりは、キャンベル・スープ会社の広告キャンペーンだ。キャンベルは自社のスープが100％天然成分でできていると強調しながら、ライバルのプログレッソのスープはどれもMSGの味がする、とあからさまに攻撃したのだ。これに対して、プログレッソ・ブランドのスープを販売するゼネラルミルズ社は反撃に出た。本当はキャンベルのスープの多くがMSGを使っているが、わが社のスープは使っていないものが多い、と主張したのだ。さらに、ゼネラルミルズのすべてのスープ製品は、今後一切MSGを使わない、と宣言した。その挑戦を受けてキャンベルも同様の宣言をした。そして現在に至る——というわけだ。

恐ろしい硬直

　突然大きな音を聞けば、誰でもびっくりして飛び上がる。でももし、あなたがびっくりするたびに筋肉がまったく動かなくなり、硬直してしまうとしたらどうだろう。あなたは驚くたびに椅子から転げ落ちたり、板のようになって、ばったり倒れてしまったり、まるでサーカスの道化師のようになるのだ。まさにそういう状態になる、びっくり病という疾患がある。この病気の患者は、びっくりすると腕が体の両側でぴたっと固定されてしまうため、倒れるときにも体を守ることができず、あちこちに怪我を負ってしまう。かんしゃくを起こしたときのように脊柱が後方に反り返ったままになる重症の乳児もいる。こうした子どもは呼吸筋が停止して、窒息死することもあり、乳児硬直症候群とも呼ばれている。
　この奇妙な症状はストリキニーネ中毒の症状によく似ていることから、病因解明の糸口が得られてきた。両者に共通の原因は、グリシン受容体の機能喪失だ——びっくり病の場合は突然変異、ストリキニーネ中毒の場合はこの毒物による受容体遮断によって、機能しなくなるのだ。グリシンは脊椎と脳幹に

ある抑制性シナプスの主な伝達物質の1つである。抑制性の神経細胞から放出され、シナプス後細胞の膜にあるグリシン受容体と相互作用し、内側の塩素イオンチャネルを開口させる。この結果として、標的細胞の電気活動が弱まり、興奮性の刺激がきても応答しないようになるのだ。グリシンによる抑制機序は正常機能にとっても不可欠である。人の四肢を動かす筋肉は、どちらかの足を曲げればもう一方が伸びる、といった具合に、互い違いの動きをする傾向がある。片方の筋肉が刺激されて収縮すると、他方は弛緩するという動きをすることで、両方が同時に収縮して動けなくなってしまう事態にはならないのだ。ところが、びっくり病の患者は、抑制性神経から放出されたグリシンに反応することができないため、弛緩するべき方の筋肉も弛緩することができない。その結果、びっくりしたときには左右の筋肉が同時に収縮して、硬直してしまうのだ。

びっくり病は、少し前の章に登場したテネシー州の筋緊張症のヤギたちとどこか似ている（どちらも筋肉が硬直してしまう）。けれど両者の病気の由来はまったく違う。びっくり病は中枢神経系に問題があって、筋肉に正しい信号が届かなくなることで発症する疾患で、筋肉は正常である。一方、筋緊張症のヤギたちは神経に問題はなく、筋肉そのものに欠陥があるのだ。

『スタイルズ荘の怪事件』

ある夜遅く、裕福な未亡人のエミリー・カヴェンディッシュ夫人が死体で発見された。場所はエセックス州にある彼女の邸宅、スタイルズ荘。死因は、のちにストリキニーネ中毒と判明した——アガサ・クリスティのこの作品で、探偵のエルキュール・ポアロは複雑なトリックを次々と解き明かし、エミリーの新しい夫とその恋人が犯人であることを証明した。このように、ストリキニーネは現実と虚構の両方の世界で、数々の有名な毒殺事件に使われてきた。ロンドンのランベス区で連続殺人を犯した医師のトーマス・ニール・クリームは、一杯やろうと売春婦を誘い、飲み物にストリキニーネを混入して、苦しみながら死んでいく被害者を置き去りにした。ストリキニーネはあらゆる物質の中で最

も苦いものの1つであることから、甘い飲み物とともに飲むか、または味がわからないほど酔っている人でなければ飲ませられなかっただろう。ストリキニーネはかつて殺鼠剤としても使われていた。

　ストリキニーネ中毒がびっくり病に似ているのは、この毒薬がグリシン受容体を遮断して機能させなくするからだ。ストリキニーネは最初、イグナチア（*Strychnos ignatia*）という、イエズス会の創立者、聖イグナチオ・デ・ロヨラにちなんで命名された植物の実から単離された。ほかにも、マチン（*Strychnos nux-vomica*）という木の実にも見つかっている。興味深いことに、ストリキニーネはかつて覚醒剤のような使われ方をしていた。もちろん、重大な毒性を発揮するより低い濃度での使用だ。予想されるように、この使い方で不慮の過量投与による事故が起きることもあった。1896年に、ある医学生が試験勉強をしながら疲れを感じ、ストリキニーネを使ったときの様子を書いている。服用すると、ふくらはぎの筋肉が硬直して痙攣し、つま先が反り返るようになった。目にはチカチカする光が見え、急にどっと冷や汗が出てきた。「何か重大なことが起きているのがわかった」ので、薬箱のところまで這っていき、麻酔薬を飲んだ。彼はすぐに意識を失って深い眠りに落ち、「翌朝、目覚めたときに不快な症状はなかった」が、体を動かさずにいられない感じがして、ときどきふくらはぎが硬直した。ご想像の通り、この学生はストリキニーネを二度と使いたいとは思わなかったようだ。

脳内の嵐

　脳の特定回路の抑制がきかなくなると、てんかんの引き金を引いてしまう場合もある。てんかんは過剰な電気活動が突発して制御不能になる疾患で、脳に激しい雷の嵐が巻き起こるようなものだ。おそらく歴史上、最も有名なてんかん患者はフョードル・ドストエフスキーだろう。ドストエフスキーは102回の発作を自分のノートに記録し、その経験を小説に取り入れていた。てんかんの種類と原因は数多くあるため、てんかん発作の症状は一般に患者ごとに異なるが、大まかに2つのグループに大別することができる。小発作性てんかん、

または欠神発作の患者は、数秒間だけうつろになって空間を見つめるなど、外界との接触が切れてしまったかのように見えるのが特徴である。一方、痙攣発作を起こすタイプはもっと劇的で、手足の筋肉を支配する神経細胞に電気活動の異常が発生し、制御不能な四肢のねじれや激しい震えが見られる。中には、痙攣がごく狭い範囲の少数の筋肉に限られる患者もいるが、大発作を起こし、全身の痙攣や意識喪失を伴う患者もいる。

　てんかんは古代から知られていた。ヒポクラテスは、てんかんのことを「神聖病」と呼び、脳の機能が障害されることが原因である、と正しく述べていた。しかし、何世紀もの間、てんかんは医学的な問題であるという見方の一方で、てんかん患者は神から呪われているのだとか、悪霊が取りついているのだという考え方がされていた。てんかん患者が村八分にされることも多く、16世紀までは魔女と言われることもあった。その後徐々に、てんかんは1つの病気であることが認識されるようになったが、依然としてネガティブな印象がつきまとっている。イギリス国王ジョージ5世の末子、ジョン王子がてんかんを発症したとき、王子はサンドリンガム宮殿の別宅に隠された。幸いなことに、現代ではこの疾患が不名誉な扱いを受けることはなくなっている。

　てんかんの原因はまだ十分にはわかっていない。外傷による脳の損傷が原因になる人もあれば、腫瘍による脳の圧迫、あるいは出生時に脳に損傷を受けたためというケースもある。特定の遺伝子の突然変異による遺伝性のタイプもあり、その多くはイオンチャネルの遺伝子異常である。突然変異ではたいてい、脳の活動にブレーキをかける抑制性神経細胞の電気活動が損なわれる。その結果として興奮性の回路が過剰に刺激されるため、ブレーキが解除されて、脳が暴走状態になるのだ。

　かつてのてんかん治療は奇怪なものばかりだった。剣闘士の血を飲むとよい、という古代ローマの博物学者プリニウスの教えから、満月の頃にヤドリギを砕いて粉にして「6ペンス硬貨ですくえるだけ」飲むという、17世紀の自然学者、ロバート・ボイルの提案まで、さまざまである。てんかん治療に大きな変化があったのは19世紀後半のこと。引き金になる脳領域を切除してしまえば治療に役立つかもしれない、と考えられるようになってからだ。それでも、

どんな患者でも手術が可能とは限らず、てんかんの病巣を切除するときに、脳のほかの領域にダメージを与えてしまうこともあった。現在の治療法は、発作の頻度と重症度を下げるような薬剤を使うものが多い。その多くは、抑制性神経伝達物質のGABAの放出または活性を増加させる作用がある。GABAは神経細胞を、より低活動なレベルに保つことで、過剰な電気活動を阻害するのだ。ほかに、関係するナトリウムチャネルまたはカリウムチャネルに直接作用して、興奮性ニューロンの活性を抑制する治療法もある。ただし、てんかん発作は脳に障害を及ぼすことがあるため、治療は早期に開始しないと、効果が部分的にしか得られないかもしれない。

　薬物療法に反応せず、手術でのアクセスが不可能な脳領域に病変がある、難治性のてんかんをもつ不幸な子どもたちがいる。このような患者の一部で驚くほどの効果が見られる古い治療法は、炭水化物の摂取を厳密に制限することである。この治療法は血中にケトン体という代謝副産物が増加することから、ケトン食療法と呼ばれている。約3分の1の患者では発作がほとんど止まり、さらに3分の1の患者は発作の数が減少する。なぜこの治療法が効くのかは、ほとんどわかっていないが、患者と親たちはそんなことは気にしていない。ただし、この食事療法は続けることが容易ではない。チョコレートバーなどの炭水化物の入ったおやつを1個食べるだけで、発作が誘発されてしまうのだ。

脳の配線をする

　本章で見てきたように、脳がどのように配線されるかによって、電気インパルスや細胞間の「化学伝達物質によるキス」の複雑なパターンが決まり、私たちが手足を動かしたり、周りの環境を感じとったりする仕組みが影響を受ける。しかし、脳の配線にはさらに大切でかけがえのない機能がある。私たちの感情、思考、個性、意識、そして私たちの自己の感覚がそれによって決まるのだ。このことを次章で見ていこう。

11
心の問題

おお、音楽に揺れ動く肉体よ、おお、輝く眼ざしよ、
どうして踊り手と踊りを分つことができようか。

W. B. イェイツ「小学生たちのなかで」
(『対訳 イェイツ詩集』高松雄一編、岩波文庫、
2009年7月16日1刷、241頁より)

　喜び、悲しみ、恐れ、怒り、快活、絶望——私たちの感情は、夏のイギリスの太陽と雲のように、くるくる入れ替わる。さまざまな感情が私たちの思考を左右し、私たちに行動を命じ、私たちの個性の土台を形作る。とはいえ、人は単なる感情の操り人形ではない。私たちは理論に基づいて議論をすることができるし、理性的な考えや振る舞いをしたり、不意に創造的なアイデアを思いついたりもする。古い言い伝えとは違って、人は「脳の中の小人」の意のままに操られるわけではないのだ。それどころか、私たちの脳は目に見えない進化の力によって形作られるうちに、思考も感情も行動も、すべてが神経細胞で起きる電気的事象と化学的事象に支配されるようになっている。あなたが考えたり感じたりすることは、すべて脳内を駆け巡る無数の化学物質の作用と、それらが生み出す電気活動のパターン変化のみによって決まるのだ。そう言われても何か納得いかない感じがするかもしれないが、少し考えれば確かにその通りだとわかるだろう。なぜなら、さまざまな薬やホルモンや病気のせいで脳内の神経伝達物質のレベルが変化するだけで、私たちはかなりの影響を受け、感情や行動が左右されるのだから——。

少し例を挙げれば、人は軽くお酒を飲むだけで、本当の性格が普段より表に出たり、理性のない行動をとったり、物思いに沈んだりすることがある。女性の中には月経周期に気分が影響される人もいる。定期的にランニングをしていると、気分が高揚してとても気持ちよくなるので、ランニング愛好家たちは運動の邪魔をされるとストレスを感じたり、いらいらしたりする。心拍数を調節するために投与するアデノシンという薬には、一時的に、破滅に向かうような不安を感じさせるという風変わりな副作用があり、ひどいときは死にそうに感じる患者もいる。パーキンソン病患者は抑うつを発症する頻度がとても高い。イギリス国王ヘンリー8世がとくに有名だが、梅毒に罹ると気性がひどく変わってしまうことがある。脳の特定部位を刺激するだけで多幸感や怒りを感じさせることができ、霊的な経験をすることすらあると言われている。これらはすべて、人のあらゆる感情の根源に脳の電気化学的な現象があることで説明できる。私たちの思考も行動も、すべてが複雑に絡み合う化学信号と電気信号に支配されるのだ。

　最終章に進む前に、本章では、神経伝達物質がいかに私たちの気分や記憶、思考に影響するか、そして乱用薬物が伝達物質の作用をどのようにして増幅させたり模倣したりするかを見ていこう。そうする中で、私たちの個性が脳の電気活動によってどのように形作られるかや、睡眠中や麻酔下で何が起きるのかを知ることにもなるだろう。さらに、太古の昔から人類を悩ませてきた問題——つまり、意識とは何なのか、そしてそもそも「私」とはいったい誰なのか——についても取り上げよう。

気持ちいい！

　私たちは楽しいことを追い求めるよう、あらかじめプログラムされている。食べ物、セックス、酒、運動——どれも喜びの感情を生み、私たちにもっと多くを求めさせる。しかし快感を求める衝動には、単なる快楽の追求や官能の喜び以上の意味がある。これらの感覚は、私たち人間という種が確実に生き残るための方策なのだ。あらゆる楽しい経験は脳の報酬中枢を刺激する。こ

の中枢は側坐核、扁桃体、腹側被蓋野など、脳のいくつかの異なる領域で構成され、それぞれ内側前脳束という神経線維の束でつながっている。脳内のさまざまな神経伝達物質の中でもとくに重要なものの1つであるドーパミンは、欲求と嗜癖に密接に関係しており、セックスや愛情、食物といった快楽を与える経験をすると、これらの報酬中枢でドーパミンの放出が起きる。放出されたドーパミンが神経細胞の電気活動を活発にさせるので、私たちの快感が強くなり、さらなる行動に駆り立てられるのだ——例えば、チョコレートをもうひとかけ食べたい、ワインをもう一杯口にしよう、というように（場合によっては、これが行き過ぎになることもある）。依存性のある多くの薬物は、側坐核のドーパミン濃度を増加させ、その結果として人に多幸感を感じさせる作用がある。

　かつて、私がまだティーンエイジャーだった頃、友だちの家族とともに映画を見に出かけたことがある。映画館に着いてみると長い行列ができていて、私たちが入れないことは明らかだった。「がっかりしないで」と友だちの母親が言った。「家に帰ってコカインをやりましょう」。ご想像いただけるかと思うが、当時はこういう提案がそれほど異常なことでもなかったのだ。ちょうど彼女の息子が、南米から袋一杯のコカの葉を持って帰ったところだった。ペルーの先住民族たちは8000年も前からこの葉を噛む習慣がある。葉に含まれるアルカロイドの作用で、食欲が抑えられたり、ずっと寝ないでいられるようになるからだ。ただ私にとってそれは刺激的な経験とは思えなかった——私の場合、唇と舌がだんだん軽い麻酔がかかったように（ちょうど歯医者に行った後のような感じに）なっただけで、それ以上のことはなかった。おそらく私は、とても緊張していたせいで、葉っぱの小さなかけらを1つか2つ噛むことしかできなかったからだろう。当時すでに、コカの葉由来のコカインには乱用薬物という恐ろしいイメージがあったのだ。

　それでも、コカインは最初のうちは広く称揚されていた。例えば、精神分析学者のジークムント・フロイトは、著書『夢判断』の執筆中、ずっとコカインを常用していた。コカインは「興奮と持続的な多幸感」を発生させ、なんとも「すばらしい刺激作用」を与えてくれるので、「精神的にも肉体的にも疲労を感じることなく、長時間、集中して作業ができる」ということにフロイトは気づいた

のだ。19世紀にはコカイン入りのマリアーニ・ワインが、体と脳の「気つけ薬」として大いに飲まれた。ローマ法王レオ13世までがこの酒を気に入り、特別な金メダルを与えたり、その効能を褒め称えるポスターに登場したりしたほどだ。コカ・コーラも最初のうちは、名前の由来になったコーラの木（またはコラノキ）の抽出液に、ひとつまみのコカの葉が加えられていた。また、疲れを吹き飛ばしてくれる粉末コカインを利用した探検家も多い。例えば、アイルランドの探検家アーネスト・シャクルトンと、イギリス南極探検隊のロバート・スコット隊長は、どちらも「強行軍」を意味する「Forced March」という名のコカイン錠を携えて南極に行った。この錠剤は第一次世界大戦中、持久力が増すことを期待して、イギリス軍の一部部隊にも支給されていた。

コカインは、神経インパルスに反応してシナプス間隙に放出される神経伝達物質ドーパミンを消失しにくくする作用がある。その結果、ドーパミンが通常より長い時間、シナプス間隙に存在して、標的細胞を刺激し続けることになる。アンフェタミン（スピードと呼ばれる覚醒剤）にも同じような作用がある。この2つの薬物には依存性があるが、それはドーパミンによる脳の報酬中枢への刺激を持続させることが原因である。この作用によって純粋なコカイン製品は、フロイトが書いたような興奮と多幸感を生じさせるのだ。体にコカインを供給し続けると脳のドーパミン濃度が高いままになり、快感が続くが、薬が徐々に消えていくと、ドーパミン濃度が急降下して正常レベルになる。このとき抑うつ感や不安感が発生して、もっと薬が欲しいと切望するようになる。このように、依存症は脳の病気である。脳の報酬中枢を過剰に刺激するものなら何でも、依存性を帯びる可能性があるのだ。

中毒

ニコチンは、とくに依存性が高い薬物の1つである。ニコチンは *Nicotiana tabaccum* というタバコの木の葉に含まれる成分の1つである。この木の名前の由来となった16世紀の探検家ジャン・ニコは、タバコをフランスに持ち帰り、頭痛の治療法としての利用を広めたと言われている。イギリスにタバコを持ち

込んだのはジョン・ホーキンス船長で、1565年のことだった。最初は驚きを持って迎えられ、かなりの反発があったという。また、もしかすると作り話かもしれないが、有名な探検家で廷臣でもあったウォルター・ローリー卿がタバコを吸っていたとき、主人が燃えていると勘違いした使用人にバケツで水をかけられたという逸話がある。何人もの国王がタバコの禁令を出し、ローマ法王の教書で禁じられたことも何度かある。国王ジェイムズ１世は有名な「タバコへの抗議」文を書き、タバコは「目に忌まわしく、鼻に不快で、脳に有害、肺を危険に曝すもので、悪臭を放つその黒煙は地獄の底なし穴から立ち上る煙のようで、身の毛がよだつ」とまで記している。それでもタバコは徐々に人々の間に広まり、20世紀中頃には広く普及した。

　喫煙はあらゆる意味で高くつく習慣である。イギリスでは1時間あたり12人が喫煙に関係する疾患で亡くなっている。その数はアメリカではさらに多い。喫煙関連の健康問題に使われる金額は莫大であり、アメリカだけでも年間1900億ドルにのぼる。推計によると、喫煙者の半数が、いずれこの習慣を原因として命を落とすとみられている。タバコを吸うと肺癌のリスクが劇的に高くなり（肺癌患者の85％の原因は喫煙である）、心疾患、脳卒中、肺気腫、そして肺癌以外のさまざまな癌とも関係するからである。喫煙と肺癌のつながりが初めて認められたのは、オックスフォード大学のリチャード・ドールによる1950年代初頭の研究成果だ。ただ、発表当初はかなりの抵抗があった。その後、50年にも及ぶ健康キャンペーンが各方面の協力のもとで続けられた結果、タバコの消費量は減少に転じ、肺癌の有病率もそれに応じて下がっている（それでも、今も成人の約20％が喫煙者だ）。よく知られているように、癌の原因はタバコに含まれるニコチンではなく、タバコの煙に含まれるさまざまな発癌物質の複合作用である。ニコチンが危険なのは、強い依存性があって、喫煙をなかなか止められなくする影響力があるからだ。

　ニコチンが作用するアセチルコリン受容体は、神経–筋接合部に見つかっているが、ほかにも脳のある種の神経間シナプスにも存在する。ニコチンはアセチルコリンそのものと同じようにアセチルコリン受容体に結合して、受容体のイオンチャネルを開かせ、ナトリウムイオンが神経細胞に入って来られるようにす

る作用があり、このシグナルで神経細胞を刺激して電気インパルスを発射させる。このような仕組みで脳の特定のニューロンを活性化させるので、ニコチンはカフェインのような興奮作用を発揮して、疲れたときにも集中力を高めてくれるのだ。その一方、ニコチンは脳の報酬系の神経細胞をも刺激して、依存性を発揮する。習慣的に喫煙する人は、ニコチンの血中濃度と脳内での濃度が一定に保たれるように、無意識のうちに喫煙量を調節している。そうすることでニューロンの刺激が一定レベルで続くようにしているのだ。肝臓が持つニコチン分解酵素の遺伝子にある種の変異が起きると、ニコチンが通常より長く血液中に存在し続けるようになる。喫煙者にこうした変異があると、普通の喫煙者より少ない本数で満足を得ることができる。

「ラヴ、ラヴ・ミー・ドゥー」

「浮いた情はどこでさ育つ？ 胸の奥でか、頭脳(あたま)の中か？」(『ヴェニスの商人』シェイクスピア作、中野好夫訳、岩波文庫、2005年2月15日82刷、94～95頁より)。シェイクスピアは『ヴェニスの商人』の中で、このように問うている。ロマンチックな愛のお話は、古くから数多くの小説家や画家、劇作家たちに好んでとりあげられてきた。でも、いったいどうして私たちは恋をするのだろう？ 申し分のない配偶者を見つけ、永遠の愛を貫くため？ それとも、いつも移り気に、新しい相手を次々見つけるため？ 恋の病にかかると、人はたいてい、どうすれば好意を持った相手に自分を好きになってもらえるかと考える。さまざまな恋の呪文や媚薬の類がここから生まれてくる（おそらく、私たちが化粧や香水や着飾ることが好きなのもそう）。有名なところでは、『真夏の夜の夢』の物語の中で、野生のパンジーの花の汁で作った恋の媚薬がひと騒動を巻き起こす。疑うことを知らない妖精の女王タイターニアが眠っている間にこの媚薬をまぶたに塗られ、目覚めて最初に目にした者を好きになる、という魔法をかけられる。たまたまその相手になったのは、頭がロバに変えられている、どう見ても魅力的とはいいがたいボトムという男だった――。魔法の媚薬という発想を人は笑うかもしれないが、最近の研究では、恋とはまさに化学物質が引き起こ

す現象にすぎないことがわかってきた。

　魅力の化学的な側面は、やや考えられないような材料を使って研究されている。どちらかと言えばぱっとしない、草原ハタネズミという名の小さな齧歯類だ。草原ハタネズミは一雌一雄（一夫一婦制）で、生涯にわたってつがいの相手を変えない。これに対して、類縁関係にある山ハタネズミはかなりの乱交雑性があり、一夜限りの出来事に身を委ねるのが大好きだ。ネズミたちのこうした行動の違いは、交尾の際に放出されるオキシトシンとバソプレッシンという2つの特別な脳内化学物質に関係しているようである。オキシトシンはつがいの絆にとって、なくてはならない物質だ。オキシトシンを側坐核に注入するだけで、草原ハタネズミのペアは生涯にわたって相手を変えなくなる（交尾ができない状態にされた場合でも変わらない）が、オキシトシンの作用を遮断された草原ハタネズミは、つかの間の情事にしか興味を示さなくなるのだ。一方、山ハタネズミにオキシトシンを注入しても、相手を変えてばかりの生活は止まらない。なぜなら、山ハタネズミは脳内の報酬中枢にオキシトシン受容体そのものがないからだ。オキシトシンにはドーパミンの放出を誘導する作用があり、この2つの物質の作用が合わさって、つがいの絆を結ぶことが特別に嬉しい経験と感じられるようになるのだ。バソプレッシンも、とくにオスの動物では、つがいの絆にとって重要である。オスのハタネズミが求愛期や巣を守るときなどに、ライバルになりそうな相手に見せる攻撃的な行動も、バソプレッシンが引き起こすものである。バソプレッシンは人間の攻撃性にも関係することがわかっている。

　言うまでもないが、ハタネズミの研究をそのまま人にあてはめて考えるのは賢明ではない。人間の脳と社会性はもっと複雑で、数多くの伝達物質と脳の領域が関係するからだ。それでもやはり、オキシトシンは人が絆を強めるためにも重要である。オキシトシンはセックスや授乳の最中に放出され、恋人同士、あるいは母親と子どもの間の結びつきを強くする作用があるようだ。人と人との信頼関係という、あらゆる愛情関係にとって不可欠な要素を促す作用もある。さらに、快感と嗜癖の根源であるドーパミンも、恋愛感情において重要な役割を担っている。恋愛に夢中になっていることを自己申告した学生を被験

者として、脳スキャン検査で脳の活動を調べると、最愛の人の写真を見せられたとき、彼らの脳ではドーパミンの豊富な領域がパッと光るのだ。そういうわけで、あのシェイクスピアの問いに答えるなら、恋心が育つのはこの部分である。きわめて本質的な意味で、私たちは好きになった相手に中毒になっているのかもしれない。

(不) 幸せのホルモン

　快感が脳の構築物であるというなら、失意も同じである。「ゆききの人の顔に私が見つけるものは、虚弱のしるし、苦悩のしるし」（前掲『ブレイク詩集』、78頁より）とウィリアム・ブレイクが書いたように、不幸せはどこにでもある。そして、その最も重い病態である抑うつという疾患も例外ではない。推計によると、約10％の人は人生のいつかの時期に抑うつにかかるとされている。ウィンストン・チャーチルが「黒い犬」と名づけたこの病態は、重症になると、普通の生活がまったくできなくなることもある。

　幸福と絶望はセロトニンという神経伝達物質が持つ2つの顔である。セロトニンを産生するのは縫線核という部位のニューロンで、脳全体に軸索を広げていることが特徴だ。多数の軸索が投射する先は、側坐核や腹側被蓋野など、脳の報酬系の一部である。セロトニンは多くの脳領域から放出され、少なくとも14通りの異なる受容体に作用するため、さまざまなタイプの行動に影響を及ぼすが、とくに重要な役割の1つは気分の調節である。例えば、セロトニン濃度が上昇すると楽観的な気分になり、満足感と精神的な平穏が得られる。一方、セロトニンが足りないと絶望、抑うつ、不安、無感動、無力感などが生じてしまう。セロトニン濃度を高くする1つの方法は、激しい運動をすることだ。(もし、あなたが少なくともソファから立ち上がれる状態なら) 元気よく歩いたり、スカッシュの試合をしたりすればブルーな気分を解消するのに役立つだろう。Prozac（日本では未承認）のような最近の抗うつ薬も、セロトニン濃度を高めることで気分を変調させている。シナプス間隙からのセロトニンの消失を抑制することで、この伝達物質がより長い時間、受容体を刺激するように

なるのだ。

　ところが、セロトニン受容体に作用する薬の中には、きわめて悪名高いLSDもある。LSDが知覚に及ぼす異常な作用は、ビートルズの楽曲、「ルーシー・イン・ザ・スカイ・ウィズ・ダイアモンズ」に詩的に表現されているが、LSDによる「トリップ」がいつもそれほど楽しいとは限らない。イギリスで放映されているSFテレビドラマの「ドクター・フー」では、主人公の宇宙人（タイムロードという種族）が数年ごとに「再生」されるという設定で、演じる俳優がときどき交代するようになっている。BBCに保存されている書類を見ると、プロデューサーたちへの説明として、再生の経験は恐ろしいものだと書かれている——それは「あたかもLSDを服用したようなものだが、LSDの刺激と興奮を経験するのではない。とてつもない恐怖を感じるのだ。LSDにはそういう作用もある」

　LSDは、紫褐色をした麦角菌（*Claviceps purpurea*）の子実体（いわゆるキノコ）で見つかったエルゴタミンという天然物質の類縁化合物で、幻覚作用がある。麦角菌はライ麦などに寄生して生長するのが特徴で、中世ヨーロッパでは、この菌が混入したライ麦パンによって大規模な麦角中毒がたびたび発生した。町や村全体に中毒が広がることもあった。1930年には麦角に含まれる活性物質が単離され、リゼルギン酸と名づけられた。その後、スイスの化学者、アルバート・ホフマンがその誘導体を合成し、リゼルギン酸ジエチルアミド（LSD）と命名した——一連のリゼルギン酸誘導体の中で25番目の化合物だったことからLSD-25とも言われる。それからしばらくの間、この化合物に特別な作用は見つからなかったが、ホフマンは、かつて投与した実験動物が落ち着きをなくしたことが忘れられなかった。最初の合成から5年後の1943年になって、ホフマンはあらためてこの化合物を研究してみることにした。そして実験に使う分の再合成に取り掛かったところ、かなりの注意を払っていた（麦角に毒性のあることはわかっていたため）にもかかわらず、合成の最終段階になると、ホフマンは不思議な感覚に次々と襲われるようになった。「幻想的な光景と不思議な造形が切れ目なく連なり、色彩は強烈で、万華鏡のように揺らいでいた」

　この驚くべき経験の原因はあの化合物だ、と考えたホフマンは、薬化学研

究者としての伝統精神を発揮して、3日後にあらためて自分で試してみた。ごく微量を慎重に摂取したのだが、効果はきわめて劇的だった。彼の実験ノートには、このように記されている。「自分の周囲が今や恐ろしい変化を見せていた。室内のあらゆる物がぐるぐる回り、見慣れた物体やさまざまな家具がグロテスクな形になって、迫ってくるように見えた。何もかもが絶え間なく動き、躍動し、まるで内なる不穏な力に突き動かされているかのようだった。女性が牛乳を持ってきた。隣の部屋の住人であることが、かろうじてわかった。その夜のうちに、私は2リットル以上も牛乳を飲んだ。彼女はもはや隣のR夫人ではなく、邪悪な心を隠し持った魔女が、色つきの仮面をつけているかのようだった」。ホフマンは明らかに恐ろしい幻覚を見ていた。こんなことも言っている。「悪魔が私に入り込み、私の体と心と魂を乗っ取った」。彼は自分が妻と3人の子どもを残し、有望な研究も未完のままに、死んでしまうのではないかと恐れた。しかし、ゆっくりと恐怖は薄れていき、今度は「円とらせんが色とりどりの噴水のように噴き出し、形を変え、融合しながら絶え間なく流れていく」夢幻のような像と、視覚イメージに姿を変える音が現れ、やがて生まれ変わったような感覚になった。

　LSDは既知の幻覚物質の中でも、とくに強力なものの1つである。聴覚および視覚認知にとりわけ強い作用を及ぼし、色、輝き、音が強化され、物体が奇妙な形になる。きらめくような世界が現出し、壁が「息をする」ようにうねる場合もある。しかし、知覚の変化と幻視だけがその作用ではない。時間の感覚、感情、自己認識などを変化させる作用もある。中には、LSDを使うと意識の状態が（どのようなタイプにせよ）より高揚し、精神的に覚醒して、悟りの境地に至るという人もいる。これらの経験は、すべて脳の電気活動の変化によるものと言える。LSDなどの幻覚物質は、脳内のシナプスに存在する特定の種類のセロトニン受容体（$5HT_{2A}$受容体と呼ばれている）にきわめて強力に結合することで、その「魔法」の作用を発揮するのだ。LSDとセロトニンが同じ受容体に結合することを考えると、前者はこれほど強い幻覚を引き起こすのに、後者はそうではないのがなぜなのかが不思議だが、その理由はまったくわかっていない。1つの手がかりは、2つの化合物が標的細胞で別々のシグナ

ル伝達経路を誘発するらしい、ということだ。

記憶の技

　感情の生理学的な土台については、快感と絶望以外、あまり解明が進んでいない。例えば、怒り、困惑、妬み、悲嘆、嫌悪、罪の意識、驚き、などだ。それでも、よくわかっていることは、何か特定の状況に対する私たちの情緒的反応は過去の経験に強く影響されるということである。私たちがどのように感じるかにおいては、記憶が重要な役割を担うのだ。その記憶がしまわれている場所は、頭の両サイドにあるアーモンド型の2つの脳領域、つまり扁桃体である。ここに記憶が感情と絡み合うようにして存在している。また、そこは報酬と恐怖の記憶が貯蔵され再生される場所でもある。

　記憶を促すにはどのようにすればよいか、そして記憶はどのようにして蓄えられたり回復されたりするのか——人々は何世紀も前から、こうした問題に心を砕き魅了されてきた。紙を安価に入手できたり、コンピュータが登場したりする前の時代、記憶はとりわけ重要な役割を担っていた。とくに古代ギリシャやローマでは、法律家や政治家はメモ書きなしで何時間も演説をすることが期待されたため、記憶術の習得に熱心で、どうすれば記憶できるかが盛んに議論されていた。古代ローマの学者、クィンティリアヌスは、詩人のシモニデスがテッサリアでの壮大な祝宴の場で、雇い主である優れた拳闘士に勝利の歌を捧げたときの様子を書いている。伝統にのっとり、シモニデスによる賛辞には、双子の神のカストールとポリュデウケースを讃える一節が含まれていた。ところがシモニデスの雇い主は、自分の栄誉が神々にも分け与えられたことに不快を示し、事前に合意していた報酬の一部しかシモニデスに払わず、残りはカストールとポリュデウケースに請求しろと言った。しばらくしてシモニデスは宴の間から呼び出された。2人の若者が至急会いたいと言って訪ねてきた、とメッセージを受け取ったのだ。シモニデスが外に出ると、たちまち建物が崩れ落ち、中にいた人々は皆、瓦礫に埋もれて死んでしまった。シモニデスを呼び出した2人の人物は姿を消してしまったが、おそらくカストールとポリュデウケー

スだったのだろうと言われている。ところで、この物語の教訓は、支払いの約束を守ることの大切さ、といったものではない。シモニデスが次にしたことが肝心なところだ。崩れた建物の下敷きになった人々はひどく傷を負い、遺体が誰のものかがまったくわからなかった。それでも、すべての客の座っていた場所をシモニデスが正確に覚えていたために、遺体はそれぞれの家族のもとに返された。シモニデスは「記憶の技」を編み出していたのだ。

　この話を引用しながらクィンティリアヌスは、長いテキストを学ぶ際には、いくつかの短い断片に分けることを勧めている。それから、あなたのなじみ深い場所——例えば、あなたの自宅——を思い浮かべ、先ほどの文章の断片を別々の部屋にしまうのだ。元の文章をまた思い出すには、想像上の家の中を歩き回り、部屋から部屋に移りながら文章の断片を思い出していけばよい。この「場所法」、そして「連続反復法」は、今でも何かを記憶するための最良の方法として、記憶術の達人たちがよく使っている。

過去の物事の記憶

　脳のどこに、どのようにして記憶が蓄えられるかは、詳細にはわかっていない。脳の特定の区画を刺激すると、過去の物事の鮮明な記憶がよみがえる。例えば、なじみ深い匂い、歌の一節、あるいは何かの出来事全体が、そのときのあらゆる感覚とともに思い出されることもある。このことから、記憶の少なくとも一部は、脳の特定の場所に蓄えられることがうかがえる。視覚失認という状態の人たちは、感覚や記憶は正常なままに、特定の物体の認識ができなくなってしまう。イギリスの神経学者オリヴァー・サックスが『妻を帽子とまちがえた男』で書いているように、その人たちは、例えば手袋の見た目を描写することはできたとしても、そこに実際にある手袋を「それが手袋だ」と認識したり、その物体が何に使われるものかを理解することはまったくできない場合がある。ある人のことは認識できないが、別の人はわかるといった状態になったり、妻を帽子とまちがってしまったりすることもある。これらのことからすると、脳には情報のタイプごとに、処理したり蓄えたりするための特定の場

所があるのかもしれない。

　短期記憶と長期記憶の間にも違いがある。短期記憶は、ある数字を短い時間だけ覚えておくとか、チェスの駒のどれを動かすとどうなるかという成り行きを予想したりする場合に使うものだ。短期記憶（または作動記憶）には大脳皮質のいくつかの領域、とくに前頭葉の領域が関与しているようである。一方、長期記憶は、例えば私たちに子どもの頃の出来事を思い出させてくれる類の記憶である。ほとんどの人は3歳になる前のことはほとんど思い出せないことから、長期記憶の保管庫は3歳頃までは十分に発達していないものと思われる。作動記憶がどのようにして長期保存のために選択されるのか、どこに、どのように、どのような形でそれらが保存されるのか、そしてどのようにしてまた引き出されるのかは、今まさに集中的に研究が進んでいるところだ。

　記憶の保持にとって重要な脳領域の中でも、とくに中心的な部分は海馬である。海馬は脳の両サイドに1つずつある、タツノオトシゴのような形をした構造体だ。海馬の役割は、ヘンリー・グスタフ・モレゾンという患者（科学者の間ではHMという呼び方のほうがよく知られている）の研究から偶然に発見された。HMは少年の頃に難治性てんかんを発症した患者である。痙攣の治療の試みとして、HMが27歳の頃、脳の両側にある海馬のほとんどが切除された。その結果はHMにとって悲惨なものだった（が、科学の世界には多大な貢献をもたらしてくれた）。海馬を失ったHMは、新たに何かを記憶することができなくなり、少し前の出来事についての記憶も一部が失われてしまったのだ。彼は過去にのみ生きるようになった。それでも短期記憶だけを必要とするようなタスクは実行できたことから、明らかに短期記憶と長期記憶が別物であることがわかった。運動技能を新たに習得する能力も正常だった。例えば、彼は卓球が上達したが、いつも、それまで一度も卓球をしたことはないと言い張った。また彼は親切で、忍耐強く、慎み深い人物で、研究者たちは彼のことを家族の一員のように思っていた。ところが、HM自身は研究者たちが誰だかまったく認識できず、部屋を出てほんの数分で戻ってきたとしても、もう忘れてしまっていた。

　海馬はとくに空間記憶――われわれが場所を記憶する能力――にとって重

要である。ロンドン中の道を記憶して、「ナレッジ」と言われる膨大な交通知識を覚えなければならないタクシー運転手は、普通の人たちに比べて海馬が大きい傾向にある。脳画像検査では、彼らが道の行き方を計画するときに海馬が光ることが明らかになった。単純にパディントン駅からバッキンガム宮殿までどの道で行くかを考えるだけでも、この小さな脳領域が活性化するのだ。面白いことに、彼らが「ナレッジ」を使うことをやめると、海馬は徐々に普通の人と同じ大きさに戻ることが多い。「使わないものは失われる」という言葉は、私たちの筋肉と同じくらい脳にも当てはまるようだ。

　私たちは身の回りの環境の空間的な地図を頭の中に作り上げていることがわかってきた。この地図は、海馬ニューロンの1本1本のレベルで描かれている。「場所細胞」と呼ばれるそれらの神経細胞は、動物が自分の周囲の決まった場所を通過したときにだけ、活動が活発になる。例えば、囲いの中の通路をラットに走らせていると、特定の場所に来たときだけ、ある1個の細胞の活動が急激に高まり、この「場所細胞」とつながりのある場所を離れると、その神経細胞は発火をやめるのだ。1つ1つが異なる場所と関係する複数のニューロンが共同して、周辺環境全体の「電気的地図」を作り上げていると言える。この地図は、新しい環境に足を踏み入れると数分以内にできあがり、もしその動物が何日かして同じ環境に戻ったなら、正確に同じ場所で同じ神経細胞が発火するだろう。このような空間参照地図は、空間記憶の形成に関係している可能性がある。

　海馬は長期記憶が蓄えられるときに必須であるが、多くの記憶が実際に海馬に蓄えられるわけではなく、脳のたくさんの区画が関係しているようである。例えば、あなたがオペラの『魔笛』を見ているとしよう。あなたの目はゴージャスなガウンをまとった夜の女王の像を捉え、耳は彼女の歌うすばらしいアリアを聞く。これらの情報は大脳皮質の視覚野と聴覚野にそれぞれ伝達され、そこで情報の解読と連結が行われて、場面の全体像が生まれる。その情報がさらに海馬に届けられ、長期記憶に残すかどうかが決定される。もし残すとなれば、情報が再び大脳皮質の適切な場所まで戻され、新しいシナプスを作るか、または既存のシナプス結合を強化することで蓄えられるのだ。情報はこの

ように脳内をぐるぐるめぐっている。目から記憶へと、まっすぐつながる経路があるわけではなく、複数の脳領域で発生する一連の複雑な情報処理の工程が関係しているようだ。

海馬の働きで、感覚と経験の関係が物理的な「配線」に置き換えられることで、あなたは記憶の中から1つの光景を「再生（プレーバック）」することができるようになる。だからこそ脳のこの部分にダメージを受けると、新しい記憶を蓄える能力が損なわれるのだ。ただし、記憶の形成に関係するのは海馬だけではなく、例えば扁桃体は、記憶の強化に何らかの関与をしている。ある出来事にあなたがどのくらい関心を持つか、そしてあなたにとってそれはどのような情緒的意味があるか、という2つの側面が、あなたが後にそのことを思い出すことができるかどうかに影響するのだ。そういうわけで、たいていの人は自分の子どもの誕生といった出来事や、ニューヨークの世界貿易センタービル崩壊のニュースをどこで聞いたか、といったことは覚えているが、先週の火曜のお昼に何を食べたかについては、たちまち忘れてしまうのだろう。

体で習得する技能についての記憶はまた別に蓄えられるものであって、海馬を通る経路とは違っている。自転車に何年も乗っていなくても、乗り方は小脳と運動野に蓄えられているので思い出せる。だからこそ、場所や出来事の記憶をほとんど失ってしまった人でも音楽を奏でることはできるし、HMも卓球ができたのだ。

記憶のもと

記憶が蓄えられる仕組みには、脳の物理的な構造変化が関係しているようである。脳は、かつて考えられていたような静的な組織ではなく、きわめて高い適応力を持っている。人が毎日の生活を送る中では、神経細胞同士の新しい結合が絶え間なく作られる一方で、すでにある結合は強化されたり排除されたりしている。このようなプロセスはシナプスの可塑性と言われ、学習や記憶の物理的な土台である。

脳内の神経細胞から伸びる細い線維――樹状突起――には、スパインと呼

ばれる小さなこぶのような出っ張りがいくつも付いている。1本の樹状突起に無数のスパインがあって、そのそれぞれがシナプスが形成される場所であり、記憶の配線が作られるのもまさにここである。私たちが新たな事柄を学び、新しい記憶を蓄えるときには、新しいスパインが現れ、既存のスパインは形が変化したり消失したりする。スパインが大きさや数を増やすことで、特定のニューロン経路が強化されている。このような強化は、ニューロン間の複数の結合が同時に活性化するときに見られる場合が多く、神経学者の間では「同時に発火する細胞は、互いにつながり合う」と格言のように言われている。このつながりは、きわめて迅速に形成される。マウスの実験で、ボタンを押せば報酬として餌がもらえることを学ばせると、訓練を始めてから1時間も経たないうちに新しいシナプスが劇的に増加する。驚くべきことに、このような実験で生まれた新しいスパインは、訓練が終わってからも長期にわたって存在し続けるが、その一方で古いスパインが徐々に消え、全体としてのスパインの数は訓練前と同じレベルになる。おそらく脳が保つことのできる結合の数には限りがあるのだろう。だからこそ、私たちが新しい事柄を学ぶにつれ、古い出来事の記憶容量が減少していくのだ。このような既存のシナプスの保持と新しいシナプスの誕生の双方に、さまざまな種類のグルタミン酸受容体チャネルの存在が必要であることから、記憶の核心部分にはイオンチャネルがあると言える。もしこのようなチャネルが欠損するか、またはその機能が低下すると、私たちの記憶の能力は損なわれるだろう。

　人は年をとるにつれ、過去の出来事についての記憶がなくなっていくように見える。私自身、写真でしか知らないような子どもの頃の出来事は、記憶から消えてしまって久しく、人の名前や顔を思い出す力も、もはやあきれるほど乏しくなった。それでも、アルツハイマー病による心の傷に比べれば些細なことだ。イギリスでは50万人ほどがアルツハイマー病に苦しんでいる。心を失うに等しいこの疾患は、数ある病気の中でも最も恐ろしいものの1つである。最初のうち、患者の症状は軽い物忘れ程度に見えるが、時間が経つにつれ友人や家族についてのあらゆる記憶が失われ、途方にくれて社会から引きこもり、混迷を極めていく。

アルツハイマー病の特徴は、大脳皮質におけるニューロンとシナプス結合の喪失であり、その結果としての脳の萎縮である。タウと命名されたタンパク質からなる、もつれたネットワーク構造が神経細胞の内部に現れ、アミロイドタンパク質が凝縮されたプラーク（斑）が神経細胞の間に認められる。これらの現象が細胞死の原因なのか結果なのかはわかっていない。脳の電気活動は明らかに低下するが、やはりそれが単に神経細胞が失われた結果なのか、それとも観察されているような樹状細胞スパインの減少によるのか、または神経細胞間の伝達に異常があるためなのかは不明である。1つの考え方として、この疾患が脳の特定領域におけるアセチルコリンの量を減少させるという説がある。そこで、この伝達物質の分解を阻害する薬剤を使用して、アセチルコリン量を増加させる治療が現在行われている。ただし、そのような薬剤はきわめて有効というわけではなく、疾患の進行を遅らせるにすぎない。現状のままで疾患の進行を止めたり、起きてしまった変化を逆戻りさせたりする方法はまだ見つかっていない。現時点では、アルツハイマー病の治療法はなく、患者と家族の双方にとって悲劇である。

行動に「光」を当てる

脳がどのようにして特定の行動を制御するかを正確に解明することは、きわめて難しい。1つの取り組み方として、個別のニューロンの貢献を細かく分けて考える試みがある。オックスフォード大学のゲロ・ミーセンボック教授の最新の研究では、オプトジェネティック（光遺伝学）と呼ばれる革新的な神経科学の領域が開かれた。近傍のニューロンの活性には影響を及ぼさず、特定の神経細胞集団のみのスイッチを意のままにオンに（あるいはオフに）することを可能にした技術である。この方法では、単純に外部で光を点灯させるだけで、動物の行動を制御することができる。新技術に利用されたのは、光で活性化される分子スイッチの役割をするイオンチャネルである。そのようなチャネルを遺伝子操作によって特定の神経細胞集団に組み込めば、普段は細胞の電気活動に何の影響も及ぼさず、チャネルを閉じてじっとしているが、研究者

が特定波長の強いレーザーパルス光で照らし、チャネルを開口させると、活動を開始するのだ。このような光活性化型イオンチャネルの1つは、緑藻由来のチャネルロドプシンである。レーザー光で照らすだけでチャネルが開口し、正に荷電したイオンが細胞内に流れ込んで細胞の活性を刺激する。レーザー光の照射時間やタイミングは厳密に調節できるため、個々の神経細胞の活動を正確に再現することができ、そのパターンの違いがどのように行動に影響するかを調べることが可能である。また逆に、開いている間は細胞が静止膜電位を保つような種類の光活性化型イオンチャネルを使えば、神経細胞の電気活動を停止させることもできる。

　オスのショウジョウバエは、求愛行動をするときに、メスに向かって素早く羽を震わせて歌いかける。ミーセンボックが興味を持ったのは、オスもメスも脳内の配線はほぼ同じように見えるのに、その行動に大きな違いがあることだ。彼の研究チームがパルス光を使って、特定の神経細胞集団のスイッチを入れる実験を行った結果、メスのショウジョウバエにオスと同じような求愛の歌を歌わせられることがわかった。ショウジョウバエは「男女共用」の脳を持ちながら、いくつかの神経細胞によるマスタースイッチのオン／オフで、メスとオスが異なる行動パターンをするように導かれるのだ。適切な神経細胞が刺激されると、ハエは、かつてしたことのない行為まで「学ぶ」こともできる。このように、ショウジョウバエの行動は光を使って比較的容易にコントロールできるが、哺乳類の場合はそう簡単ではない。レーザー光は頭蓋骨を通らないので、光を照射するには脳内に光ケーブルを植え込まなければならないのだ。それでも、この方法でマウスの行動をコントロールできることも証明されている。オプトジェネティクスは、脳が行動を制御する仕組みに「光」を当てる貴重な研究ツールになると期待されている。

　ショウジョウバエの求愛の歌と踊り行動が脳内で配線されているのと、まさに同じように、さまざまなタイプの社会的行動も配線されている。ただそれだけでなく、私たちの脳は経験によっても物理的に形作られる。一卵性双生児が完全に同じ遺伝子構成を持つにもかかわらず、まったく違う人になることは、そう考えると説明がつく。この事実が見事に示されるのが、ザリガニ社会

の階層構造である。ザリガニは刺激を受けると、尻尾の素早い動き（テイルフリップ）を使って後ずさりすることで、危険が予想される状況から退避していく性質がある。もし2匹のザリガニを同じ水槽に入れると、すぐにどちらか1匹が支配的（優位）に、もう1匹が従属的（劣位）になるが、このとき、テイルフリップ行動を制御する巨大神経線維の電気的反応と、それらの細胞に神経伝達物質セロトニンが及ぼす作用の双方にもはっきりした違いが現れる。ここでもし優位なほうのザリガニを水槽から出すと、劣位な個体では神経細胞へのセロトニンの作用の仕方が変わり、優位個体のような電気反応を身につける。面白いことに、こうしてしばらくの間、優位個体のような経験をしたザリガニは、二度と過去は振り返らない。より攻撃的なザリガニが再び水槽に入ってきて戦いに負け、もとの劣位行動に逆戻りしたとしても、「優位」な頃に身につけたセロトニンの作用は変わらないのだ。ある種の神経学的否認とも言うべき状態になって、「優位」な脳をずっと持ち続けることになる。イギリスではかつて、「エドワード朝の貴族社会」という設定のリアリティショー（事前に台本や演出指導なしに素人の出演者たちにテーマや役割を与えて演じさせる番組）が放映されて人気を博したが、そこではさまざまな役割を割り当てられた人たちが、すぐに召使いや主人になりきってしまっていた。そうしたロールプレイングによって、どの程度まで脳に物理的変化が生じるのかは興味深いテーマである。

眠るのは夢を見るため

　睡眠はあまりにも当たり前のことなので、人はとりたててそのことを考えない。毎晩、眠りに落ちるとき、私たちは意識をなくし、筋肉が弛緩して、軽い刺激には何の反応もしなくなる。睡眠は脳の電気活動にも特徴的な変化をもたらすが、それは神経細胞の機能を全般的に抑制するという単純なことではなく、高度に制御された現象である。私たちは普通、睡眠というものを1つの現象として捉えているが、実際はまったく違う2通りの脳の状態で構成されている。1つはレム睡眠、もう1つはノンレム睡眠である。寝ている間中、レム睡眠とノンレム睡眠が交互に現れ、一晩のうちに約90分ごとの周期が4～5

回繰り返される。合計すると、睡眠時間全体の約25%、時間にして1時間半〜2時間ほどがレム睡眠である。1回のレム睡眠の時間は、眠りについてから徐々にのび、朝が近づくほど長くなる。

　眠りに落ちるとき、人はまず睡眠と覚醒の中間にあたる一時的な夢のような状態になる。このトワイライトゾーンは数分で終わり、次にノンレム睡眠がくる。そのときEEGのパターンが変わり、軽い眠りのさまざまな段階を経た後、最終的にゆっくりと緩やかな起伏が続き、周波数の少ない、深い眠りの脳波になる。筋肉は弛緩し、外部からの刺激に対する反応がなくなる。脳の活動は多くの領域で、（とくに大脳皮質で）低下し、もはやなかなか覚醒しなくなる。

　驚くべきことに、人が1時間ほど眠った後は、あらゆることが急激に変化する。引き続きしっかり眠っていながらも、脳は覚醒したようになり、EEGには急速で振幅の小さい、高周波の波が頻発するようになる。脳の多くの領域が活性化して、とくに扁桃体など、感情と関係する領域に強い活動が起きる。これは人が強烈な夢を見ている時間であって、もしここで目が覚めれば、夢の内容を覚えていることだろう。この間、脳幹から筋肉に抑制性の信号が送られるため、筋肉は麻痺している。そうすることで、夢の中と同じ行動を起こして怪我をしたりすることのないようになっているのだ。この間も（幸いにも）呼吸筋は活動を保つ。また目の動きに関係する筋肉も、脳に直結しているため脳幹からの抑制性の信号を受けることはなく、突然に急激な眼球運動が始まる。この目の動きが「レム睡眠」という名前の由来である（「レム」は「急速眼球運動」を表す英語表記の頭文字REM）。脳幹にダメージを受けると、睡眠中に筋肉の動きを抑制することができなくなる場合がある。そのような不幸な人たちは、夢を見ている最中にベッドから落ちたり、動き回ったりすることがある。自分自身や隣に眠るパートナーに怪我をさせないように、身体を拘束することが必要になる人もいる。レム睡眠期が終わると、通常は筋肉の支配が自動的に再開するが、稀れに、この状態にすぐには移行できない人がいて、一時的に体が麻痺したまま目覚めるという本当に恐ろしい経験をすることがある。

　レム睡眠中には感覚が脳とつながっていないため、人は世界から切り離されてしまう。視床という脳の領域は、感覚器官から大脳皮質への感覚情報の伝

達を中継する役目を担うが、睡眠中はこの経路がほぼ遮断され、感覚情報がほとんど通らなくなる。私たちと外界の間に壁ができたように、感覚的に孤立した状態になり、使いたい筋肉に命令を出すことはできない一方で、脳は過度に働いている。車のエンジンの回転数が上がっているのに、ギアが入っていないため、動けないような状態だ。眠りは、このように動的な活動である。あなたの脳は単にスイッチが切れるわけではなく、むしろさまざまな活動に焦点が移り変わるのだ。

　日常生活の中でときおり、どういうわけか日中に眠くて仕方がなくなることがある。よくあるのは時差ボケという状態だが、そのほかにも問題になるほど過剰な眠気を感じる不幸な人たちがいる。例えば、不適切なときに、びっくりするほど突然に眠り込んでしまい、自分ではどうすることもできないクレアという女性がいる。彼女は一度、友人の冗談を聞いて大笑いをしたとき、急に足の力が抜けて、床に崩れ落ちた。実際にはどのような種類でも、過剰に興奮したり強い感情が起きたりすると、彼女の筋肉の緊張は急激に失われ、ぐったりして倒れ込んでしまうのだ。クレアの状態は、ナルコレプシーという慢性睡眠障害である。ナルコレプシーは夜間に十分眠っているにもかかわらず、日中に過度の眠気を感じることが特徴である。クレアが経験する筋肉のコントロール喪失はカタプレキシーと言われ、覚醒中または睡眠周期のごく早い段階で、睡眠中の動きを抑える抑制性経路が不適切にスイッチオンになることが原因である。

　スタンフォード大学のエマニュエル・ミニョー教授率いる研究チームが、クレアと同じ状態を発症するドーベルマン犬の系統を研究した。これらの犬の1匹は、とくに大好きな餌を見つけると喜んで駆け寄ってきて2～3口頬張るが、すぐに興奮のせいで四肢のコントロールを失い、虚脱して倒れ込んでしまう。この異常には遺伝性があり、関連する遺伝子の精力的な探索により、眠りにつくことを妨げるオレキシン（またはヒポクレチン）と呼ばれる化学物質が特定された。オレキシンは視床下部という小さな脳領域で産生され、脳のほかの領域の電気活動を刺激して覚醒状態が続くようにする。オレキシンが作れなくなるか、または十分なオレキシン受容体がないと（ドーベルマン犬はこの後者

だった)、否応なく眠りに落ちてしまうのだ。

　睡眠は誰にとっても必要不可欠なものである。すべての動物も、昆虫も魚も、必ず眠る。そして私たち人間は一般に、一晩に平均8時間の睡眠でうまく生きているが、もっとずっと長く眠る生物もいる。最も長いのは、毎日20時間も眠るフタツユビナマケモノだ。海で生きる哺乳類は水中で眠ると溺れてしまうので、一度に休めるのは脳の半分だけにしている。つまり、半分の脳がぐっすり眠っても、残りの半分は覚醒しているのだ。多くの鳥たちも同様である。鳥はしばしば眠っている間も片目を開けたままにして、捕食者を見張っている。

　私たちがなぜ眠るかは依然として謎だが、1つの理由として、睡眠が記憶の固定にとって大切な意味があることが証明されている。経験からもわかるように、十分な睡眠を取らなければ、私たちの物事を思い出す能力は間違いなく低下してしまう。驚いたことに、少し居眠りをするだけでも、新しい課題を学習する際に役立つことがある。1つの仮説だが、私たちが長期記憶を蓄えたり、新しい知識を固定し、系統立てたりしているときに、新たなインプットによって混乱を招かないようにすることが重要なのかもしれない。外界から切り離された状態であれば、記憶を再生し、強化し、保存したり捨てたりすることが、より簡単になるのだ。この見方を裏づけるようないくつかの証拠が得られている。睡眠中の海馬では複数の「場所細胞」が協調的に発火しており、動物が新しい環境に置かれたときに脳内で形作られる空間参照地図がリプレーされていることが考えられる。まるで脳が以前の経験を思い出しているかのようだ——このリプレーが記憶の固定に関係するのか、あるいは海馬から記憶が蓄えられる領域への記憶の移動が関係するのかはわかっていない。

　本当の機能が何であれ、睡眠は欠くことのできないものだ。眠ることができなければ私たちはすぐにも死んでしまうのだから。エドガー・アラン・ポーが嘆いたような「小さな死」とはまったく違うし、夜に時間を無駄にしているわけでもない。むしろシェイクスピアが言ったように、眠りとは「この世の饗宴における最高の滋養」であって、私たちは十分にそれを確保するよう努めるべきである。

夢の神

　私が子どもの頃、家族全員が重い胃腸炎に罹ったことがある。両親と私の兄弟姉妹たちは身動きも取れない状態で、薬をもらいに行けるのは私だけだった。当時、私たちは人里離れた村に住んでいて、バスなどもなかったので、私は自転車に飛び乗り、8キロほど先の診療所に向かった。そこでカオリンという薬とモルヒネの入った大きなガラス瓶をもらい、上着のポケットに押し込んだ。帰り道はまるで悪夢のようだった。私自身にも食中毒菌感染症状があらわれ、途中で何回も吐く寸前で止まらなければならなかった。家にたどり着いたときは疲労困憊だ。母はすぐに私に薬をたくさん飲ませたが、母自身も具合が悪かったため、まず薬の瓶を振らなければならないということを忘れていた。帰り着くまでの間にカオリンは瓶の底のほうに沈み、液の上のほうにはまじり気なしのモルヒネを薄めた液が浮いていた。モルヒネとは、ギリシャ神話に出てくる眠りの神、モルペウスにちなんでつけられた名前で、強力な鎮静作用がある。私はそれから24時間、眠り続けた。

　モルヒネには鎮静作用だけでなく、リラックスをもたらしたり、ある種の喜びや夢を見ているような多幸感を感じさせ、痛みを緩和するという大きな長所がある。数千年前から、ケシ（*Papaver Somniferum*）の未精製抽出物であるアヘンという形で、医療と娯楽の両面で使われてきた。17世紀の医師トマス・シデナムは「あらゆる治療薬の中でもアヘンは全能の神を喜ばせ、苦痛を緩和するために人々に与えられたのだ。アヘンほど万能で効果の高い薬はない」と言った。歴史的にみると、アヘンとアルコールの混合物はアヘンチンキと呼ばれ、さまざまな病気の治療に使われた。その結果として、多くの人が依存症になっている。例えば、詩人のサミュエル・コールリッジは、幻想詩「クーブラカーン」をアヘンチンキの影響のもとで書いたと言われている。楽しみのために使っていた人々もいる。評論家のトマス・ド・クインシーは有名な『阿片常用者の告白』の中で、このように書いている。「私は恥知らずにも、痛みを和らげる薬に魅入られていた。危険な享楽に耽る忌まわしき気質の故に、このうえない快楽を追い求め、アヘンに溺れたのだ」

ほかの依存性薬物と同じで、モルヒネには脳の報酬中枢への刺激作用がある。過剰に摂取するときわめて強烈な快感が得られるため、その「ハイ」な状態が消え去ると、もっと欲しくてたまらなくなる。こうした乱用は当人を苦しめるだけではない。かつて、2国間の戦争にまで発展したことがあるのだ。事の始まりは18世紀の終わり頃。イギリスは東インド会社を介在させながら、当時、中国（清）だけで作られていた茶葉を大量に輸入していた。中国は銀での支払いを求めたが、銀の流失を惜しんだイギリスは、徐々に茶葉をアヘンと交換するように仕組んでいった。アヘンはイギリス植民地のインドで栽培させ、インドから中国に密輸させる形をとったのだ。この貿易が中国にとって悲惨なことになった。依存性のあるアヘンは急激に需要が高まり、中国の農民や軍人は労働意欲や戦闘能力を失っていった。中国政府はアヘンの売買を禁止し、密輸をやめさせるよう求めたが、この貿易のうま味を失いたくないイギリスは拒絶した。こうして問題がエスカレートした末に勃発したのが、悪名高いアヘン戦争だ。結果は、香港がイギリスに割譲され、インドには茶の農園が作られて、新たに中国にとっては不平等な条約がいくつも結ばれた。茶葉はまるでアヘンと同じくらいに（少なくともイギリスにとっては）依存性があるようだ。

　モルヒネとヘロインは、構造上の類似性からオピエート（アヘン作用薬）という同じ分類に入っている。いずれも脳と脊髄にあるアヘン受容体に結合してカルシウムチャネルを遮断し、神経伝達物質の放出とニューロンの電気活性を阻害してしまう。そもそも私たちの体になぜアヘン受容体というものがあるのか、ということは長らく不思議に思われていた。この問題を研究したジョン・ヒューズとハンス・コスタリッツは、体内で麻薬様物質が作られるのではないかと考え、やがて、体内で産生され、痛みに反応して放出されるエンドルフィンという化合物を発見した（エンドルフィンという名称は、「脳内モルヒネ」を意味する英語の「*endogenous morphine*」からきている）。また、2人はランニングなどの激しい運動をしたときに幸福感（「ランナーズ・ハイ」）を感じさせる化合物も発見している。

　合成麻薬と同じように、エンドルフィンも痛覚神経細胞の電気インパルスを抑制する物質である。もし馬に使う「鼻ねじ」という道具をご覧になったこと

があれば、エンドルフィンの作用がいかに強力かがおわかりになるだろう。鼻ねじは輪にしたロープを馬の上唇に掛けてねじって使うもので、暴れる馬に蹄鉄をつけたり検査するときなどに、おとなしくさせるために使われることが多い。ロープをねじって唇をひねり、適度に締めつけると、馬は跳ね回るのをやめて頭を垂れ、目がとろんとして、じっと立っているだけになり、ほとんど眠りに落ちたかのように見える。そのとき、馬の体内にはエンドルフィンが駆け巡っているのだ。馬の上唇をひねると、強い痛みに反応してエンドルフィンが放出される。そのほかに、鍼(はり)治療でもエンドルフィンの放出が誘発される。この性質は無麻酔での外科手術にも応用されている。

麻酔薬

　ハンフリー・デービーは、何でも自ら試してみる非凡な化学者だった。純粋な一酸化炭素を吸ってほとんど死にかけたこともあったが、それでもひるむことなく、数多くの物質の生理作用を研究し続けた。1799年頃に発見したのが亜酸化窒素だ。このガスには致死性があるという人もいたが、デービーが試しに吸ってみたところ多幸感がわいてきた。それから、こみ上げる大笑いを抑えることもできぬまま、デービーは頭のおかしな人のように実験室で踊り回った。彼はこの気体を笑気と命名した。それからすぐに、亜酸化窒素を吸うことが彼の日常生活の一部になった。ただ奇妙にも、この気体を吸うと痛みの感覚がなくなり、意識を失うことすらあるとデービーは気づいていたにもかかわらず、麻酔にも使えそうだとはまったく思わなかったようだ。

　イギリス人の発見が、その後にアメリカの起業家に大いに利用された例は、ほかにもあったと思うが、このときの主役はアメリカの歯科医だ。気体による全身麻酔を始めたのは、抜歯治療を無痛で行う方法を研究していた歯科医たちだった。最初にその方法に気づいたのはホーラス・ウェルズで、彼は笑気をまず自分で試してみて、それから患者に応用した。全身麻酔の効果が確信できたところで、次にウェルズはエーテルを使った抜歯の実演をボストンの医学生たちの前で行った。1845年のことだ。ところが、この実演は不成功に終わ

る。麻酔ガスの入った袋を取り外すのが早すぎたため、患者が痛みのあまり悲鳴を上げ、学生たちの間から野次やブーイングが飛んだのだ。ウェルズはこの一件でひどく落胆し、歯科医をやめてしまった。その後、クロロホルム中毒になり、薬物に影響された状態で2人の売春婦に硫酸をかけるという事件を起こした。正気に戻って自分のしたことに気づいたとき、ウェルズは自殺した。ウェルズの苦しみの一方で、成功をおさめたのは彼の同僚だったウィリアム・トーマス・グリーン・モートンだ。ウェルズの失敗のちょうど1年後、モートンはボストンでエーテル麻酔下での公開手術を行い、初めて成功させた。ウェルズと違ってモートンは広く賞賛されたが、彼はこの行為で金儲けをしようとしたために、ひどく人気を失っていく。エーテル麻酔の方法で特許を取ろうとしたが、世間からは非難を浴び、連邦議会に彼の発明への「国家報酬」10万ドルを支払うよう求めたが、冷笑されただけだった。

　エーテルは肺を刺激する作用（と爆発しやすい性質）があることから、別の方法が求められるようになった。出産時の痛みの軽減を目的としてクロロホルムを使い始めたのはスコットランドの産科医、ジェイムズ・シンプソンだ。一部には、神がイブに「汝は苦しみて子を産め」と言ったという旧約聖書の『創世記』の教えを引き合いに出し、反対する声もあった。しかし、1853年4月7日に、ヴィクトリア女王が8番目の子どものレオポルド王子を出産する際に使われ、急激にその使用が広まった。『ブリティッシュ・メディカル・ジャーナル』誌は、「女王陛下自ら経験され、回復は良好であることから、産科での麻酔の使用にいつまでも反対する医師や一般市民の偏見は、ほぼなくなることだろう」と書いた。すばらしいことに、王室行事日報には、出産の際に医師と看護師だけでなく、アルバート公も立ち会い、完璧に近代的な夫であることを証明した、と報告されている。

　良い全身麻酔薬とは、意識を失わせ、痛覚をなくし（鎮痛作用）、体を不動にするとともに、その経験を思い出さないように記憶を失わせるものが望ましい。これらの要件を満たしながら、心臓に（可能であれば呼吸筋にも）影響を及ぼさず、嘔吐や神経系の持続的合併症を起こさないものでなければならない。そして言うまでもなく、目が覚めるのも簡単でなければならない。単独の

薬剤で、これらすべての性質を備えているものは必ずしも多くない。エーテルとクロロホルムは有効な麻酔薬だが、完璧とは言いがたい。現在では、イソフルランやセボフルランなどの吸入麻酔薬、プロポフォールのような注射用麻酔薬で意識と記憶の喪失を導入し、鎮痛と筋弛緩はまた別の薬剤で誘導するという麻酔法がよく使われている。笑気ガスもまだ多くの症例に役立つところは興味深いことだ。

　全身麻酔薬が効くときには、人はまず鎮静状態になり、眠気を感じ始める（麻酔が覚めた後も、そのときのことはほとんど覚えていないだろう）。それから徐々に、言葉で何かを命じられても反応しなくなり、無意識状態に入っていく。驚かれるかもしれないが、その後は、制御不能な動きや不規則呼吸などを特徴とする一種の興奮状態になる。さらに時間が経つと、再び筋肉が弛緩して呼吸は規則的になり、眼球運動も止まって深い眠りに落ちるので、痛みを感じることなく、手術を受けることができる。この段階になると、脳スキャンでは脳全体で代謝活性の均一な低下が見られ、あらゆる脳領域が麻酔の影響下にあることがうかがえる。特別に全身麻酔に感度が高い脳領域というものはないようだ。脳内のどこで意識が生じるかを研究している神経科学者にとっては残念なことだが、意識が失われるその瞬間に、活動が「消える」ような領域を特定することは、まだできていない。

　今や世界中で毎日、数多くの人々に全身麻酔が行われているが、その作用の仕組みについては、まだほんの少ししかわかっていない。無意識状態がどのように誘導されるのかは、神経科学の大きな謎の1つである。現在までの研究では、全身麻酔薬が脳のイオンチャネルに作用して電気活動を抑えることが明らかにされている。麻酔薬はチャネル分子そのものが持つすき間を占拠したり、受容体タンパク質と、その受容体が存在する脂質膜との間に入り込んだりすることで、チャネルの特定の立体構造を安定化させることが示されている。一部の麻酔薬は、GABAチャネルやグリシン受容体、カリウムチャネルなどのように、脳の細胞の電気活動を抑制するイオンチャネルを開口させるようである。そのほか、興奮性のグルタミン酸受容体の機能を抑制することで、シナプス間隙での伝達を遮断する麻酔薬もある。興奮性ニューロンと抑制性

ニューロンの双方が麻酔の影響を受けるという事実は、脳スキャンで見られる全般的な電気活動の抑制と、よく一致する。

私は誰？

　そもそも意識とは何か、という問題は、哲学者や神経科学者を何世紀も前から悩ませてきたが、私たちはまだはっきりした答えを持ち合わせていない。それでも、意識は私たち1人1人になじみがあるし、誰もが経験することだ。17世紀にルネ・デカルトは、「我思う、ゆえに我あり」と言った。でも、この「我」とはいったい何だろう？

　デカルトは心と体を別々の実体と見ていた。しかし、私たちは薬の作用や病気、脳のダメージなどの影響を受けると、性格までもが変化することから、必ずしもデカルトの言う通りとは限らない。つまり、心は（体の一部としての）脳の産物である、ということが数多くの証拠で示されているのだ。余談になるが、私はよく、デカルト的な考え方の根っこには、哲学がかつて主に男性の領分であったということがあるのではないかと考える。なぜなら、ペニスはそれ自体が独自の生を持っているかのようで、望ましいときに望ましいことができなかったり、不適当なときにしきりに切望するなど、折々に勝手な振る舞いをするからだ。一方、感情の状態が明らかにホルモン周期の影響を受ける女性は、いつも体と心のつながりに気づいている。

　人間は、きわめて強い「自己」の感覚を持っている。とはいえ、神経科学的に言えば、私たちは脳細胞の電気活動の統合にすぎないことが明らかだ。納得されないかもしれないが、体と別の実体などないし、魂は存在しない。私たちの死後に生き続けるものなどないのだ――科学とたくさんの宗教の折り合いのつかないところが、ここである。そうなると、不確かな感じのするこの「私」という人物、私の頭の中にいて、私の目を通して外界を眺めたり、今このキーボードを叩いて、私の考えをあなたに伝えようとしているこの人物は、いったいどこから来るのだろう？

　私たちは自己の感覚を持って生まれてくるわけではない。赤ん坊は自己意識

を持っていないし、他者の思考や感情を認識することもない。赤ん坊はそれらの特質を徐々に発達させるのだ。小さな子どもや動物の自己意識を測るには、共通の方法がある。彼らの頭に目立つ色のラベルを貼り付けて鏡の前に座らせ、鏡の中の自分自身を認識できるかどうかをテストするのだ。もし自分自身がわかるなら、彼らは自分の頭に手をやってラベルをはがそうとするだろう。しかし、もし見知らぬ人がいると考えたなら、何もしないか、または鏡の人に向かって手を伸ばすだろう。この基準でみると、人間の子どもは2歳と3歳の間頃に自己の認識が芽生えてくる。つまり、私たちは脳が特定の段階まで発達しないと、完全な自己意識というものは持てないようだ。また、自己意識とは瞬間的な「気づき」ではない。心理学の研究では、自己意識の発達にはいくつかの段階があることが示されているのだ。

　次なる疑問は、自己意識が脳内のどの場所にあるかということだ。それは分散型の実体として、複数の神経細胞ネットワークからなるのだろうか、それとも特別な神経細胞の集まりの中にあるのだろうか？　脳にダメージを受けた患者についてのいくつかの研究を見ると、自己意識に関係する特別な場所があるわけではないことがうかがえる。なぜなら、脳の特定領域へのダメージは個性を劇的に変化させる場合があるが、いわゆる「ゾンビ」（ほかのすべての機能は正常でありながら、自己の感覚だけがない人）になることはないからだ。これと同じように、全身麻酔をかけた人でも、意識を失うと同時に、どこか1つの脳領域の活動が消えるということはない。睡眠中に私たちが経験する意識喪失は、麻酔とはまったく違う現象である。麻酔は脳全体の電気活動が広く抑制されるように見えるが、睡眠は絶妙に活動が制御された状態なのだ。睡眠、麻酔、そして覚醒時の脳の活動パターンは大きく違っていることから、意識の喪失は──さらに言えば、おそらく意識そのものも──1つの現象だけを原因として起きるものではないのだろう。数多くのニューロンの統合された活動が必要なようにも見える。ただし、正確にどのニューロンが、ということはまだ謎である。

　記憶と、意識という知覚との間に、密接なつながりがあることにも注目すべきである。例えば、ある種の鎮静薬を投与された患者は、医師の指示に反応

したり、痛みを感じたり、尋ねられれば意識があると答えたりすることができるが、効き目が切れると何の記憶も残っていないことから、手術中ずっと意識のない状態だったと考えられる。同様の現象は、悪名高い「デート・レイプ」ドラッグと言われる薬でも認められるが、それらは明らかな記憶喪失を引き起こす麻酔導入剤である。おそらく子どもの自己認識が2～3歳になるまで発達しない理由の1つは、この年齢くらいまで長期記憶が蓄えられないからのように思われる——3歳になる前のことを何か1つでも覚えている人は、ほとんどいないだろう。

それにしても、自分の頭の中に人がいるこの感じは、とてもリアルだ、とあなたはおっしゃるかもしれない。幻影でないとしたら、それはいったい何だろう？ ここで思い出してほしいことがある。私たちは簡単にだまされるということだ。私たちの脳は私たちが世界を認知する方法、そして私たちがそれに反応する方法を形作っているが、脳はよく私たちをだまして、私たちが実際に見たり聞いたりしているものを、ほかの何かのように感じさせる。錯視はよくあることだし、注意を集めたりそらしたりするのもお手のものだ。脳画像検査では、私たちが何かを決断したときに活動が見られるが、実は脳の活動は私たちが決断したこと（例えば、ボタンを右手で押すか、左手で押すか）を意識する前に現れる。つまり、ほかの多くのことと同じように、自由意志というものも単なる幻影で、それもまた私たちの脳が構築したものなのだ。

人間が意識を発展させてきた理由は数多くあるに違いないが、おそらくその1つは、自己意識は、私たちが他者の思考や感情を認める能力と関係があるからだろう。この能力はチームワークや社会的つながりにとって不可欠であり、人間という種が繁栄するために欠かせない性質だ。鏡のテストで自己意識を持つことが明らかにされた動物は、やはり社会的動物であるチンパンジー、象、イルカなどである。

意識の源を問うことは、現代の最も挑戦しがいのある課題の1つであるが、哲学者にとっても神経科学者にとっても難関である。あまりに複雑で、ここに数行で説明することなどできはしない。それでも、意識は脳の電気活動から生まれてくる——つまり、私の偏愛するイオンチャネルタンパク質の活動が関

係する——ということには、今やほとんどの科学者が同意するだろう。ニューロン活動が正確にどのようにして認知機能を形作るのかについては、私たちはまだまだ理解できていないが、新しいテクノロジーの登場で、行動がどのように生まれ調節されるかはやがて解明されるだろう。また、思考や感情の起源についても、新たな洞察をもたらしてくれるかもしれない。私たちの心がどのように働くかという問題は、もはや哲学や神学の領域ではない。今や神経科学の対象である。私たちの思考と感情、私たちの自己の感覚は、脳内を駆け巡る嵐のような電気信号の反映である。メアリー・シェリーが「電気は生命の火花である」と考えたとき、彼女は自分で思うよりも真実に近づいたのだ。私たちは、どのみち電気仕掛けの土塊にすぎないのである。

12
広がる可能性

　　　髪が密集している、君のこめかみは
　　　傷つきやすい場所だ。
　　　以前調べようと十二ボルトのバッテリーの電極に
　　　ヤスリを落としてみたら——手投げ弾のように
　　　爆発した。
　　　一人が君を針金で止めた。一人がレバーを押した。
　　　彼らは君の頭蓋骨を雷電で砕いた。
　　　漂白した上着で、たじろいだ顔で、
　　　彼らは君が縛られた中でどうなっているかを見ようと
　　　再びウロウロした。

　　　　　　　　　　テッド・ヒューズ「傷つきやすい場所」
　　　　　　　　　（『詩集 誕生日の手紙』野仲美弥子訳、書肆青樹社、
　　　　　　　　　　2003年12月20日初版、18頁より）

　1903年1月4日、ニューヨークのコニーアイランドにあったルナパークで、ある公開処刑が行われた。ショーを見に集まった1500人を超える「物見高い人々」が、その様子を目撃した。処刑されたのは28歳のトプシーという名の象だ。トプシーはかつて、フォアポー・サーカスとともに全米を回ったこともある人気者だったが、コニーアイランドで最後の日々を過ごすうちに獰猛で攻撃的になり、飼育係3人を死なせてしまった。ただし、この3件の死亡事故のうち少なくとも1件は、トプシーがひどく挑発されて起こしたことだ。飼育係が悪

意を持って、彼女に火のついたタバコを食べさせようとしたのだ。トプシーは驚愕する飼育係を鼻でつかむと、床に投げ落とした。即死だった。オーナーは、トプシーは飼っておくには危険すぎると判断したが、体重が6トン、高さが3メートル余りもある象の処分は容易ではなく、毒物を使ってみたが失敗した。ちょうどその頃、ニューヨークの送電システムを交流（AC）とすべきか直流（DC）とすべきかの争いの只中にあったトーマス・エジソンは、この一件を宣伝の好機と見て、トプシーの電気処刑を提案した。トプシーは銅線のついたサンダルをはかせられ、鎖で定位置に固定されると、6000ボルトもの電気ショックがかけられ、亡くなった。エジソンは自作の映画用カメラでこの不道徳な光景を撮影し、AC電流の危険性を示すものとして国中の人々に見せて回った[1]。『ニューヨーク・タイムズ』紙によると、当時から「かなり恥ずべき行い」と言われている。

　電気は私たちの体に力を与えるだけではない。体を操るためにも使うことができる。最終章では、電気がどのように使われてきたかの例を、良い面と悪い面の双方から見ていこう。医療における電気の応用例は、古（いにしえ）の黎明期から、18〜19世紀初頭にかけて科学の様相を呈した時期、さらに現代に至るまで数多くある。電気がいかに私たちの生活を変える力を持っているかが、さらに描き出されるだろう。電気利用の暗黒面──誰かの命を奪ったり、傷つけたりする行為、あるいは他者をコントロールするための試みなど──も登場する。

簡単便利になった電気

　医学における電気の利用の始まりは、太古の昔にさかのぼる。紀元46年には古代ローマの医者スクリボニウス・ラルグスが、痛風による痛みや頭痛の治療として、シビレエイを使うことを勧めていた。頭痛については、「慢性的で耐えがたい場合でも、痛みのある場所に生きたシビレエイを当てると徐々におさまっていく。痛みがなくなるまで当てているとよい」とスクリボニウスは書いている。このようにすると、しびれて痛みを感じなくなったのだ。スクリボニウスはさらに、完全に治すにはエイが2〜3匹必要になることもあるので何

匹か用意しておくこと、というアドバイスも残している。痛風については、「痛みが始まったら、生きた黒いシビレエイを足の下に置く。患者を立たせる場所は、波打ち際の濡れた砂の上でなければならない。足元を波が洗うにまかせ、足先と膝から下がしびれてくるまで、そのままでいること。もともとあった痛みはなくなるし、まだ痛みが出ていなかった場合は、その予防にもなるだろう」。シビレエイは手に入れるのが必ずしも簡単ではなく、水から出すとすぐに死んでしまうので効果も限られている。海辺でじっとしていることも、どう考えても不便だ。そういうわけで、18世紀になって静電気発生装置が発明されるまで、電気治療が普及することはなかった。

　電気ショック療法の先駆者の1人は、イングランド国教会の司祭で、信仰復興（メソジスト）運動を創始したジョン・ウェスリーである。ウェスリーは1740年代の終わり頃、電気火花の公開展示を何度か見に出かけ、ベンジャミン・フランクリンの実験について書かれたものを読んだりするうちに、電気に興味を持った。満足に医療を受けられない信徒たちの窮状に心を痛めていたウェスリーは、電気はたくさんの病気を治療できる「驚くほど安くて簡単な方法」だと考えた。1753年頃、ウェスリーは、ある電気の機械を手に入れ、自分自身とほかの人たちを使って実験してみた。その効果に感銘を受けたウェスリーは、ブリストルとロンドンに開設した無料診療所に電気ショック療法の機械を導入し、貧しい人たちが電気治療を受けられるようにした。

　ウェスリーはこのように書いている。「さまざまな病気を持つ人たちに、電気を当てるよう指示した。すぐに良くなったという人もいれば、だんだん治っていく人もいた。それ以来、毎週、週明けの数時間を必ず電気治療の時間と決めた。そのうち毎日1時間を当てて、望む人が来る限り、この驚きの機械の効果を試してもらえるようにした。2～3年もするうちに患者の数があまりに多くなったので、場所を分けなければならなくなった。そこで、一部の人はサザック地区で、一部はファンドリーチャペルと、セント・ポール大聖堂の近くで、さらに残りの人はセブンダイアルズのあたりで、それぞれ電気を受けてもらった。それからは、ずっと同じ方法を用いている。現在までに何百人、いや、おそらく何千何万という人たちが言葉に尽くせぬほどの恩恵を受けている。今のところ、

男性も女性も、子どもも含めて、1人としてこの治療で苦痛を受けたという人を聞いたことがない」。おそらくこの成功が一役買って、1760年にウェスリーは「人類を愛し、常識を愛する者の手で使いやすく有用なものになった電気」についての論文として、『Desideratum（切実な要求）』を出版した。その中でウェスリーは、電気治療で明らかに治癒した筋肉の痙攣、頭痛、リウマチなどの多くの実例を記している。興味深いのは、電気治療は神経の病気にとくに有用である、と彼が感じていたことだ。

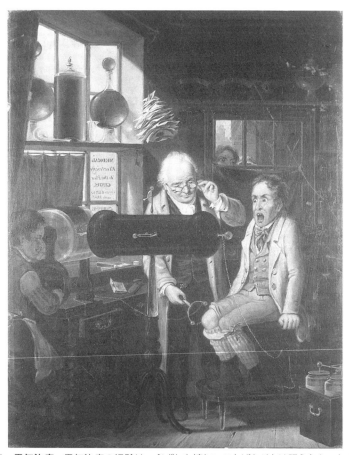

図12-1　電気治療　電気治療の経験は、必ずしも嬉しいことばかりとは限らなかったようだ。

ウェスリーが使った機械は、単純な静電気発生装置だったようだ[2]。取っ手を回すと、ガラスのシリンダーが絹の布きれをこすって静電気が発生するので、この電気を櫛のような突起がいくつも付いた細い金属棒で集める。患者は棒を握っていたものと思われる。発生した電荷をライデン瓶に引き込んで蓄えることもあったようだ。ショックの大きさは、装置の取っ手を回す回数によって調節するか、またはライデン瓶の場合は瓶の大きさを変えることで調節できる（小さい瓶ほど、電気の衝撃が小さくなる）。ウェスリーが使った電気の量は、一部はウースター大聖堂で教区書記を務めていたリチャード・ロベットの研究に基づき、また一部はウェスリー自身の実験と観察に基づいて決めていたものと思われる。「電気の火」が体を通過していくときに軽いショックを感じる様子が見られ、医学的に有用と考えられた。ウェスリーが使った電気ショックはごく軽いもので、安全ではあったのだろうが、治療が本当に有効だったかどうかはかなり疑わしい。今日でも軽度の電気刺激が筋萎縮や慢性疼痛の治療として有用かどうかについては、盛んに議論されている。人々が何か効果を感じていたとしても、プラセボ（偽薬）効果と施術者への共感によるものだった可能性が高い。

　貧しい人たちを治療しようとするウェスリーの試みを、誰もが賞賛したわけではない。医療に携わる人々——ウェスリーは彼らを貪欲であこぎな人間だと思っていた——の中には、ウェスリーの進出を快く思わない者もいた。しかし、ウェスリーの成功が後押しとなって、1793年には公的資金で支払われるロンドン電気診療所が設立され、その後の10年間で3000人以上の患者がここで治療を受けた。携帯型の治療装置も登場し、さらに1000人に治療が施された。

電気的喜びの王子

　初期の頃の電気治療のもう1つの例は、まったくタイプが違っている。悪名高い「ドクター」ジェイムズ・グレアムの話である。グレアムは「電気は全身に活気を与え、あらゆる肉体的欠陥を治す」と信じた企業家だった。1745年に

エディンバラの馬具屋の息子として生まれたジェイムズ・グレアムは、エディンバラ大学で医学を学んだ。ただ、そこを卒業はしなかった。代わりに20代の頃にアメリカ移民になり、正式な資格もないにもかかわらず、フィラデルフィアで医師として身を立てた[3]。そこで彼はフランクリンの実験を広めたエベニーザー・キナーズリーの驚くべき講演で電気のことを知り、すぐにこの新しい力は広く万能薬になるだけでなく、彼自身の立身出世にも役立つものと確信した。1774年、グレアムはイギリスに帰国すると、電気ショックを使ったさまざまな病気の治療に特化した診療所を設立して成功した。最初の頃の患者の1人に、高名な歴史家で政治活動家のキャサリン・マッコーリーがいて、彼を友人たちに紹介した。若く、ハンサムで魅力的なグレアムは、たちまち社交界の人気者になった。

　成功に気を良くしたグレアムは、1779年、テムズ川のほとりの優雅なロイヤル・アデルフィ・テラスに「健康の殿堂」を開いた。けばけばしい制服を着て、金の縁飾りつきの帽子をかぶった2人の大男が、ロンドン中を練り歩きながらグランドオープンをふれまわり、電気を賞賛する言葉とその人体への効用を派手に書き立てたビラをまいては、健康の殿堂では魔法のような治療が体験できる、と告げてまわった。2人の宣伝係にはゴッグとマゴッグというニックネームがついた。ロンドンの街を救ったと言われる伝説の巨人にちなんだ名前である。2体の巨大な木の像はロンドン市庁舎に現在も立っている。

　健康の殿堂はロンドンの社交界を魅了すると同時に、風紀を乱すものでもあった。開業するとすぐに、イギリス皇太子、デヴォンシャー公爵夫人ジョージアナ・キャベンディッシュなどを含む裕福でファッショナブルな顧客がついた。公爵夫人はグレアムに、男の子を授からない悩みを相談したほどだ。ビジターは2シリング6ペンスの入場料を払えば、健康についてのグレアムの講演を聞き、けっこうな音楽を楽しみ、豪華に飾られたぜいたくな調度品やいかがわしい絵画を眺めて楽しむことができた。出し物の1つは、ほとんど何も身につけていない「若さと健康の女神たち」だ。その1人の美しいエマ・ライオンという16歳の少女は、後にウィリアム・ハミルトンと結婚し、ネルソン提督の愛人（エマ・ハミルトン）になった。

しかし、最大の目玉は電気を使った華々しい装置だった。まず、「磁石の玉座」という仕掛けと、パチパチ弾ける電気のバスタブが置かれた。さらに、「メインディッシュ」が登場したのは、ペルメル街の新しい建物に移転してからだ。それは凝った装飾が施された電気仕掛けの「天国のベッド」で、女性の不妊と男性の性的不能を必ず治すというのがうたい文句だった。グレアムの言葉によれば、「愛の喜びの中で激しく揺さぶれば、不妊の女性も子どもができやすくなるはずだ」。その揺さぶりの一部を電気で起こしたのだ。天国のベッドは長さが4メートル、幅が3メートル弱あって、絶縁性の美しいガラスの柱40本で支えられていた。マットレスの詰め物にはイギリスの種馬の尻尾の毛と、刈ったばかりの甘い香りのする麦わら、それにハッカ、バラの葉、ラベンダーの花も入っていた。ベッドの上には大きな丸屋根がついていて、たくさんの花や生きたキジバト、機械仕掛けの楽団人形などがごてごてと飾られていた。人形の1つは、ギリシャ神話に登場する婚姻の神ヒュメンだ。このヒュメンが圧巻だった。その手に高く掲げられたたいまつからベッドのヘッドボードに向けて、パチパチと電気の火花が流れ出し、「生めよ、増やせよ、地に満ちよ」（『創世記』9章）という文字が浮かび上がるのだ。ベッドの周りにも、たくさんの磁石があって、「神経にとって必要な大きさと強度になるよう計算された磁場があたりに満ちている」という触れ込みだった。このベッドは、一晩50ポンドという巨額を支払えば借りることもできた。

　現代のアトラクション施設と同じように、健康の殿堂にもショップが併設されていた。商品はさまざまな専売特許の薬だ。例えば、「インペリアル・エレクトリック錠」は血液と貴重な体液をきれいにする薬、「ナーバス・エーテル・バルサム」は疲れや虚弱体質を改善する薬、「電気エーテル」という小瓶は、あらゆる種類の悪性腫瘍や感染症を防いでくれる薬で、奇跡の媚薬効果もあるとうたっていた。グレアムが書いた何冊かの本も売られていた。

　健康の殿堂はさまざまな反響を巻き起こした。軽率な人たちは単純に見世物を楽しんだが、喜ぶ人たちばかりではなかった——政治家のホーラス・ウォルポールは、次のように言って退けた。「かつて見たこともないほど恥知らずなペテンのサル芝居だ。あの男自身がいかさま師で、本職の能力は愚鈍その

ものだ。(……)階段のところに姿を隠した女がいて、クラリネットに合わせて歌っていた。装飾はひどく奇妙だ。薬剤師が隠し戸から現れるのだが(とくに意味はない。階段を上がってくればよいものを)、目新しさを狙ったお飾りだ。電気の展示は珍妙なだけだ」

　短い間、悪評を立てたのち、殿堂はすぐに人気がなくなり、1782年に閉鎖された。かなりの金額をこの事業に費やしたグレアムは借金まみれになった。エディンバラに逃亡した後の行動は、ますます奇妙になったようだ。その頃には電気は避け、代わりに暖かい泥風呂の効能を信じるようになっていた。手紙を書くときは「神の下僕、O. W. L」(「おお、すばらしき愛」という意味の「Oh, Wonderful Love」の略)という奇妙なサインをしたり、芝草の葉っぱ以外、何も身につけずに15日間の断食に挑んだこともある。グレアムは1794年に猥褻罪で逮捕され、その直後に49歳で亡くなった。

びりっとくるもの

　ジェイムズ・グレアムのような人々のせいで、電気治療は単なるいかさまだと見られるようになり、医療の主流からは徐々に姿を消した。それでも、電気はさまざまな偽の治療機械に使われ続け、流行の娯楽としてもてはやされたこともあった。ヴィクトリア朝時代の遊園地や海辺の娯楽施設では、ペニー・スロットマシンという機械が人気になった。取っ手を握ると弱い電流が流れ、びりっときて「気持ちいい」と評判になったのだ。

　ヴィクトリア朝時代の有名な医療装置製造会社の1つは、アイザック・ルイス・パルヴァーマカー社だ。特許を取った電気仕掛けのチェーンベルトがリウマチや神経痛などの治療に使われた。宣伝文句によると、哲学者も聖職者も、高名な医師たちも、世界中のあらゆる地域でこれを推薦しており、使えばたちまち納得のいく効果が得られるという。一番安いものは5シリングで、当時としては少ない額ではなかった。パルヴァーマカーの電気ベルトは銅か亜鉛製で、体につける前に酢に浸す。使っている様子がどんなだったかが、小説『ボヴァリー夫人』の中で薬剤師のオメーの姿として描かれている。「彼はヴォルタ

電池応用のピュルヴェルマシェール式健康帯を大いに称揚し、みずからも身につけていた。夜になって、彼がネルのチョッキを脱ぐとき、オメー夫人は夫の胴体をびっしり取り巻く金色燦然たる螺旋(らせん)を前に、しばし驚嘆の目を見張り、スキタイ人よりもいかめしく身をよろい、古代魔術師さながらに光りかがやくこの男に対して、いよいよ情熱のたかまるのを覚えるのだった」(『ボヴァリー夫人』フローベール著、山田爵(じゃく)訳、河出文庫、2009年7月20日初版、564頁より。編集注：ピュルヴェルマシェールはパルヴァーマカーのフランス語読み)。このチェーンを使ったのは小説の登場人物だけではない。小説家のチャールズ・ディケンズがバンクロフトという女優に宛てた手紙にそのことが記述されている。どうやらバンクロフト嬢がこのチェーンをディケンズに勧めたようだ。「木曜日には街に行きますから、マジックバンドの注文をあなたにお願いして、お手を煩わせるまでもありません。申し込みはあなたのお名前でいたしましょう。しばらく使ってみてから結果をご報告します。パルヴァーマカー氏が神経痛治療具で成功するか失敗するかはわかりませんが、あなたからお手紙をいただけるという喜びを、間接的にしろ私にもたらしてくれたのですから、彼には恩義を感じています」

　同じようなたくさんの電気機械がヴィクトリア朝時代には盛んに作られた。あらゆるタイプの病気を治すというもの、筋肉を刺激するもの、衰えた男性器を元気にするというもの（効かなかったが）など、さまざまな装置があった。現在でも使われているものはわずかしかないが、ジアテルミー（高周波温熱治療）装置はその一例だ。この装置は電流を使って組織や血管に熱を加えるもので、患部の血液が凝固するほど熱くすることも可能だ。外科治療の一環として傷口を焼灼するときなどに、手で行うより速く簡単なため、今も日常的に使われている。また、小さなポリープや癌病巣などの異常のある組織を除去するときにも役に立つ。さらに、奇妙な応用例だが、第二次世界大戦の際には改良型のジアテルミー治療器が活躍した。イギリス上空にドイツ空軍の爆撃機が飛来していた頃、飛行機の無線ナビゲーションシステム（爆撃目標を正確に狙うために開発された）に干渉するために、この装置で幅広い周波数の雑音電波を発信して、ドイツ軍の通信を妨害したのだ。

システムへの一撃

　びりっと軽い電気刺激を与えるセンセーショナルな数々の機械は、やがてかなりの電気ショックを発生させる装置に形を変えていった。電気痙攣療法（ECT）は20世紀中頃に重度のうつ病患者の治療の主流になった。もともとはイタリアの医師、ウーゴ・チェルレッティが統合失調症の治療法として、副作用が少なく効果の高い方法を探していた中でECTを始めたのだ。当時は患者に痙攣を起こさせることが治療に有効だと信じられていた。痙攣を起こすには、通常は薬剤（インスリンなど）が使われたが、電気ショックを与えれば動物にてんかん様の痙攣を誘発させられることにチェルレッティが気づき、統合失調症の新しい治療法にならないかと考えたのだ。当初、彼はこの発想を捨てていた。使用すべき電気の適正な「用量」がわからなかったからだ。しかしその後、ローマの食肉加工場でブタを（喉を切り裂く前に）失神させるとき、頭部への電気ショックが使われていることを知った。電気ショックから自然に回復したブタを見ると、とくに害はないようだった。チェルレッティはブタを一時的に失神させるのに必要な電気の量を実験で検討し、その後、1938年4月に人間で試してみた。

　相手は統合失調症患者だった。鉄道の駅をさまよっているところを保護されたとき、妄想と幻覚があり、精神錯乱の状態で、理解不能なうわ言のような言葉しか話さなかった。1回目のショック——麻酔なしで行われた——では短い欠神発作が起きただけだったが、患者はその後、自発的に歌い出すようになった。チェルレッティは、さらに高電圧での再実験を提案したが、まさに実行しようとしたそのとき、ベッドに寝ていた患者が突然まっすぐ起き上がり、たどたどしいイタリア語で、こんな風に叫んだ。「もうやめてくれ！　私は死んでしまう！」。それでもひるむことなく、チェルレッティは続けて何回か、患者にショックを施した。その後、患者は穏やかで協力的な様子になり、治ったと称して退院していった。チェルレッティと仲間の医師たちは、それから大勢の患者（と動物）にECTを行い、安全な電気の量と、この治療がとくに有効な疾患の種類を明らかにした。その後、世界中で急激にこの治療が広まった。

ECTでは頭部全体に短い電気ショックが加えられる。ショックの大きさは、ちょうど、てんかんの大発作と同じ程度の重度痙攣を起こさせるほどの量である。ショックによって運動神経を支配する脳の領域が刺激されるため、筋肉が痙攣し、四肢が硬直する。普段、私たちが何かの動きをするときは、手足の運動が対抗する2セットの筋肉によって調節されており、一方は収縮し、もう一方が弛緩するようになっている。ところがECTは両方のセットの筋肉を一度に刺激するため、どちらも同時に収縮し、四肢が硬く硬直してしまうのだ。過去にはこの痙攣があまりに強すぎて、患者が骨折してしまうこともあった。しかし現在では筋弛緩薬を投与して筋肉の攣縮を止めており、全身麻酔も使われている。通常、患者は数日おきに何回かの治療を受ける。

テッド・ヒューズの妻で詩人のシルヴィア・プラスは、電気ショック療法を受けた経験を、いくつかの作品で印象的に描写している。例えば、小説『ベル・ジャー』や、詩の「吊るされた男」がある。

> ある神様が私の髪の根もとを掴まえた。
> 私はその青い電圧の中でジューッと鳴った――砂漠の預言者のように。
> 夜が蜥蜴の目蓋のようにはじけて消えた――
> 傘のないソケットの中の禿げた白い日々の世界。
> 突く禿鷹にも似た倦怠が、この木に私をピンで留めた。
>
> (『シルヴィア・プラス詩集』徳永暢三編訳、
> 小沢書店、1993年3月20日初版、123頁より)

彼女は二度と治療を受けないと、頑なに拒んだ。

ECTは1950年代と1960年代に広く行われたが、現在はそれほど用いられていない。今は効果的な抗うつ薬がいくつもあるからだ。イギリスの国立医療技術評価機構（NICE）のガイドラインでは、ECTは重度の抑うつ、重度の躁エピソードまたはカタトニア（筋緊張病）の治療に限って用いるべきであり、これらの疾患に対する他の治療法が効果がないと証明された場合（少なくとも3分の1の患者がその治療に反応しない場合）にのみ許される、とされている。歴史を考えると皮肉なことだが、ECTはもはや統合失調症の治療法としては推

奨されないのだ。

　ECTの医療における使用法はよく確立されているが、依然として物議をかもす処置でもある。本当に効くのか、どのくらい効くのか、についてはかなりの異論もある。短期的な抑うつの軽減に有効であると結論づけた医学報告書もあれば、治療開始から1カ月が経ってもプラセボ効果と比較して意味のある差はなかった、という報告もある。多くの場合、ECTの効果は一過性で、薬物治療と併用しなければ弱い作用しかない。抑うつ患者の自殺率がECTによって下がるという証拠は認められない。それでも一部の患者は、自分の病気がこの治療で劇的に改善したと証言している。抑うつがなくなり、また普通の生活を送れるようになったと言うのだ。人から注目される職業に復帰できたという人までいる。これらの証言には、おそらく疾患そのものの多様性が反映されているのだろう。臨床的な抑うつは単独の原因で起きるわけではないからだ。

　残念ながらECTにも副作用がないわけではなく、すべての患者が、いくらかの短期記憶の喪失を示す。おそらく短期記憶の貯蔵に関係する脳の回路が混乱するためと思われる。そして、まさにこのことから、短期記憶は電気信号として蓄えられるものと考えられるのだ。治療に伴って記憶を失うことは、ある種独特のメリットでもある。ほとんどの患者がショックを与えられたことを覚えていないのだ。ただし、一部の患者では記憶喪失が永続的になる場合もある。アーネスト・ヘミングウェイは1961年にECTを受けたことがあるが、自分の伝記を書くライターに、このように話していた。「頭の中をめちゃめちゃにされ、自分の財産とも言える記憶を消されて破産に追いやられるんだ。どんな感じかって？　すばらしい治療さ。だが、その治療を受けた患者はいなくなるんだ」

　ECTは有効性がはっきりしないのだから、その効果が現れる仕組みはもっとわからない。大きなショックが加わると、脳の細胞の電気活動が影響を受け、きわめて速くインパルスが連発され、てんかん発作で見られるような電気嵐の状態になる。1つには、このインパルスの連発が神経細胞から大量の化学伝達物質を放出させるのかもしれない。こうした化学物質は私たちの気分を調節するものであり、精神疾患では各物質のバランスが壊れていると考えられる

ので、特定の伝達物質の濃度が高くなることが関与しているのではないかという考え方だ。しかし、私たちの脳は精緻なバランスのうえに成り立つ器官であり、必要とされるのは正しい伝達物質が、正しい場所で、正しい時間枠の間に放出されることである。そしてそのとき理想的には、反対の作用を持つ化学物質の増加はないことが望ましい。こうした微細な調節が、いったいどうすればECTのような荒っぽい処置で達成されるのかは、まったくわかっていない。

　過去には、ある種の精神病患者収容施設において、問題の多い患者を制圧するためにECTが利用されていた。このような乱用が広く知られるきっかけになったのは、1975年にジャック・ニコルソンが主演した映画『カッコーの巣の上で』だ。ケン・キージーの同名の小説に基づくこの映画では、婦長が電気ショック治療を使って収容者に恐怖を植え付け、従順でおとなしい人間にさせていた。この映画は世間にセンセーションを巻き起こし、ECTの使用について白熱した論争が巻き起こった。現在、この治療法の使用にあたって一番問題になることは、患者への説明と同意（インフォームドコンセント）のないまま行ってよいかどうかということだ。国ごとに違いがあるが、イギリスとアメリカでは同意なしでも合法とされている（ただし、裁判所の承認が必要になる場合がある）。

ショッキングな終わり方

　A・S・バイアットの小説『Still Life』はショッキングなエンディングである——ヒロインのステファニー・オルトン・ポーターの不慮の死で終わるのだ。ステファニーは部屋から出られなくなったツバメを助けようとして、自宅のキッチンでアースしていない冷蔵庫に乗って感電死した。バイアット自身がかつて、同じように感電しそうになり、夫に助けられたことがあったのだ。誰でも知っているように、家庭に供給される幹線電気でも危険なことは起こり得るのだ。それにしても、感電死とはどのような仕組みで起きるのだろう？

　人が感電死するには、十分な電流がその人の体を通って地面まで流れ、心臓を停止させ、呼吸筋が麻痺するか、または各種臓器が重度に障害されなければならない。人を殺すために必要な量は少なく、わずか50ミリアンペアほ

どだ。こうしたことから、多くの国の家庭用電源には安全のためのトリップスイッチがついていて、危険な高電流が地面に流れるのが検出されたら電気の供給が遮断される仕組みになっている。イギリスでは普通、30ミリアンペアが30ミリ秒ほど流れた際に、この装置が作動して遮断される。アメリカの設定はさらに低く、約5ミリアンペアが30ミリ秒流れると遮断される。電流（電気量）が少なくても危険な場合があるからだ。15ミリアンペアの電流で十分に人の筋肉を激しく収縮させ、送電線から手が離れなくなることがあるのだ。

　電気が初めて導入された頃は、感電死は比較的よくある出来事で、専門家ですら命を落とすことも多かった。作家のヒレア・ベロックが次のように簡明に表現している。

> 無造作に触れると——手のひらがうっかりすべったりして——
> ターミナルが「ジッ！」というような音をたて
> 焼け焦げる匂いがあたりに充満する
> 電気技師はもうそこにいない！

　私もほとんど同じようなことを経験するところだった。ある夜遅く、私は高電圧増幅器を実験で使うため、配線に取り組んでいた。疲れて注意力が落ちてきたとき、不意にプリント基盤に触れてしまったのだ。ほぼ400ボルト（DC）のショックを受け、部屋の反対側の端まで飛ばされた。ショックは大きく、本当に恐ろしかった。片方の腕の上から下まで痛みがあったが、それでも私は命を落とすことはなかった。どうしてかといえば、命にかかわるのは電圧ではなく電流だからだ。幸いなことに、私の場合は電圧はきわめて高かったものの電流はごくわずかだったのだ。同じ理由から、科学博物館で壮麗な「落雷ショー」を見せるときにも、バンデグラフ起電機のような静電気発生装置で数百万ボルトもの大きさの電気ショックが使われるかもしれないが、あなたを殺しはしない——あなたを飛び上がらせ、髪の毛が逆立つとは思うが——。なぜなら、その電流は瞬間的で、ごくわずかだからである。

　ただし、アンペア（電流）とボルト（電圧）はオームの法則によって永遠に固く結ばれている。「ボルト＝アンペア×抵抗」というあの公式だ。ボルトは体を

通るアンペアを後押しする力であるから、ボルトが大きければやはり危険である。電圧による力は、その場の電気抵抗によって変わり、同じ量の電流を流すには、抵抗が高いほどより多くの電圧が必要になる。私たちの皮膚にも一定の電気抵抗があるため、30ボルト（AC）未満程度の電圧であれば、流れる電流はおそらく何も感じない程度だろう。ところが、もしあなたの皮膚が湿っていたら、抵抗が低くなるため、同じ電圧でも流れる電流が大きくなって、感電死の危険性が増すことになる。このように、電気の致死性にとっては電圧も電流もどちらも重要である。大きさとショックを与える時間、そしてあなたの皮膚の抵抗によって、電流が致死的になるかどうかが決まるのだ。

電流の戦い

　感電死は事故で起きるものとばかりは限らない。いくつかの国では極刑の方法として採用されている。電気椅子の開発過程には、権力と汚職、そして苦痛を減らしたいという願望が絡み合う奇妙な物語があった。黎明期の配電網への供給電源として、AC電流とDC電流のどちらを選ぶべきかという争いごとが密接に関係している。

　電気回路では電流は導体（例えば、配線）を通る電子の流れと定義されている。もし電流が一方向のみに流れるのであれば直流（DC）、流れる方向が周期的に変わるのであれば交流（AC）と言われる。電池はDC電流を流すが、家庭用電気はAC電流として供給されている。家庭用電気がACで供給される理由は、変圧器を使えば電流の大きさを簡単に増やしたり減らしたりすることができるからだ。この性質があるために、送電線を使ってきわめて高い電圧（数十万ボルト）で流し、家庭に届いた段階で通常の家庭電源のレベルまで下げることが可能になるのだ。一方のDC電流では、それほど簡単にはいかなかった。ということから、「電流の戦い」に最終的に勝ったのはAC電流であり、世界中に採用された。ヨーロッパ諸国のAC電流は毎秒50回、方向が切り替わるが、アメリカでは毎秒60回である。供給される電圧の大きさにも違いがあり、アメリカでは110/120ボルト、ヨーロッパでは240ボルトである。この

ような違いの理由には、主に歴史的な事柄が関係している。

　1880年代後半にニューヨーク市で起きた「電化」競争は、トーマス・エジソンの陣営と、ジョージ・ウェスティングハウスとニコラ・テスラの陣営の争いである。エジソンは直流の使用を推薦し、彼が出資したエレクトリック・ライトカンパニー社はDC電流（110ボルト）を提供した。残念ながら110ボルトでの送電はきわめて効率が悪く、急激に電圧が落ちるため、契約家庭は発電所から1～2キロの範囲になければならなかった。これでニューヨーク全体に電気を普及させるには、非常に多くの発電所がいることになる。銅でできた送電線を太くすれば電線を溶かすことなく電流を増やせるが、かかる費用がかなりの額になった。ほかに可能性があるとすれば、電圧を110ボルトより高くすることだ。ところが、DCシステムの場合、高電圧を各家庭で低い電圧に落とす簡単な方法がなかったため、そもそも無理な話だった。もしそうするなら、使う電圧が変わるごとに別々の送電線を設置しなければならない。例えば、家庭内で洗濯機と電気ポットとパソコンがそれぞれ別の電線から電気を取らなければならないことになるのだ。想像しただけで、いかに不便なことかおわかりになるだろう。

　一方のテスラは、交流システムのほうが望ましいと主張して、AC電流の発電と供給の方法を発明し、ウェスティングハウスの会社に売った。このシステムの良いところは、送電線を通る電圧をきわめて高くして供給できることだった。長距離を送電しても電力の減衰が少なくてすむのだ。高電圧で送った電流を各家庭で、もっと低い（安全な）電圧に下げればよい。この方法なら発電所の数も少なくてすむし、各家庭に必要に応じた変圧器を設置すれば、家庭への送電線は1本だけでよいのだ。

　テスラ／ウェスティングハウス組のシステムの長所は明白だったが、エジソンは、AC電流はきわめて危険だと論じて反撃に出た。そのことを証明するために、身の毛のよだつ連続公開処刑まで行ったのだ。大観衆が見守る中、ブリキで作った椅子に野良猫や子犬を座らせ、AC発電機から1000ボルトの電流をかけた——結末はご想像の通りである。あるときなど、処刑人役の男があやうく感電死するところだった。電気ショックを受けて部屋の端まで飛ばされ、

その体は「大きな荒いやすりでもかけたかのような、ひっかき傷だらけ」になっていたという。さらに注目を集めようとして、エジソンは、あの象のトプシーを感電死させたのだ。宣伝したいならもう少しまともな方法があるだろうと思うが、彼の頭にそういうことは浮かばなかったようだ。

電気椅子

　1890年8月6日、ニューヨーク司法当局は、殺人罪で有罪となったウィリアム・ケムラーを電気椅子で処刑した。初めて電気椅子が処刑に使われたこのケースは、実はうまくいかなかった。最初のショックは弱すぎてケムラーの命を奪うことができず、2回目の電流を加えなければならなくなった。『ニューヨーク・タイムズ』紙の記事によると、「その恐ろしい光景は（……）絞首刑よりはるかに残酷だ。（……）言語に絶するとはこのことである」

　この話の背景として、ニューヨーク市当局はかねてから、絞首刑より人道的な死刑の方法を探していたという事情がある。この問題を扱う委員会で調査を命じられたアルフレッド・サウスウィックという医師は、かつて酔った男性が誤って送電線に触れたとき、見たところ苦痛を感じる間もなく即死したことを思い出した。やがて委員会は、感電死という方法が可能であるという報告を上げた。1889年1月1日には、死刑囚への刑の執行に「電気椅子」を使うことを許可する法案が議会を通過した。ただ、小さな問題が1つあった。電気椅子というものが存在していなかったのだ。

　議会では、AC電流とDC電流のどちらを使うべきかは特定されず、決定の権限は委員会に任された。そこでエジソンはAC電流を使うよう積極的に運動した。そうなれば、一般市民は自分の家庭にその同じ電流を引きたいとは思わなくなるだろう、と考えたのだ。エジソンは発明家のハロルド・ブラウンと医師のフレッド・ピーターソンを雇い入れ、電気椅子を研究させた。その上で、何匹もの犬や仔牛、それから1頭の馬を使って、AC電流で感電死させたことが、かなりの宣伝効果を発揮した。実はピーターソンは、感電死のための最良の方法を選ぶ当局の委員会にも名を連ねていた。そうなると当然とも言える

が、最終的に電気椅子に使うのはAC電流と決まり、この電流を家庭で使うのは危険すぎるという非難がたちまち巻き起こった。

エジソンとブラウンは、必要なAC発電機をごまかして手に入れなければならなかった。ウェスティングハウスの会社は、刑務所に死刑用の発電機を売ることを拒んだのだ。ウェスティングハウスは自分の事業利益が危機にさらされていると見て、感電死は残酷で非人道的な刑であると抗議し、処刑法に不服を申し立てていたケムラーを支援した。エジソンはこの事態の専門家として参考人招致された。結局、不服申し立ては却下され、ケムラーは電気椅子で処刑された。ところが、このときに電流不十分のため即死に至らず、ケムラーは最初、焼け焦げただけだった。絞首刑よりはるかに苦しい処刑法になったのだ。

電気椅子は電気を使って心臓を停止させるか、脳に電気を通すことが原理である。死刑囚を椅子に縛りつけ、電導性の食塩水で湿らせた体表面電極を通して、皮膚に配線する。強い電気ショックを与えて脳を即死させ、さらなる電流がその他の臓器に致命的なダメージを与える。このような処刑法がアメリカでは現在も多数の州で合法とされ、採用されているが、今ではめったに使われることはない。薬物注射による死を選ぶ死刑囚のほうが多いからだ。

エジソンは偉大な発明家であり、優れた実業家であったかもしれないが、彼にも欠点がなかったわけではない。電気椅子を唱導したことは偉業とはほど遠い行為である。かつてエジソンは「私が誇りに思うのは、人を殺す兵器を発明したことは一度もないこと」、そして動物への非暴力を支援したことだ、と自慢気に語ったことがあるが、なんとも皮肉なことだ。最終的に電力網に採用されたのがACシステムだったことを考えると、エジソンが照明と電力を普及させてくれた人物として讃えられていることは、いくらか奇妙にも思える。アメリカのフーヴァー大統領は、エジソンの葬式の後で、エジソンの思い出に敬意を表して1分間だけ照明を暗くしよう、と北米全土の人々に呼びかけた。対照的なのはテスラである。アメリカの送電網の実際の発明者であるにもかかわらず、今やほぼ忘れられた天才、といった存在なのだ。

フェイザー銃とスタンガン

　人に痛みを与えたり危害を加えたりせずに、一時的に無力化して、瞬間的にその人の動きを止めてしまえる兵器があったら——というのは昔からある夢物語だ。架空の世界でそうした夢を実現した例は多いが、テレビ番組の『スター・トレック』に登場するフェイザー銃の「麻痺（スタン）」モードが、まさにその1つである。

　現実世界の最新型のスタンガンはテイザー銃だ。テイザー銃は人の神経に強い刺激を与え、筋肉に制御不能な収縮を引き起こすため、撃たれた人は普通2〜3秒以内に倒れてしまうのだ。テイザー銃は、携帯型の銃から細長いワイアでつながれた小さな2本の針が発射される。針は衣服を貫通し、皮膚に突き刺さって電極の役目をして、銃から発する電流を、撃たれた人の体に流すのだ。電流で筋肉が刺激されて収縮するため、電流が流れている間中、身動きできなくなる。また電流は痛覚神経線維をも刺激するので、撃たれた人は痛みも感じる。実際のところ、人の運動神経を刺激して動きを止めながら、感覚神経にも作用して痛みを発生させるような装置が、よくできたものだと思う。グレーター・マンチェスター市の警察本部長は、警官たちにテイザー銃を支給するようイギリス政府を説得するために、自分を撃ってみるよう許可を出し、その後でこう言った。「死ぬほど痛くて、動けなかった。もう二度とごめんだな」

　テイザー銃は今や、暴徒を制圧したり、攻撃者に対抗する際に、警察官が広く使っている。ただし、テイザー銃で撃たれた人が死亡するという事例が何件かあったため、その使用について異論がないわけではない。単純に電気ショックの影響を受けやすい人がいるということだが、逆に比較的大きな電流にも耐えられた人もいる。この後者は、たまたま皮膚の電気抵抗がもともと低い人なのか、あるいは撃たれたときに湿り気を帯びていたのだろう。

感情のシグナル

　誰もが知っているように、人は非常に緊張すると暑く感じて汗ばみ、両手のひらがじっとりしてくる。玉のような汗をかく人もいる。これは脳がストレスに反応して、皮膚の汗腺の活動を亢進させるからだ。汗腺から分泌される塩分を含む体液は、皮膚の電気抵抗を低くする働きをする。このことは、皮膚が微弱な電流——あまりに弱いのであなたはまったく気づかない——を通すことを調べれば、簡単に見ることができる。皮膚の電気抵抗は、恐れ、怒り、ストレスなど、さまざまな感情にきわめて感度が高いのだ。このことから、皮膚の電気抵抗の変化は、その人の感情の変化を検出する方法として使われてきた。例えば、精神分析専門医のカール・ユングやヴィルヘルム・ライヒは、患者の情緒的状態の解明に役立つツールとして、この現象を応用していた。

　皮膚の電気抵抗の変化はポリグラフ(嘘発見器)にも応用されている。ポリグラフで皮膚の電気抵抗を測るのは、「人は嘘をつくと緊張する」ということが前提である。ご想像の通り、このシステムにも欠点がないわけではない。ただ検査を受けるだけで緊張する人もいるし、札つきの嘘つきは検査にもひるまないからだ。

　アメリカの新興宗教のサイエントロジー教会では、ポリグラフと同じようなテクノロジーを「E-メーター」と称して使っている。E-メーターは宗教的なカウンセリングに使われる装置で、「体の周りの静的な場の電気的特徴」を測定して、その人の精神状態を感知する、とうたっている。E-メーターは1963年に、アメリカの食品医薬品局(FDA)による重要調査対象になった。サイエントロジー教会が医師の資格のないまま、E-メーターを使って医療行為を行い、さまざまな身体的および精神的疾患の治療に有効であると不正な主張をしていることが懸念されたためだった。裁判、控訴、再審などによる長引く訴訟の末に、E-メーターは宗教的なカウンセリングにのみ使用可能であるとされ、「何らかの病気の診断、治療、予防などには一切有用でない」との警告文を付帯させること、という評決が下された。結局のところ、E-メーターはただ皮膚の電気抵抗を測っているだけの装置なのだから、当然の結果と言えるだろう。

マインドコントロール

　電気機器は、人の命や身体能力を奪ったり、拷問や威圧のための装置として使われることがあるが、それだけでなく、良い使い道ももちろんある。電気痙攣療法の例のように、ときにはその効果に疑問が持たれるものもあるが、電気機器は時代とともに洗練される一方である。細胞や組織の電気活動はどのようなものかがいったん解明されれば、何か電気信号に不具合があったときも、正常波形を正確に模倣することで、その置き換えや是正のための刺激を人工的に作り出すことができるようになるだろう。例えば、心臓ペースメーカーができて以来、数え切れないほどの人々が正常な暮らしを送れるようになった。植込み型除細動器も、さらに多くの人の命を救っている。

　別の人の脳を遠隔操作でコントロールして、何か特別な行動を取らせるようにする能力はどうだろう。まるで悪夢の題材のようだが、おそらくペンタゴンはそうした夢を見ている。とはいえ、単に正しい脳の区画を刺激するだけで別の生き物の行動を制御することは不可能ではない。脳科学研究者のホセ・マヌエル・ロドリゲス・デルガドは、こうした発想に十分な自信を持ち、1963年にコルドバの闘牛場に現れた。彼は獰猛な牛の前に進み出ると、突進してくる牛を見てもひるむことなく、手にしたリモコン装置のつまみを静かに回した。装置からは信号が発せられ、牛の脳に事前に埋め込まれた電極につながる受信機に届いた。尾状核を電気刺激された牛は、その場で止まった。デルガドの30センチほど手前での急停止だった。

　同じように、電流、または光感受性のイオンチャネルを光で活性化させる方法でショウジョウバエの脳を刺激すると、やはりその一連の行動を変えさせることができる。11章で見たように、オスの振る舞いをメスにさせることもできるのだ。人の脳を直接電気刺激しても、同じような劇的な効果がある。脳腫瘍や、てんかん発作の引き金になる脳の組織を切除するために脳手術を行うとき、これから切除しようとしている組織が患者にとって何か重要な部位ではないかを確かめるために、執刀医が弱い電流を脳に当てることがある。そうした刺激で記憶や感覚、また快感や恐怖感までもが誘発されることがある。正

しい場所に適切な量の電流を当てれば、大きな治療効果をあげることさえできるのだ。電気刺激がきわめて有効な患者では、脳に永久的に電極を植え込む場合もある。

パーキンソン病は患者が不随意に振戦（筋肉の不随意なリズミカル運動）や筋硬直を起こしたり、歩行や会話の困難を発症する消耗性の疾患である。一部には振戦が重症なあまり、腕が風車のように乱暴に回ってしまう人もいる。現在では、薬でコントロールできない振戦を緩和するために、深部脳刺激療法が広く行われている。これは脳の奥深くにある特定の神経細胞集団を電気的に刺激する治療法で、ターゲットは、通常、運動の制御に関係する視床下核という領域だ。治療に使う装置の概念は心臓ペースメーカーと同じで、電極を脳に植え込み、絶縁した線で体外の小さな刺激装置とつながれる。患者には局所麻酔をかけ、覚醒させたまま頭蓋骨に小さな穴をあけ、脳に電極を差し込む。電極が正しい位置に届いたかどうかを執刀医が判断するために、刺激装置のスイッチを入れて電気パルスを脳にあて、患者に何を感じるかを教えてもらうことができる。電極が正しい位置に置かれたなら、マッチ箱くらいの大きさの刺激装置を鎖骨近くの皮下に植え込む。その後は刺激装置から脳内の電極へ、電気信号が送られるのだ。刺激の頻度は通常1秒間に150パルスで連続的に行われる。

深部脳刺激を行うと、脳の視床下核の活動が抑制される。その正確なメカニズムについては議論があるが、1つの考え方として、過活動を起こしている神経細胞のスイッチを切る抑制性ニューロンの発火が刺激されるという説がある。また、脳の異常なリズムが中断されるという考え方もある。いずれにせよ深部脳刺激療法には確かに、はっきりした効果がある。制御不能な震えが止まらなかった患者が、装置のスイッチを入れた途端、まったく正常な様子になることがあるのだ。『フィナンシャル・タイムズ』紙のマイケル・ホルマン記者は、このように表現している。「この上なくシンプルで、はっきりした効果だ。僕の担当医がボタンに触れると、すぐに、僕の胸に植え込まれている電池式刺激装置のスイッチがオフになった。たちまち、僕は再び震え出し、どんどんひどくなる。何分もしないうちに僕はブルブル震えながら、どうしようもなく倒れ込

んでしまった。それがもう一度ボタンが押されると、僕はまた震えのない状態に戻ったんだ」

バイオニックな耳

　電気で作動する補聴器はずいぶん以前から使われているが、補聴器は音を大きくする単純な増幅器にすぎない。この方式でいくら音を大きくしても、耳の中にある感覚細胞がダメージを受けている場合は聞こえないだろう。通常、音を聞くときは、内耳の蝸牛管にある有毛細胞が音の信号を感知して、それらを電気信号に変換した後、聴神経を介して脳に送り届ける。聴覚を失っていても、少しでも正常な聴神経が残っていれば、ダメージのある有毛細胞をバイパスして聴神経を直接刺激することは可能である。これが蝸牛インプラント（人工内耳）の仕組みだ。

　現在の人工内耳には体内と体外の2つの構成要素がある。前者は頭部の皮下に植え込み、後者は耳の後ろに装着するものだ。体外装置は小さな補聴器ほどの大きさで、マイクロフォンとスピーチプロセッサ、送信機からなる。マイクロフォンが環境からの音を拾い、それを電気信号に変換すると、スピーチプロセッサが背景のノイズを消去して、送信機がその信号を受信機に送る。受信機は送信機の近く（ただし体内）にあって、信号を感知すると、聴神経のさまざまな領域に沿った小さな電極の配列に送り出す。電極の配列は手術によって、液体が充満した蝸牛区画の1つに導入される。聴神経線維に十分近くに配置して、そこを外部から刺激することを目標にするのだ。

　蝸牛の有毛細胞は、感度のある音の調子（周波数）の順に蝸牛の全長に配列している。高音に反応する細胞は一方の端に、低音に反応する細胞は別の端にきて、ちょうどピアノの鍵盤のように並ぶ。聴神経は、異なる周波数に反応する有毛細胞を別々の突起で支配するので、その場所の違いから、脳が音のピッチを聞き分けることができるのだ。したがって、もし神経の1つの突起を人工的に刺激すれば、脳はその刺激を特定の高さの音として感知するだろう。蝸牛に植え込まれる電極の数はさまざまで、現在の装置は16〜24本で

ある。多いほど幅広い周波数の感知が可能になると考えれば、現在のレベルは耳そのものとは比べ物にならない。耳には3000本を超える内有毛細胞があって、きわめて細かい音の識別を可能にし、楽曲を聞く能力もあるのだ。

　人工内耳は現在、有毛細胞にダメージのある、重度の聴覚障害の人しか使うことができない。最もよく機能するのは、聴覚を喪失した成人と、生まれつき聴覚のない新生児である。小児には言語のスキルを獲得するための必須の時間枠があるため、その期間内に植え込み手術を行うことが重要である。典型的には2〜6歳にあたる。人工内耳の使用はまだ歴史が浅く、現状の装置で完全に正常な聴覚が得られるわけではない。イギリスの政治家のジャック・アシュリーはかつて、その音を「ドクター・フーに登場するダーレクが喉頭炎になってゲロゲロいっているみたい」と描写した。聞こえてくる音を理解するには練習と訓練が必要で、ピッチの区別が不可欠な中国語のような声調言語の聞き分けはとくに難しい。それでも、一度は完全に聴覚を失った多くの人たちが聞くことができるようになり、電話も使える。ただ、混みあったレストランやバーのような騒々しい場所で会話を理解することには、まだ難点がある。

　人工内耳は、少しでも聴神経線維が正常なまま残っている場合に有効だが、そのような状況に必ずしもすべての難聴者が当てはまるわけではない。この問題を克服するために、電極の配列をデザインして、1つまたは別の脳の聴覚中枢に植え込むようにする試みがある。蝸牛インプラントの場合より効果は低いが、粗い聴覚をもつ人にとっては、ある程度有望である。とはいえ、すべての難聴者が聴覚補助装置に興味を持つというわけではない。障害者であるという決めつけに反発し、手話を使うことを好む人もいるのだ。手話のほうが簡単に流暢に、相互のコミュニケートができるからである。

物をつかむ

　クリスチャン・カンドルバウアーは毎朝起きると、朝食をとり、車に乗り込んで職場まで運転していく──とりたてて特別なことはないように思われるかもしれないが、実はクリスチャンは17歳のときに事故で両腕を失っていると聞

けばどうだろう。彼は今、左右とも義手をつけている。しかも、2本のうち1本は普通の義手だが、もう1本は彼が脳で制御する義手だ。失われた片方の手をかつて支配していた神経を手術で胸部に再配置し、神経が枝分かれした先をいくつかの筋群に植え込んでいった。時間を経て、これらの新しい神経終末は胸部の筋肉に支配を及ぼしている。今ではクリスチャンが腕を動かしたいと思えば、彼の脳を発した信号が神経を通り、胸の筋肉を興奮させる。筋肉に届いた小さな電気インパルスは、そこで胸の表面に配置された増幅器に拾われ、義手の動きに変換されるのだ。このように思考だけで制御される義手はまだ開発段階であり、クリスチャンは世界で初めて装着した何人かの1人である。

　現在のところ、電気を動力にする義手の多くは、残っている腕の筋肉からの電気信号を拾って制御するタイプである。装着者はまず、どの筋肉を収縮させると腕を制御できるのかを習得して、意識的にそれができるようにならなければならない。一般に、そのような義手は一度に1つの動きしかできない——例えば、指を開くことや手首を回すことなどだ。また、その動きはかなり遅い上に、手または足を全部失った人には適していない。一方、クリスチャンが使っているような、より進化したタイプの義肢は、はるかに複雑な動きが可能で、直感的に制御できるようになっている。ある患者はこんな風に言った。「ただ手と肘を動かそうと思うだけで、その場所が動くんです」。それでも、このような進化した義手にも欠点はある。例えば、ある物体をつまみ上げるときに、どのくらいの力を加えればよいか、ということを感覚的にフィードバックすることはできないのだ。大きなジョッキをつかむのに必要な力を壊れやすい卵に加えると、卵は割れてしまうだろう。また、生体工学（バイオニック）を応用した最新の義手は高価な上、徐々に傷んでくるために、数年ごとの取り替えが必要である。このようなことから、さらに改良した義肢の開発が早急に求められている。医学の進歩とは往々にしてそういうものだが、1つのきっかけになるのが戦争だ。アメリカでは多数の若者がイラクやアフガニスタンの戦場で手足を失い、新しい義肢のテクノロジーにかなりの投資を呼び込む契機になっている。

将来の夢は、神経が手足の筋肉に送る通常の電気活動パターンを模倣し、その技術を使って、体に麻痺のある人が歩けるようになることである。これは言うのは簡単だが、実現するのはきわめて難しい。なぜなら、歩行は高度に複雑なタスクなのだ。人工的な電気信号が正しいパターンと適切な速さでさまざまな筋肉に供給されなければならないが、それだけでなく、私たちの動きは絶えず手足からのフィードバックに基づいて調節されているのだ。筋肉の奥深くに筋紡錘というセンサーがあって、私たちの手足の位置や筋肉の収縮強度を感知している。そこから届く情報は私たちが正しく歩くために必要なだけでなく、平らでない地面や階段などの障害に対処するためにも必要である。そういうわけで、人工装具が適正な電気信号を筋肉に送るためには、何らかのフィードバックシステムが必ず必要になるだろう。

未来に向けて

　医療の現場では、今や当たり前に電気機器が使われている。深部脳刺激療法は、以前なら震えのために生活できなかった人々の暮らしを変えてしまう効果があった。重度の抑うつの緩和を目的とした応用が、現在研究されている。心臓ペースメーカーを使えば、多くの人々が普通の生活を送れるようになる。補聴器は新たな領域に進出した。義肢の技術はますます洗練されている。失明した人の視覚を補助したり、麻痺のある人の歩行を助けたりする装置は、まだ初期段階で、市販されるまでには長い道のりがあるが、最終的には確実に実現されるだろう。

　ただ、おそらく、それだけにとどまらないだろう。機能性磁気共鳴画像（fMRI）はすでに、「イエスかノーか」の質問にその人がどう答えるかを判定するために利用できるようになった。将来的に、脳スキャンの一層洗練された解釈が可能になれば、「閉じ込め」症候群[4]の患者がもっと完全な意思疎通をすることもできるようになるかもしれない。ただし、誰かの心を読むことが可能かどうかは、別問題である。現在のfMRI技術は大掛かりで、空間解像度と時間解像度に限りがある。得られる信号からどれだけ多くを読み取れるかについ

てはまださまざまな見解がある。それでも、忘れてはならないことは、最初の心電図検査の機械は部屋２つ分ものスペースが必要だったのに、今や携帯型の装置が当たり前になっているということだ。

　ペースメーカーや深部脳刺激、そしてfMRIのように、人体と相互作用しながら働く電気機器は、もはや日常的な存在になった。ところが、「人の脳をコンピュータにつなぐ」と考えると、それよりはるかにショッキングに感じられる。ある意味で現代人の多くは、すでにラップトップコンピュータやモバイル機器と接続しているが、その接続は目と指先を介するものであって、脳に直結しているわけではないのだ。それでも私は年をとるにつれ、もっと深いところで接続できたらありがたいと思うようになった。脳内にあるすべての記憶に思いのままにアクセスできたら、どれほど素晴らしいことだろう。例えば、私の目の前に20年前に話したことのある人が立っているのに、その名前が思い出せない、というときに思い出させてもらえる。あるいは、何かを頭に思い浮かべるだけで、それについての情報をウェブで検索することも可能になる。脳をコンピュータにつなぐなど、考えただけで恐ろしいと思われるかもしれないが、ポイントはその接続のあり方だ。もし自由にオンとオフが切り替えられるなら、そして個人の保存デバイス（例えば、その人の脳）にダウンロードした情報はすべてセキュリティが守られ、完全に本人のコントロール下に置かれるとしたらどうだろう。多くの人が、いずれその誘惑に負けてしまうのではないだろうか。結局のところ、文字を打ったり読んだりすることより、考えることのほうが速いのだから――。

　それでも、メアリー・シェリーの物語は脈々と続いている。私たちはまず、未知のものへの恐怖、フランケンシュタインが作り出したあの怪物への恐怖を克服しなければならないだろう。また、貧しい人たちが不利益を被らないよう、そうしたテクノロジーの使用に何らかの規制をかける必要もあるだろう。さらに、脳に先進的な機能を付加するものは、どのようなものであれ、目に見えないようにする必要がある（人混みでも目立たないように）。そして、願わくは望むときにいつでも簡単に、取り外しが可能であるべきだ。現在も私たちは感覚を補強してくれるものを普通に使っている。少し例を挙げるだけでも、顕微

鏡、望遠鏡、暗視用ゴーグルなどがあるが、今は1日の終わりに、そうしたものをはずすことができる。また、私たちは知能を計り知れないほど高めてくれる計算機やコンピュータを持っているし、大規模な外部集積記憶として機能するインターネットもある。私たちの脳や図書館を使うより、圧倒的に大容量で高速の読み出しが可能である。実際に多くの人は、もはやめったにオフラインにせず、知らないことに出会ったときにすぐ「ググる」ことが普通になっている。中には、そのような電子的補助装置を脳に直接つなぐのではなく、これまでと同じように自分の感覚――指、目、耳――を通してアクセスすることを望む人もいるかもしれない。それでも、私個人としては、個人的な記憶を労力をかけずに貯蔵したり再生したりできるデバイスがあれば嬉しいと思う。アルツハイマー病などの疾患で記憶を失った人たちにとっても、きわめて貴重なものになるだろう。

　私たちの脳に直接つなぐ人工記憶補助装置は、もちろん今はまだ科学的空想（SF）のレベルにすぎない。それでもSFはしばしば科学的事実になる道筋を持っている。100年前には、思考するだけで義肢を制御したり、突進してくる雄牛を脳に信号を送るだけで止めることができるなど、誰も想像できなかっただろう。おそらく、あと100年するうちには、上記のような記憶デバイスも実現できるかもしれない。はっきりとは言えないが、私にわかるのは、体がどのように電気を使うか、そして記憶がどのように脳の電気回路を使って固定され、蓄えられ、想起されるかを解明することが、その成功への鍵になるだろうということだ。

訳者あとがき

　本書『生命の閃光：体は電気で動いている』は、2012年にイギリスで出版された『The Spark of Life: Electricity in the Human Body』の全訳です。著者でオックスフォード大学教授のフランシス・アッシュクロフトは、糖尿病におけるインスリン分泌や血糖値コントロールの異常を主な研究テーマとする第一線の科学者です。

　本書の序文にある通り、アッシュクロフトが最も精力的に取り組む研究対象は、膵臓のβ細胞にあるATP感受性カリウムチャネル（K_{ATP}チャネル）というタンパク質です。このタンパク質の遺伝子に生まれながらに異常のある子どもたちは、高い確率で新生児糖尿病という珍しいタイプの糖尿病になり、発育遅滞やてんかんなど、重い症状を伴うことも少なくありません。治療としては、かつては（大人の糖尿病患者と同じように）インスリン注射を続けるしかないと考えられていました。

　しかしアッシュクロフトたちの研究により、この遺伝子異常を持つ子どもたちの多くはインスリンを注射しなくても、古くからある錠剤タイプの薬を飲むだけで十分な血糖値管理ができることがわかってきました。それは病気を持つ子どもたちにとって、生活の質（QOL）が大きく向上する画期的な進歩でした。

　アッシュクロフトたちが研究に取り組み始めた1980年頃、食事をして血糖値が上がると、膵β細胞の内外の液に溶けている電解質（イオン）の流れに変化が起きて、細胞膜の電位が変動し、その後にインスリンが分泌される（そしてインスリンの働きで血糖値が下がる）、という一連の現象はよく知られていました。しかし、なぜそうしたことが起きるのかの詳しい仕組みまでは解明されていませんでした。

　アッシュクロフトたちが地道な実験を続けて見つけ出したのが、血糖値が上昇したときに、細胞膜にあるイオンチャネルという特殊な分子の働きが抑制されて膜電位が変化し、その結果としてインスリン分泌の引き金が引かれるということです。つまり、このイオンチャネル（K_{ATP}チャネル）が、食事による血糖値の上昇という「代謝」の現象と、細胞膜電位の変化という「電気」的な現象の橋渡しをすることで、正常なインスリン分泌が成し遂げられているのです。

　K_{ATP}チャネルのようなイオンチャネルは、ほかにもさまざまなタイプのものが体

中の細胞に広く分布しています。その役割も、働く仕組みも多様ですが、そうした膨大な数の、目には見えない分子たちが、私たちの体の中で密かに、休むことなく、間違いなく働き続け、微小な「電気」の変化を起こしているからこそ、私たちはこうして何かを読んだり書いたり、のんびりくつろいだり、走ったり、会話を交わしたりすることができるのです。

　本書の副題にある「体は電気で動いている」という言葉の意味が、ここにあります。数々のイオンチャネルの活躍で巻き起こる生体電気の現場に、著者アッシュクロフトがご案内します。

　本書には、さまざまな文学作品や科学書、論文などの文章が効果的に引用され、読み物としての面白さが高まるよう工夫されています。引用元の出版物が邦訳されている場合は、可能な限り訳書に直接あたり、訳文をそのまま使用させていただきました。

　また、原文には、英語のことわざや歌の一節などを使った言葉遊びのような語句が各所に登場します。堅苦しい学術用語のオンパレードにならないよう、少しでも楽しく読んでいただけるようにとの著者の配慮がうかがえました。著者の意図と原書の雰囲気を損なわないよう、細心の注意を払いながら訳しましたが、日本語として不自然な表現になる場合などは、適宜、意味を補ったり別の言葉に置き換えたりしました。もし適切な訳になっていない箇所がありましたら、すべて訳者の責任です。

　最新の生理学の知見から、科学史や文学、ギリシャ神話に至るまで、原書に登場する膨大なエピソードを読み解きながら訳出する作業は、まさに頭がスパークするような大仕事でした。訳稿に丁寧に目を通し、数々の貴重なご助言をくださいました編集担当の大山茂樹様、寺嶋誠様はじめ編集協力の方々、株式会社トランネットの松田佳奈様、楠葉知也様ほか関係者の皆様に厚く御礼申し上げます。

　最後になりましたが、本書をお読みくださいましたすべての読者の皆様に、心より感謝申し上げます。

　　2016年6月

　　　　　　　　　　　　　　　　　　　　　　　　　　　　　　　　訳者

注 記

序 「ぼくは充電されたからだを歌う」
1. もう少し詳しく知りたい方のために、K_{ATP}チャネルの働きをご説明しよう。K_{ATP}チャネルが開いたときは、このチャネルを通ってカリウムイオン（K^+）が細胞外に流れ出る。K^+は正に荷電しているため、その流出によって細胞内では負の電荷が高まる。この膜電位の変化に反応して、同じ膜上にあるカルシウムチャネルが閉じる。膵β細胞からのインスリン分泌はカルシウムイオンの流入によって刺激されるため、このチャネルが閉じるとインスリンは分泌されなくなる。一方、血漿中のグルコース濃度（血糖値）が上昇すると、β細胞内でグルコースが代謝されてATPが豊富に作られ、K_{ATP}チャネルに結合し、チャネルを閉じさせる。その結果、上記の場合とは反対に、膜電位の負への傾きが小さくなるため、カルシウムチャネルが開口して、細胞内にカルシウムが流入する。カルシウムの刺激を受けて、インスリンを含む分泌顆粒が細胞膜に融合し、内容物が血中に放出されるのだ。

第1章　驚嘆の時代
1. この文言はガルヴァーニの言葉とされることが多く、例えば、いわゆる「引き寄せの法則」で知られるW・W・アトキンソンの著書『Dynamic Thought（動的な思考）』（ロサンゼルス、Segnogram Publishing Company、1906年、179頁）にもそのような記述がある。しかし、事実は異なるようだ。この言葉はガルヴァーニの語り口ではないし、彼が存命中にこのように嘲笑されたことは一度もなかった。フランスの天文学者、カミーユ・フラマリオンの著書『L'inconnu et les problèmes psychiques（未知の心理問題）』（パリ、Ernest Flammarion Editeur、1862年）に同様の記述があることから、おそらくフラマリオンの創作だろう。この情報はフェラーラ大学（イタリア）のマルコ・ピッコリーノ教授にご教示いただいた。
2. この行いに怒った全知全能の神ゼウスは、プロメテウスを磔にして、その肝臓を鷲に食いちぎらせるという永遠の刑を科した。プロメテウスの肝臓は一晩経つと再生したため、刑が終わることはなかったのだ。人体の中で最も再生力の高い臓器が肝臓であることを考えると、ゼウスが肝臓を選んだことは興味深い。
3. フランスの政治家で経済学者でもあったアンヌ=ロベール=ジャック・テュルゴーによる、フランクリンについての有名な警句、「彼は天空から稲妻をつかみ取った。そして為政者からは主権を」より。

第2章　分子の通り道
1. リボ核酸（RNA）とデオキシリボ核酸（DNA）。DNAは私たちの細胞の青写真のような分子。RNAはそのDNAに蓄積された情報を細胞内のタンパク質工場に運ぶメッセンジャー役の分子である。
2. ロッド・マキノンは2003年に、ピーター・アグレとともにノーベル賞を授与された（ピーター・アグレの物語は第8章に登場する）。

第3章　インパルスに影響するもの
1. ホジキンはいつも、自分の成功は好機と幸運に恵まれたせいだと話していた。

2. ハクスリーは有名な一族の出身である。彼の祖父トマス・ハクスリーはダーウィンの「番犬」とも呼ばれた生物学者で、ダーウィンの進化論を大いに推進したことで有名だった。また、異母兄弟に小説家のオルダス・ハクスリーと生物学者のジュリアン・ハクスリーがいる。ホジキンの家系にも優れた学者が多く、とくに歴史学者を多く輩出している。

第第4章　すき間のこと
1. ボツリヌス毒素は猛毒だが、加熱によって容易に分解する。ただし、この菌の芽胞は100℃で2時間加熱しても死なない。
2. 「贈り物」を意味する英語は「gift」だが、皮肉なことにドイツ語の「gift」は「毒」を意味する。まさに、西側諸国にとっての何よりの贈り物が、ヒトラーにとっては毒になったことを言い表しているようだ。つまり、ヒトラーが追放した科学者たちは連合国側の勝利に貢献したのだ。
3. 第二次世界大戦が終わると、フェルトベルクはドイツ政府から、合計でかなりの額になる「賠償金」を与えられた。彼はそれを使って、ドイツとイギリスの科学者の交流促進を目的とする基金を設立した。毎年、この基金では英独各1名の研究者を表彰し、多額の報奨金とともに、イギリスの研究者にはドイツを、ドイツの研究者にはイギリスを訪問する資金を提供している。

第第6章　震えを呼ぶ魚
1. ソクラテスは、「もしそのシビレエイが、自分自身がしびれているからこそ、他人もしびれさせるというものなら、いかにもぼくはシビレエイに似ているだろう」とそっけなく答えている。自分自身が困難に行きづまっているからこそ、メノンを行きづまらせる結果になる、と言うのだ。
2. これはアメリカのノース・カロライナ州での値段である。イギリスならもっと高額だったに違いない。1ギニーは21シリング——現在の通貨で1ポンド10ペンス（日本円で150円程度）に相当する（1匹50ギニーのデンキウナギは約7500円）。
3. ワット＝ボルト×アンペア。
4. ロレンチーニ器官は1つ1つが小さな囊胞様の構造で、ゼリー状の電導性物質が詰まった細い管が皮膚表面の開口部につながっている。管の壁面には電気を感知する細胞が無数にあり、管の内腔（海水に直結している）と体内との電位差に反応して、ロレンチーニ器官を支配する神経線維に電気インパルスを発生させる。この神経線維を切断すると、サメは弱い電場を感知する能力を失ってしまうことから、ロレンチーニ器官が電気受容器として機能することがわかる。

第第7章　問題の核心
1. 1905〜1910年にかけてイギリスの内務大臣を務めたハーバート・グラッドストーンである（4度にわたってイギリス首相を務めた有名なウィリアム・グラッドストーンの息子）。
2. なぜそうなるかは、わかっていない。
3. この機械の名前は、ギリシャ神話に登場する「死」の神、タナトスにちなんでつけられた。

第8章　生と死
1. 1日に濾過される150〜200リットルの水のほとんどは、別の種類の水チャネルの働きにより、腎尿細管上部で吸収される。
2. 雨のしずくが当たるなどして（無駄に）罠が作動することはない。反応が起きるには、20秒以内に2本の感覚毛への接触がなければならないからだ。

第9章　知覚の扉

1. オルダス・ハクスリーが幻覚剤のメスカリンを服用したときのことを書いた有名な著作『知覚の扉』は、ブレイクの詩から題名をとっている。1960年代にはザ・ドアーズという名のロックグループが活躍したが、このバンド名も、ハクスリーの本を通じて、ブレイクの詩にちなんだものだと言われている。一方、ブレイク自身はプラトンから着想を得ていた。プラトンの著書『国家』の中に、人は洞窟に捕らわれた囚人のようなもので、外界のことは壁に映る影としてしか見ることができない、人が知覚するものは現実世界の幻影にすぎない、という有名な比喩があるのだ。
2. 逆に、ビタミンAの過剰摂取はきわめて有害である。ホッキョクグマやアザラシなどのように、南極に生息する一部の哺乳類は、毒になるほど高濃度のビタミンAを肝臓に持っている。1911～14年にオーストラリアの探検隊が南極地方を探検したとき、装備品を運んでいた隊員がクレバスに落ち、すべての糧食が失われた。残された2人の隊員は生き残るために、同行していたイヌイット犬の肉を食べざるを得なかった。ところが、その1人のザビエル・メルツが死亡した。正確な死因は不明だが、犬の肝臓を食べてビタミンA過剰症を起こしたのだという説がある。
3. 水晶体がなくても、人はものを見ることができる。目の焦点を合わせる機能のうち水晶体が担うのは30％にすぎないからだ。残りは角膜の仕事である。水晶体のない人の補助具としてメガネも有用である。
4. その後の調査では、本件に色覚異常は関係なく、単なる運転士の信号無視だったとされた。
5. 音は分子と分子が衝突して、圧力の波を発生させることで生じるため、真空状態では音は発生しない。宇宙では、あなたが叫んでも誰にも聞こえないし、何かが爆発しても、その音があなたに聞こえることはない。
6. 水中で叫んでみると、同じような効果が体験できる。音は空気中のときほど遠くまで届かないはずだ。
7. イギリスのロックバンド、ザ・フーのメンバー。
8. アーティチョークをピクルスにすると、この作用はなくなる。
9. 教科書等に書かれていることとは違って、感知する味の種類の違う味蕾が舌の表面に均等に分布している。
10. 名前の由来の「sauer」はドイツ語で「酸」の意味。酸は水素イオン濃度が高い液体の総称である。
11. 遺伝子の数はもっと多い。しかし、すべての遺伝子が機能を持ったタンパク質を生み出すわけではない。
12. 興味深いことに、人も同じ受容体を持っているが、感知するのはワサビの辛味（辛子油）成分である。

第12章　広がる可能性

1. Wikipediaの「トプシー（象）」のページにビデオがある。
2. ロンドンのウェスリーの自宅では、彼が使っていた機械の1つを見ることができる。
3. 当時は無資格の医療行為も珍しいことではなかったのだ。
4. 脳スキャンを使った実験（269頁）で明らかになった患者のように、意識をもち、外界を認識することはできているが、意思表出の機能が完全に損なわれているために、外部とのコミュニケートができない状態を指す。あたかも鍵をかけた部屋に閉じ込められたような状態であることから、このように呼ばれている。（編集注）

参考文献

以下のような文献をお薦めしたい。ここには比較的手に入りやすい一般向けの書籍と記事のみをお示しするが、さらに詳しくお知りになりたい方は、著者のウェブサイト (http://www.dpag.ox.ac.uk/research/ashcroft-group/popular-science-books/the-spark-of-life) より、参考文献一覧をダウンロードされたい。

書籍

Ashcroft, Frances (2000), *Ion Channels and Disease*, San Diego, CA: Academic Press.
Bakken, Earl (1999), *One Man's Full Life*, Minneapolis, MI: Medtronic Inc.
Bryson, Bill (ed.) (2010), *Seeing Further*, London: Harper Press.
Darwin, Charles (1859), *On the Origin of Species*, London: John Murray.
Darwin, Charles (1875), *Insectivorous Plants*, London: John Murray.
Finger, Stanley and Marco Piccolino (2011), *The Shocking History of Electric Fishes*, Oxford: Oxford University Press.
Gregory, Richard (1997), *Eye and Brain: The Psychology of Seeing*, Oxford: Oxford University Press.
Hodgkin, Alan (1992), *Chance and Design: Reminiscences of Science in Peace and War*, Cambridge: Cambridge University Press.
Hofmann, Albert (1980), *LSD: My Problem Child*, New York: McGraw-Hill.
Holmes, Richard (2009), *The Age of Wonder: How the Romantic Generation Discovered the Beauty and Terror of Science*, London: Harper Press.
von Humboldt, Alexander ([1834] 1995), *Personal Narrative of a Journey to the Equinoctial Regions of the New Continent*, London: Penguin Books.
Huxley, Aldous (1954), *The Doors of Perception*, London: Chatto and Windus.
Ings, Simon (2007), *The Eye: A Natural History*, London: Bloomsbury Publishing.
Lane, Nick (2009), *Life Ascending: The Ten Great Inventions of Evolution*, London: Profile Books.
Lomas, Robert (1999), *The Man who Invented the Twentieth Century*, London: Headline Press.
Martin, Paul (2003), *Counting Sheep*, London: Flamingo.
Medawar, Jean and David Pyke (2001), *Hitler's Gift: Scientists who Fled Nazi Germany*, London: Piatkus.
The Oxford Companion to the Body (2001), Colin Blakemore and Sheila Jennett (eds.), Oxford: Oxford University Press.
The Oxford Companion to the Mind (2004), Richard Gregory (ed.), 2nd edn, Oxford: Oxford University Press .
Powers, Francis Gary and Curt Gentry (1971), *Operation Overflight*, London: Hodder & Stoughton.
de Quincey, Thomas ([1822], 1986), *Confessions of an English Opium Eater*, Oxford: Oxford University Press.

Quintilian (2002), *The Orator's Education*, trans. D.L. Russell, Oxford: Loeb Classical Library.
Raeburn, Paul (1995), *The Last Harvest*, New York: Simon and Schuster.
Rippon, Nicola (2009), *The Plot to Kill Lloyd George*, London: Wharncliffe Books.
Sacks, Oliver (1996), *The Island of the Colour-blind*, London: Picador.
Sacks, Oliver (1986) *The Man Who Mistook His Wife for a Hat*, London: Picador.
Shelley, Mary Wollstonecraft ([1818]), *Frankenstein: or, the Modern Prometheus*. Oxford: Oxford University Press.
Schmidt-Nielsen, Knut (1997), *Animal Physiology*, Cambridge: Cambridge University Press.
Streatfeild, Dominic (2001), *Cocaine: An Unauthorized Biography*, London: Virgin Publishing.
Syson, Lydia (2008), *Doctor of Love: James Graham and his Celestial Bed*, Richmond: Alma Books.
Wesley, John (1760), *Desideratum: Or, Electricity Made Plain and Useful. By a Lover of Mankind, and of Common Sense*, London: W. Flexney.

論文

Feldberg, W. (1977), 'The early history of synaptic and neuromuscular transmission by acetylcholine: reminiscences of an eye-witness', in A.L. Hodgkin et al., *The Pursuit of Nature*, Cambridge: Cambridge University Press.
Harlow, J.M. (1848), 'Passage of an Iron Rod Through the Head', *Boston Medical and Surgical Journal*, vol. 39, pp. 389-93.
Hodgkin, A.L. (1977), 'Chance and design in electrophysiology: an informal account of certain experiments on nerve carried out between 1934 and 1952', in A.L. Hodgkin et al., *The Pursuit of Nature*.
Horgan, J. (2005), 'The forgotten era of brain chips', *Scientific American* (October 2005).
Kalmijn, A.J. (1971), 'The electric sense of sharks and rays', *Journal of Experimental Biology*, vol. 55, 371-83.
Kellaway, P. (1946), 'The part played by electric fish in the early history of bioelectricity and electrotherapy', *Bulletin of the History of Medicine*, vol. 20, pp. 112-37.
Krider, E.P. (2006), 'Benjamin Franklin and Lightning Rods', *Physics Today* (January 2006).
Lissmann, H.W. (1951), 'Continuous electrical signals from the tail of the fish Gymnarchus niloticus Cuv.', *Nature*, vol. 167, p. 201.
Loewi, O. (1960), 'Autobiographic sketch', *Perspectives in Biology and Medicine*, vol. 4, pp. 3-25.
Miesenböck, G. (2008), 'Neural light show: scientists use genetics to map and control brain functions', *Scientific American* (September 2008).
Quinton, P. (1999), 'Physiological basis of cystic fibrosis: a historical perspective', *Physiological Reviews*, vol. 79, S3-S22.

謝辞

本書の執筆にあたり、多くの方々からご助力をいただいた。各章の原稿を読み、事実確認と内容および文体について貴重なアドバイスをくださった同僚の研究者諸氏に、心から御礼申し上げたい。リチャード・ボイド、デイヴィッド・クラッパム、ネイサン・デントン、カロリーナ・ラーマン、クリス・ミラー、マイク・サンギネティ、ヴァルター・シュテューマーの各氏には、本書全体をお読みいただいた。ジョナサン・アシュモア、マイク・ベネット、ピエトロ・コルシ、キース・ドリントン、ドナルド・エドワーズ、クライヴ・エロリー、イアン・フォーサイス、ウタ・フリス、フィオーナ・グリッブル、アンドルー・ヘイルストラップ、ジュディ・ハイニー、イーディス・ハムラー、ピーター・ハンター、ジョン・モロン、キース・ムーア、エルヴィン・ネーアー、デニス・ノーブル、デイヴィッド・パターソン、マルコ・ピッコリーノ、アンディ・キング、ジェフリー・ライスマン、ベルナール・ロージア、ジュリアン・シュレーダー、パオロ・タンマロ、ティリー・タンジー、イレーヌ・トレイシー、ルイス・アプトン、ゲイリー・イェレンの各氏には個別の章や部分をお読みいただいた。ピーター・ブラウンにはラテン語およびギリシャ語の参考文献について助言をいただき、一部の原典の翻訳もお願いした。ミカエラ・イベールにはドイツ語の論文をいくつか翻訳していただいた。マチルダ・ラフォンにはフランス語の翻訳についてご助力いただいた。ヴィヴィアン・ライスマンには「エドウィン・スミス・パピルス」の現代語への翻訳をお願いした。マルコ・ピッコリーニとブライアン・ワード゠パーキンズには歴史的観点からの情報と助言をいただき、アンドルー・フォルジには有毛細胞の写真をご提示いただいた。ピーター・アトキンスにはガルヴァーニ関連文書をご貸与いただいた。ボドリアン図書館のブルース・バーカー・ベンフィールドは、メアリー・シェリーの『フランケンシュタイン』の原稿を快く見せてくださり、パーシー・ビッシュ・シェリーからの手紙を探し出してくださった。また、ピーター・ハンターとカリン・ハンターご夫妻には、著者が最初の2章を書きあぐねている頃、ニュージーランドの美しい私邸に温かくお招きくださったこ

とに、とくに感謝申し上げたい。ほかにも多くの友人や同僚から興味深い話題を教えていただいた。ご提供いただいた貴重なご経験や研究成果のすべてを掲載することはできなかったことを、おわび申し上げたい。言うまでもないが、本書に過誤や不適切な表現があれば、すべて著者の責任である。

イタリアに、「Se non è vero, è ben trovato（真ならざるも実あり）」という格言がある。「真実ではなくても実のある話はあるものだ」というほどの意味だ。本書では、科学についての言説は事実として正しいものに限るよう努めたが、数多くの歴史的逸話に関しては、正確さまたは根拠の正しさを確保することは難しい。一部には、個人が特定されることのないよう、名前を変更した部分もある。

2冊目の著書を書くよう私に勧め、書き上げるまで励まし続けてくれた、友人ですばらしいエージェントのフェリシティ・ブライアンに御礼を申し上げる。ペンギン社のエディターであるヘレン・コンフォードとウィリアム・グッドラードには、貴重な論評と賢明な助言をいただき、書けない悩みを何度も聞いていただいた。ルイーザ・ワトソンとターシャ・ソフトリーには慎重に原稿整理をしていただいた。パトリック・ロックリンには挿画についてお手伝いいただいた。美しい線画を掲載できたのはロナン・マホンのおかげである。また、私の兄弟姉妹にも貴重な批評と助言をもらった。作家仲間であるクリス・ミラーには、いくつかの表現上の助言をいただいた。そして何よりも、ターシャ・ソフトリーとイアラ・キュリーには、ボドリアン図書館で数多くの不明瞭な文献を探し出したり多数の書籍を見つけ出したりして、いつも私の心を落ち着かせてくださったことに、感謝申し上げたい。ならびに、私の研究チームのメンバー各位には、私が週末は本書の執筆に費やしたために、彼らとの共同論文を執筆したり、彼らの論文を読んだり、研究助成金の申請を行ったりすることができなかったにもかかわらず、寛容にもお許しいただいたことに、心より感謝申し上げたい。

本文および図版の使用許諾

本文

- p. 5 および p. 20：パーシー・ビッシュ・シェリーからラルフ・ウェッジウッド宛の手紙（1810年12月15日、ユニバーシティ・カレッジ所蔵）より、University College, Oxfordの学長およびフェロー諸氏の許可を得て引用。
- p. 47：ジョー・シャプコット、「Discourses（会話）」（『Discourses: Poems for the Royal Institution』所収、2002年）より引用。
- p. 97：ブライアン・ターナー、「Here Bullet（ここに、弾丸が）」（『Here, Bullet』所収、© Brian Tuener、2005年）。Alice James Books（www.alicejamesbooks.org）の代理として The Permissions Company, Inc. より許可を得て掲載。
- p. 184：ハーバート・クレッツマー、「Goodness Gracious Me（グッドネス・グレイシャス・ミー）」より引用。Berlin Associates Ltd より許可を得て掲載。
- p. 319：テッド・ヒューズ、「傷つきやすい場所」（『Collected Poems』所収）より引用。Faber and Faber Ltd. より許可を得て掲載。
- p. 329：シルヴィア・プラス、「吊るされた男」（『Collected Poems』所収）より引用。Faber and Faber Ltd. より許可を得て掲載。
- p. 332：ヒレア・ベロック、「Newdigate Poem（ニューディゲートの詩）」より引用。Peters Fraser & Dunlop（Drury House, 34-43 Russell Street, London WC2B 5HA）の代理として Peters Fraser and Dunlop（www.petersfraserdunlop.com）より許可を得て掲載。

図版

- p. 24：クリスチャン・アウグスト・ハウゼン、『Novi profectus in historia electricitatis, post obitum auctoris』（1743年）より、王立協会の許可を得て転載。
- p. 35：ルイージ・ガルヴァーニ、『De viribus electricitatis in moto musculari commentarius（解説）』（1791年）より、王立協会の許可を得て転載。
- p. 41：ジョバンニ・アルディーニ、「Essai théorique et éxperimental sur le galvanisme」（1804年）より、王立協会の許可を得て転載。
- p. 72：トリニティ・カレッジ電子顕微鏡施設の作成画像（パブリックドメイン＝公有）。
- p. 86：歌川廣重、「魚づくし」（1832年）より。コネティカットカレッジ美術史学部（New London, Connecticut, U.S.A.）Caroline Black Print Collection のご厚意により転載（原書）。日本語版では公有データよりダウンロード。
- p. 138：H. ワイルド、「ティイの墓（チャペル、カイロ）」（Institut français d'archéologie orientale、1953年、pl. 85所収）より。大英博物館、古代エジプト・スーダン部門のご厚意により転載。
- p. 143：左、アレッサンドロ・ボルタ、「On the electricity excited by the mere contact of substances of different kinds（異種の物質を接触させるだけで発生する電気について）」（王立協会の哲学紀要所収、B vol. 90、403頁、1800年）より、王立協会の許可を得て転載。

p. 143：右、ジョン・ハンター、「Anatomical observations on the Torpedo（シビレエイの解剖学的観察）」（王立協会哲学紀要所収、B vol. 63、481頁、1773年）より、王立協会の許可を得て転載。

p. 166：イラストレイテッド・ロンドン・ニュース（ロンドン、イギリス）、1909年5月22日、735頁（3657号）より、「Throwing a Dog's Heart-Beats on a Screen: The Scientific 'Jimmy.'（犬の鼓動をスクリーンに投影：科学の犬「ジミー」）」

p. 238：アンドルー・フォルジのご厚意により転載。

p. 261：サンチャゴ・ラモン・イ・カハール、「Cerebelo de paloma: celulas de Purkinje y granulares」。Cajal Legacy. Instituto Cajal (CSIC, Madrid, Spain) より許可を得て転載。

p. 322：エドマンド・ブリストウ、「Dispensing of medical electricity（電気治療の施行）」（1824年）。Wellcome Library, London より許可を得て転載。

※著作権者の許可をいただくよう最大限の注意を払いましたが、過誤または遺漏がありましたらお詫び申し上げます。著者および出版社までお知らせください。

索引

【人名・神名】

アイントホーフェン、ウィレム　Einthoven, Willem	166-169
アグレ、ピーター　Agre, Peter	205, 349
アシュモア、ジョナサン　Ashmore, Jonathan	234, 354
アシュリー、ジャック　Ashley, Jack	342
アルディーニ、ジョバンニ　Aldini, Giovanni	35, 40-42, 44, 356
アンデルセン、ドロシー　Andersen, Dorothy	202
アンツェレヴィッチ、チャールズ　Antzelevitch, Charles	179
アンペール、アンドレ＝マリ　Ampère, André-Marie	17, 48
インデュライン、ミゲル　Indurain, Miguel	164
ヴィクトリア女王　Victoria, Queen	312
ヴィセリー氏　Vissery, Monsieur de	32
ウィルソン、ベンジャミン　Wilson, Benjamin	31
ヴェサリウス、アンドレアス　Vesalius, Andreas	171
ウェスティングハウス、ジョージ　Westinghouse, George	334, 336
ウェスリー、ジョン　Wesley, John	321-323, 351
ウェルズ、ホーラス　Wells, Horace	311, 312
ヴェルヌ、ジュール　Verne, Jules	26
ウォーカー、アダム　Walker, Adam	27
ウォーカー、メアリー　Walker, Mary	117
ウォラー、オーガスタス　Waller, Augustus	165, 166
ウォルトン、アーネスト　Walton, Ernest	27
ウォルポール、ホーラス　Walpole, Horace	325
ウルフ、ヴァージニア　Woolf, Virginia	276
エイドリアン、エドガー　Adrian, Edgar	74-76
エイドリアン、リチャード　Adrian, Richard	130, 131
エジソン、トーマス　Edison, Thomas	17, 320, 334-336
エックルス、ジョン・カルー　Eccles, John Carew	104-106
エリス、キース　Ellis, Keith	135
エルムクヴィスト、ルネ　Elmqvist, Rune	173
オウィディウス（古代ローマの詩人）　Ovid	21, 92
オーム、ゲオルク　Ohm, Georg	17, 48, 50
オシリス（古代エジプト神話に登場する神）　Osiris	139
カーソン、レイチェル　Carson, Rachel	94
カーティス、ハワード　Curtis, Howard	79
カストールとポリュデウケース　Castor and Pollux	297
カストロ、フィデル　Castro, Fidel	98
カッツ、ベルナルト　Katz, Bernard	80
カテリーナ、マイク　Caterina, Mike	247
カハール、ラモン・イ　Cajal, Ramón y	260, 261, 277, 357
カフーン、デイヴィッド　Colquhoun, David	59
ガル、フランツ・ヨーゼフ　Gall, Franz Joseph	263
ガルヴァーニ、ルイージ　Galvani, Luigi	17, 19, 35-41, 43-45, 48, 74, 140, 349, 354, 356

カルミン、アドリアヌス　Kalmijn, Adrianus	152
ガレノス（ローマ帝国時代の医師）Galen	162
カンドルバウアー、クリスチャン　Kandlbauer, Christian	342
キージー、ケン　Kesey, Kenneth Elton	331
キナーズリー、エベニーザー　Kinnersley, Ebenezer	324
キャロル、ルイス　Carroll, Lewis	276
ギルバート、ウィリアム　Gilbert, William	23
クインシー、トマス・ド　Quincey, Thomas de	309
クィンティリアヌス　Quintilian	297, 298
クームス、ジャック　Coombs, Jack	105, 106
クセノフォン（ソクラテスの弟子。クセノポンとも）Xenophon	93
クック、ジェイムズ　Cook, James	69, 70, 85
クッシュ、ロジャー　Kusch, Roger	190
クライスト、エヴァルト・ユルゲン・フォン　Kleist, Ewald Jürgen von	25
グラッドストン、ウィリアム　Gladstone, William	44
クラッパム、デイヴィッド　Clapham, David	196, 354
クリーム、トーマス・ニール　Cream, Thomas Neill	283
グリフィス、エリス　Griffith, Ellis	165
グレアム、ジェイムズ　Graham, James	323-326
グレイ、スティーヴン　Gray, Stephen	24
グローイン、アナ　Gloyn, Anna	14
ケヴォーキアン、ジャック　Kevorkian, Jack	190
ゲージ、フィネアス　Gage, Phineas	263, 264
ゲータハン、ヘイライサス　Getahun, Haileyesus	278
ゲーリケ、オットー・フォン　Guericke, Otto von	23, 24
ケムラー、ウィリアム　Kemmler, William	335, 336
ケラー、ヘレン　Keller, Helen	235
ゴードン、アレックス　Gordon, Alex	112, 113
コール、ケネス　Cole, Kenneth	79-81
コールリッジ、サミュエル　Coleridge, Samuel	309
コスタリッツ、ハンス　Kosterlitz, Hans	310
コッククロフト、ジョン　Cockcroft, John	27
コドリング、ドロシー　Codling, Dorothy	117
ゴヤ、フランシスコ・デ　Goya, Francisco de	236
ゴルジ、カミッロ　Golgi, Camillo	260, 261
ザクマン、ベルト　Sakmann, Bert	59-63
サックス、オリヴァー　Sacks, Oliver	228, 298
サンタニエゼ、ポール・ディ　Sant' Agnese, Paul di	202
シェイクスピア、ウィリアム　Shakespeare, William	292, 294, 308
ジェイムズ1世　James I, King	291
シェリー、パーシー・ビッシュ　Shelley, Percy Bysshe	5, 248, 354, 356
シェリー、メアリー　Shelley, Mary	19, 20, 28, 40, 317, 345, 354
シゴウ・ド・ラ・フォン、ジョゼフ＝エニヤン　Sigaud de la Fond, Joseph-Aignan	49-50
シデナム、トマス　Sydenham, Thomas	309
シモニデス（古代ギリシアの詩人）Simonides	297, 298
シャクルトン、アーネスト　Shackleton, Ernest	290
シャトル公　Châtres, Duc de	50
ジュリアス、デイヴィッド　Julius, David	247
ジョージ3世　George III, King	31

ジョン（王子、国王ジョージ5世の息子）John (Prince, son of King George V)	285
シンプソン、ジェイムズ Simpson, James	312
スクリボニウス、ラルグス Scribonius Largus	320
スコヴィル、ウィルバー Scoville, Wilbur	247
スコット、ウィリアム Scott, William	89
スコット、ロバート Scott, Robert	290
スノウ、ジョン Snow, John	204
スリーマン、ウィリアム Sleeman, William	280
セニング、オーキ Senning, Åke	173
ソーンヒル、アルフレッド Thornhill, Aldred	115
ソクラテス（古代ギリシアの哲学者）Socrates	93, 113, 137, 350
ダーウィン、エラズマス Darwin, Erasmus	29
ダーウィン、チャールズ Darwin, Charles	29, 56, 140, 155, 215, 350
タウンゼント、ピート Townshend, Pete	237
タナトス（ギリシャ神話に登場する神）Thanatos	350
ダリバール、トマ=フランソワ D'Alibard, Thomas-François	29
ダンベイカー、ジョン Dumbacher, John	92
チーマ、ラクヴィンダー Cheema, Lakhvinder	91
チェルレッティ、ウーゴ Cerletti, Ugo	328
チャラカ（古代インドの医者）Charak	279
ディケンズ、チャールズ Dickens, Charles	327
ティンズリー Tinsley	121
デービー、ハンフリー Davy, Humphrey	311
デール、ヘンリー・ハレット Dale, Henry Hallet	101-106, 116
デカルト、ルネ Descartes, Rene	314
テスラ、ニコラ Tesla, Nikola	334, 336
デモストラトゥス（古代ギリシャの歴史家）Demostratus	21
デュ・プレ、ジャクリーヌ du Pré, Jacqueline	73
デュフィ、ラウル Dufy, Raoul	16, 17
デルガド、ホセ・マヌエル・ロドリゲス Delgado, José Manuel Rodriguez	339
ドール、リチャード Doll, Richard	291
ドストエフスキー、フョードル Dostoyevsky, Fyodor	284
トムゼン、アスムス・ユーリウス Thomsen, Asmus Julius	127, 132
ドルトン、ジョン Dalton, John	227
ナボコフ、ウラジーミル Nabokov, Vladimir	274, 275
楢橋敏夫 Narahashi, Toshio	89
ニコ、ジャン Nicot, Jean	290
ニュートン、アイザック Newton, Isaac	252
ネーアー、エルヴィン Neher, Erwin	59-63, 354
ノーブル、アンドレ Noble, Andre	92
ノーブル、デニス Noble, Denis	191, 354
ノレ神父 Nollé, Abbé (Abbot Nollet, Jean-Antoine Nollet)	25, 27
ハーヴィー、ウィリアム Harvey, William	162
バイアット、A. S. Byatt, A. S.	331
ハイドリヒ、ラインハルト Heydrich, Reinhard	97, 98
パエトーン（太陽神アポロンの息子）Phaethon	21, 22
ハクスリー、アンドルー Huxley, Andrew	77, 79-83
ハクスリー、オルダス Huxley, Aldous	230, 231, 234, 350, 351

ハクスリー、トマス Huxley, Thomas	106, 350
ハタスリー、アンドルー Hattersley, Andrew	14
パッカー、ケリー Packer, Kerry	175, 176
バッケン、アール Bakken, Earl	172, 173
ハミルトン、ウィリアム・ダグラス Hamilton, Sir William Douglas	324
パラケルスス（中世スイスの医師）Paracelsus	98
パワーズ、フランシス・ゲイリー Powers, Francis Gary	113
坂東三津五郎 Bando, Mitsugoro	86
ピーターソン、フレッド Peterson, Fred	335
ビシャ、グザヴィエ Bichat, Xavier	42
ヒッチコック、アルフレッド Hitchcock, Alfred	280
ヒッツィヒ、エドワルド Hitzig, Eduard	265
ヒトラー、アドルフ Hitler, Adolf	78, 97, 102, 103, 350
ヒポクラテス（古代ギリシアの医者）Hippocrates	182, 255, 279, 285
ヒューズ、ジョン Hughes, John	310
ヒューズ、テッド Hughes, Ted	319, 329, 356
ビンゲン、ヒルデガルド・フォン Bingen, Hildegard von	276
ファインマン、リチャード Feynman, Richard	274, 275
ファラデー、マイケル Faraday, Michael	17, 44
ブース、ハーバート Booth, Herbert	112, 113
フェルトベルク、ヴィルヘルム Feldberg, Wilhelm	103-105, 116, 350
フック、ロバート Hooke, Robert	52
ブライアント、シャーリー Bryant, Shirley	128-131, 135
ブラウン、ハロルド Brown, Harold	335, 336
プラス、シルヴィア Plath, Sylvia	329, 356
プラトン（古代ギリシアの哲学者）Plato	113, 137, 351
フランクリン、ベンジャミン Franklin, Benjamin	17, 28-33, 321, 324, 349
フランケンシュタイン（メアリー・シェリーによるゴシック小説とその主人公）Frankenstein	19, 20, 28, 40, 43, 45, 345, 354
ブリア=サヴァラン、アンテルム Brillat-Savarin, Anthelme	240
プリングル、ジョン Pringle, John	31
プルースト、マルセル Proust, Marcel	242
ブレイク、ウィリアム Blake, William	217, 218, 294, 351
フロイト、ジークムント Freud, Sigmund	289, 290
ブローカ、ポール Broca, Paul	264
ブロック、ローレンス Brock, Lawrence	105, 106
プロメテウス（ギリシア神話に登場する男神）Prometheus	28, 248, 349
フンボルト、アレクサンダー・フォン Humboldt, Alexander von	45, 111, 139-142, 146
ベートーヴェン、ルートヴィヒ・ファン Beethoven, Ludwig van	235, 236, 238
ベケシ、ジョルジ・フォン Békésy, Georg von	232
ベネット、アラン Bennett, Alan	236
ベロック、ヒレア Belloc, Hilaire	332, 356
ヘロン、パトリック Heron, Patrick	272
ポアロ、エルキュール Poirot, Hercule	258, 283
ホィールドン、アリス Wheeldon, Alice	112
ホーキンス、ジョン Hawkins, John	291
ホジキン、アラン Hodgkin, Alan	75, 77-83, 349, 350
ポパー、カール Popper, Karl	105
ホフマン、アルバート Hoffman, Albert	295, 296
ボルタ、アレッサンドロ Volta, Alessandro	36-42, 45, 48, 144, 356
ボンド、ジェームズ（007）Bond, James	87, 88

マーティン、ベンジャミン Martin, Benjamin	27
マーモント、ジョージ Marmont, George	80
マイスナー（医師）Meissner	182
マキノン、ロッド MacKinnon, Rod	65, 66, 349
マシャン、ケン Machin, Ken	155, 156, 158
マッコーリー、キャサリン Macaulay, Catherine	324
マディソン、ロナルド Maddison, Ronald	114, 115
ミーセンボック、ゲロ Miesenbock, Gero	303, 304
ミート ローフ（米国のロックシンガー）Meat Loaf	176, 177
ミケランジェロ Michelangelo	20
ミニョー、エマニュエル Mignot, Emmanuel	307
ミュッシェンブルーク、ピーテル・ファン Musschenbroek, Pieter van	25, 26
ミレトスのタレス Thales of Miletus	22
ムーア、ジョン Moore, John	89
ムオ、アンリ Mouhot, Henri	245
メイソン、アルフレッド Mason, Alfred	112
モートン、ウィリアム・トーマス・グリーン Morton, William Thomas Green	312
モネ、クロード Monet, Claude	226, 227
モリソン、リチャード Morrisson, Richard	238
モレゾン、ヘンリー・グスタフ（HM）Molaison, Henry Gustav (HM)	299, 301
ヤッフェ、リンディ Jaffe, Rindy	198
ヤング、ジョン・ザッカリー Young, John Zachary	76
ヤング、トマス Young, Thomas	224
ユーア、アンドルー Ure, Andrew	42, 44
ユーインズ、アーサー Ewins, Arthur	102
ユング、カール Jung, Carl	338
ラーキン、フィリップ Larkin, Philip	237
ラーソン、アルネ Larsson, Arne	173, 174
ライオン、エマ Lyon, Emma	324
ライヒ、ヴィルヘルム Reich, Wilhelm	338
リスマン、ハンス Lissmann, Hans	155, 156
リッチー、マードック Ritchie, Murdoch	90
リヒマン、ゲオルク・ヴィルヘルム Richman, Georg Wilhelm	29
リリハイ、ウォルトン Lillehei, C. Walton	172, 173
リンガー、シドニー Ringer, Sydney	179, 180
ルイ 15 世 Louis XV	27
ルイス、フランシス Lewis, Frances	204
ルーカス、キース Lucas, Keith	74, 75
ルボルニュ氏 Leborgne, Monsieur	264
レイバーン、ポール Raeburn, Paul	212
レーヴィ、オットー Loewi, Otto	99-105
レーヴィ、プリーモ Levi, Primo	56
レオ 13 世（ローマ法王）Leo XIII, Pope	290
レオナルド・ダ・ヴィンチ Leonardo da Vinci	162
レン、ディジャン Ren, Dejian	196
ローリー、ウォルター Raleigh, Walter	111, 291
ロイド・ジョージ、デイヴィッド Lloyd George, David	112
ロベスピエール、マクシミリアン Robespierre, Maximilien	32
ロングフェロー、ヘンリー・ワズワース Longfellow, Henrty Wadsworth	121

【事項】

【英数字】

1 型 2 色覚 protanopia　228
2 型 2 色覚 deuteranopia　227, 228
ATP　11, 60, 67, 68, 349
BOAA（β-N-オキサリルアミノ-L-アラニン）
　BOAA（β-N-oxalyl-L-alanine）　279
C. エレガンス Caenorhabditis elegans　262
Catsper チャネル Catsper channel　196, 197
DNA　13, 53, 55, 63, 64, 71, 197, 210, 347
E-メーター E-meter　338
HERG カリウムチャネル
　HERG potassium channel　180, 181, 184, 191
K$_{ATP}$ チャネル（ATP感受性カリウムチャネル）
　K$_{ATP}$ channel　11-14, 67, 68, 347, 349
LQT 症候群 long QT syndrome　181-183
LSD　67, 295, 296
Prozac　294
RNA　55, 349
SS（「サキシトキシン」を参照）
torsade de pointes（トルサード・ド・ポワント）　181
TRP チャネル TRP channel　248, 249
　TRPA1　248
　TRPM5　241
TZ（「サキシトキシン」を参照）
α-ラトロトキシン alpha-latrotoxin　108
α毒素、黄色ブドウ球菌 alpha-toxin,
　Staphylococcus aureus　207, 208
β細胞、膵臓 beta-cells, pancreatic
　12, 14, 15, 118, 347, 349
β遮断薬 beta-blockers　183, 186
γ-アミノ酪酸（GABA）gamma-aminobutyric
　acid　278, 286, 313

【あ】

アーティチョーク artichoke, globe　239, 349
愛 love　292-294
アイザック・ルイス・パルヴァーマカー社
　Isaac Louis Pulvermacher & Co.　326
赤潮 red tide　88
アクアポリン aquaporins　205, 206
悪性高熱症 malignant hyperthermia　134, 135
亜酸化窒素 nitrous oxide　311
亜硝酸アミル amyl nitrite　186
汗 sweat　187, 200-202, 205, 338
アセチルコリン acetylcholine　99-105,
　108-111, 113, 115-117, 278, 303

アセチルコリンエステラーゼ
　acetylcholinesterase　114-117
アセチルコリン受容体 acetylcholine
　receptor　107, 110, 115, 117, 123, 124, 148, 188, 291
　シビレエイにおける　148
　重症筋無力症における　117
　ニコチンの作用　291
　ムスカリン作動性受容体　187, 188
アデノシン adenosine　288
アドレナリン adrenaline　185, 186, 189, 191, 199
アトロピン atropine　115, 116, 188, 189
アヘン opium　309, 310
アヘンチンキ laudanum　309
アポトーシス apoptosis　209-211
アメーバ赤痢 amoebic dysentery　208
アルツハイマー病 Alzheimer's disease　302, 303, 346
アンフェタミン amphetamine　290
アンペア（A）amp (A)　48, 50, 332, 333, 348
　の定義　48, 50
イオン ion　51, 53-61, 63-67, 80, 81,
　91, 107, 111, 118, 119, 125, 179, 180,
　201, 202, 205, 207, 214-216, 233, 304
　濃度勾配　54, 55, 57-59, 146, 199
イオンチャネル ion channel
　Catsper チャネル　196, 197
　K$_{ATP}$ チャネル　11-14, 67, 68, 347
　TRP チャネル　248, 249
　アセチルコリン受容体　107, 110, 115,
　　117, 123, 124, 148, 188, 291
　イオンチャネルの選択性　64, 65, 205
　開口と閉鎖　67, 68
　機械刺激感受性　234
　嗅覚における　244
　筋肉の活動電位における　132, 133, 136
　グリシン受容体　282-284, 313
　グルタミン酸受容体　279-281, 302, 313
　構造　63-66
　サイクリック GMP（cGMP）ゲート型チャネル
　　222, 228
　細胞死における　210-213
　植物における　212-216
　神経の活動電位における　82
　心臓の活動電位における　178-181
　静止膜電位における　58, 304
　発見　59-63
　光の伝達における　222

味覚における	240, 241
リアノジン受容体	132-135
「カリウムチャネル」「カルシウムチャネル」「チャネル病」「ナトリウムチャネル」も参照	
イカ squid	76, 77, 79, 81, 83, 118
イカの神経軸索 squid axon	77
イグナチア Strychnos ingatia	284
意識 consciousness	296
喪失	34, 181, 284, 285, 315
の源	314-317
依存性 addiction	289-292, 309, 310
イルカ dolphin	154, 316
インスリン insulin	11-15, 68, 118, 328, 347, 349
インペリアル・エレクトリック錠 Imperial Electric Pills	325
ウェルニッケ野 Wernicke's area	264, 268
ウッズホール（ケープコッド）Woods Hole (Cape Cod)	77, 79-81, 83, 102
馬 horse	102, 125, 128, 140, 141, 190, 310, 311, 335
ウルフ・パーキンソン・ホワイト症候群 Wolff-Parkinson-White syndrome	176, 177
運動 exercise	
エンドルフィン	310, 311
カリウムの血中濃度	191
疾患	126, 127, 135, 136, 162, 182, 250
心拍数	100, 164, 169, 171, 185-189, 258, 288
セロトニン濃度	294
運動神経 motor nerve	67, 70, 95, 122, 123, 251, 279, 329, 337
運動ニューロン motor neurones	122
運動野 motor cortex	265, 268, 271, 301
エーテル麻酔 ether anaesthesia	312
エゼリン eserine	104, 116
エルゴタミン ergotamine	295
エレファントノーズフィッシュ elephant nose fish (Gnathonemus)	158, 159
塩化カリウム potassium chloride	190
塩化ナトリウム sodium chloride	56, 165, 200, 202
塩素（イオン） chloride (ions)	51, 130, 202, 203, 214, 283
塩素チャネル chloride channels	
筋肉の	125, 130, 132, 133
植物の	214
嚢胞性線維症（CFTR）	16, 201-203
びっくり病、グリシン受容体	282-284, 313
エンドルフィン endorphins	310, 311
塩類喪失症候群 salt-losing syndrome	201
黄色ブドウ球菌のα毒素 Staphylococcus aureus, alpha-toxin	207
オウム真理教 Aum Shinrikyo sect	114
オームの法則 Ohm's Law	50, 84, 332
オキシトシン oxytocin	293
オキシム oximes	116
オジギソウ Mimosa pudica	216
音 sound	34, 131, 156, 172, 182, 229-239, 242, 255, 265, 274-276, 282, 296, 341, 342, 351
オピエート opiates	310
オプシン opsin	221
オプトジェネティック（光遺伝学）optogenetics	303
オレキシン orexin	307
温度感知 temperature sensing	246-248

【か】

快感 pleasure	288-290, 293, 294, 297, 310, 339
貝毒 shellfish poisoning	88, 89, 281
海馬 hippocampus	281, 299-301, 308
灰白質 grey matter	258
化学伝達物質 chemical messengers	99, 100, 102, 105, 119, 187, 210, 233, 240, 286, 330
「細胞間の伝達物質」「神経伝達物質」も参照	
蝸牛 cochlea	230-233, 235, 341
蝸牛インプラント（人工内耳）	341, 342
覚醒 wakefulness	114, 266, 268, 284, 296, 306-308, 315, 340
拡張期 diastole	163
角膜 cornea	218, 219, 351
カタプレキシー cataplexy	307
活動電位 action potential	77
筋線維の	111, 124, 125, 130-133, 136
植物の	214-216
神経細胞の	71, 72, 74, 78, 80, 244, 246, 249
心臓の細胞の	168, 169, 178, 180, 181, 190
全か無の性質	74, 75, 80, 124
電気魚が持つ電気板の	145
の伝達	45, 72
のメカニズム	45
「神経インパルス」も参照	
化膿レンサ球菌 Staphylococcus pyogenes	208
カプサイシン capsaicin	246-248
花粉粒 pollen grain	212
雷 lightning	18-20, 26, 28-36, 44, 49, 274, 284, 332
体への影響	18
の実験	29, 35
の発生	29, 33, 34
カモノハシ platypus	153, 154
カラバル豆 Calabar bean (Physostigma venenosum)	116, 117
カリウム（イオン） potassium (ion)	

活動電位の発生	81
血中濃度	127, 191, 201
水分の移動における	214
静止膜電位の発生における	58, 180
膜内外の濃度勾配	54, 55, 57-59
カリウムチャネル potassium channel	11, 57-59, 63, 65, 66, 68, 81, 84, 85, 124, 180, 181, 183, 184, 188, 214, 276, 286, 313, 347
HERG	180, 181, 184, 191
K_{ATP} チャネル	11-14, 67, 68, 347
LQT症候群	181-183
気孔の開口	213, 214
筋肉の活動電位における	124
光合成	213, 214
構造	65
神経の活動電位における	78, 81
新生児糖尿病	14, 15, 48
心臓の活動電位における	84, 180, 181
選択性	65, 66
電気感受性	160
片頭痛	16, 268, 275, 276
カリウム電流 potassium current	82, 85
ガルヴァーニ電気 galvanism	20, 39, 41, 43, 45
ガルヴァノメーター（検流計）galvanometer	74, 166, 167
カルシウムイオン calcium ions	51, 57, 107, 108, 110, 132, 134, 135, 178-180, 222, 279, 281, 349
筋収縮における	110, 132, 134, 135
細胞死における	281
心筋の収縮における	178, 185
神経伝達物質の放出における	108
カルシウムチャネル calcium channels	107-109, 125, 132, 133, 178-180, 185, 188, 190, 222, 276, 310, 349
骨格筋の収縮における	132, 133
疾患における	276
心筋の収縮における	178, 185
神経伝達物質の放出における	107-109
カルシウム貯蔵 calcium stores	133, 134, 178
感覚神経 sensory nerves	247, 248, 250-252, 337
感光色素 photopigment	221, 222, 228, 229
感情 emotions	220, 256, 264, 270, 286-288, 296, 297, 307, 314-317, 338
関連する脳領域	306
と記憶	297
桿体細胞 rods	219-224, 228, 229, 244
感電死 electrocution	29, 115, 142, 331-336
電気椅子	333, 335, 336
トプシー（象）	319, 320, 335, 351
記憶 memory	297-303
意識と	297, 313, 315, 316
運動技能	299
関連する脳領域	297-299
記憶補助	346
空間	299, 300
作動	299
睡眠、重要性	308
喪失	34, 281, 316, 330
短期	281, 299, 230
長期	299, 300, 308, 316
匂い	242-245
「海馬」「樹状突起スパイン」「モレゾン、ヘンリー・グスタフ（人名）」も参照	
記憶喪失 amnesia	34, 281, 316, 330
電気痙攣療法	328, 339
薬剤による	316
機械刺激感受性 mechanosensation	234
機械刺激感受性イオンチャネル mechanosensitive ion channels	234
気孔 stomata	213, 214
義肢 prosthetic limbs	343, 344, 346
喫煙 smoking	268, 291, 292
基底膜 basilar membrane	232-234
ギムネマ Gymnema sylvestre	240
ギムネマ酸 gymnemic acid	240
ギャップ結合 gap junctions	118, 119
求愛行動 courtship	
魚の	159
ショウジョウバエの	304
草原ハタネズミの	293
嗅覚 olfaction	240, 243, 244, 253
嗅覚受容体 olfactory receptors	242, 243
嗅球 olfactory bulb	244
吸血コウモリ vampire bats	17, 225, 248
嗅神経細胞 olfactory neurones	242-244
嗅線毛 olfactory cilia	242
共感覚 synaesthesia	274, 275
狭心症 angina	185, 186
キラーT細胞 killer T-cells	207
ギラン・バレー症候群 Guillain-Barre syndrome	73
筋緊張症のヤギ myotonic goat	121, 122, 128-130, 283
筋小胞体 sarcoplasmic reticulum	132, 133, 178
「カルシウム貯蔵」も参照	
筋肉 muscle	
活動電位	124, 125, 130-133, 136, 144
管状のネットワーク	124
構造	122-125

硬直		121, 127, 128, 132, 135, 282-284, 329, 330, 340
収縮		110, 125, 130, 132, 134-136
神経支配		123, 144, 145, 189
脱力		73, 109, 116, 122, 125, 126
単収縮		123, 124

「悪性高熱症」「筋緊張症のヤギ」「先天性筋緊張症」「電気板」も参照

筋紡錘 muscle spindle		344
筋無力症 myasthenia gravis		117
クラーレ curare		67, 111-113, 117
グラスピー grass pea (*Lathyrus sativa*)		279, 280
クラム clams		88, 89
グリア細胞 glial cells		259
グリシン glycine		278, 282, 283
グリシン受容体 glycine receptors		282-284, 313
グルコース glucose		12, 13, 67, 268, 347
グルタミン酸 glutamate		241, 278-281
グルタミン酸受容体 glutamate receptors		279-281, 302, 313
グルタミン酸ナトリウム monosodium glutamate		241, 281
クロゴケグモ black widow spider		105
クロロホルム chloroform		312, 313
ケシ poppy, opium (*Papaver somniferum*)		232, 309
血液脳関門 blood-brain barrier		71, 73, 85, 259, 281
ケトン食療法 ketogenic diet		286
幻覚物質 hallucinogen		296

「LSD」も参照

言語 speech		235, 256, 257, 264, 266, 342
健康の殿堂 Temple of Health		324, 325
幻視 optical illusions		296
抗うつ薬 antidepressants		294, 329
高カリウム血性周期性四肢麻痺（HYPP）hyperkalaemic periodic paralysis		125-128
孔器 pit organs		248
高血圧 hypertension		201
光合成 photosynthesis		213, 214
虹彩 iris		189, 218, 220
幸福感 happiness		310
興奮−収縮連関 excitation-contraction coupling		132
交流（AC）alternating current		320, 333, 334
コカ・コーラ Coca-Cola		290
コカイン cocaine		289, 290
骨相学 phrenology		263
琥珀 amber		21-23
ごま葉枯病 Southern corn leaf blight (*Bipolaris maydis*)		193-195, 212
ゴリラ gorilla		273
コレラ cholera		203, 204
コレラ菌 cholera (*Vibrio cholerae*)		203, 204
コンデンサー capacitor		26, 27
コンドロデンドロン・トメントスム *Chondrodendron tomentosum*		111

【さ】

サーファクタント surfactant		199
サイエントロジー教会 Church of Scientology		338
細菌 bacteria		55, 57, 87, 97, 119, 195, 202, 207, 208, 211, 259
細菌毒素		208
チャネル型タンパク質		207
サイクリック GMP（cGMP）cyclic GMP		186, 222, 228
再分極 repolarization		81
細胞 cell		52
イオン濃度		53-55, 57, 132
起源		55
プログラム細胞死		209
膜		12, 51, 53-58, 60-63, 67, 68, 77, 84, 107-111, 118, 123, 126, 148, 185, 198, 200, 204-207, 210, 214, 233, 234, 246, 349
細胞間の伝達物質 intracellular messengers		222
魚 fish		69, 70, 85-88, 137-142, 146-149, 151-160, 225, 308

「シビレエイ」「電気魚」「デンキウナギ」「ナイフフィッシュ」「フグ」も参照

サキシトキシン saxitoxin		88-91
サソリ scorpion		85, 95
殺虫剤 insecticide		93, 94, 208, 209
サメ shark		149-153, 155, 350
電気受容器		152
光ケーブルへの攻撃		149, 150
ザリガニ crayfish		304, 305
サリン sarin		90, 114, 115
死 death		1064
細胞死		207, 209-211, 259, 278, 279, 281, 303
死刑		42, 113, 190, 335, 336
心臓突然死		169, 182, 183
電気ショックによる		320, 334, 336
毒素による		85, 88, 97, 98, 111, 203
ジアテルミー diathermy		327
耳音響放射 otoacoustic emissions		235
紫外線 ultraviolet light		95, 225-227
視覚野 visual cortex		265, 270, 272, 276, 300
色覚 colour vision		220, 223-225, 227, 229, 272
色覚異常 colour blindness (achromatopsia)		218, 227-229, 351
磁気共鳴画像（MRI）magnetic resonance		

見出し	ページ
imaging	268, 344
軸索 axons	70-72, 79, 80, 84, 95, 107, 125, 209, 210, 244, 260, 294
イカの	77, 79, 81, 83
ミエリン化	72, 73
ジクロロジフェニルトリクロロエタン（DDT）	93, 94
自己認識 self-awareness	296, 316
脂質 lipid	53-56, 58, 205, 210, 313
視床 thalamus	306, 307, 340
視神経 optic nerve	73, 76, 220, 222, 225, 252, 270, 271
肢端紅痛症 erythermalgia	249
シナプス synapse	97, 99, 104-110, 114, 115, 117-119, 123, 148, 216, 262, 277, 283, 290, 291, 294, 296, 300-303, 313
神経−筋	103-105, 108, 109, 114, 116, 119, 262, 277, 278, 291
神経−神経	104, 105
電気	118
抑制性	277, 283
「アセチルコリン」「アセチルコリンエステラーゼ」「クラーレ」「神経ガス」「神経伝達物質」も参照	
シナプス後細胞 postsynaptic cell	99, 106, 277, 283
シナプス小胞 synaptic vesicle	107, 108, 110
シナプス前細胞 presynaptic cell	99, 108, 277
シナプスの可塑性 synaptic plasticity	301
シナリン cynarin	239
シビレエイ torpedo	38, 137, 143, 146-149, 320, 321, 348, 355
ジミー（犬）Jimmie	165, 166, 357
ジムナーカス Gymnarchus	155-158
地面（電位）ground (voltage)	24, 29, 30, 32, 33, 49, 50, 331, 332
社会的序列 social hierarchy	158
収縮期 systole	163
シュードモナス属 Pseudoalteromonas tetraodonis	87
樹状突起 dendrites	71, 242, 260, 261, 301, 302
樹状突起スパイン dendritic spines	261
シュワン細胞 Schwann cell	72
笑気 laughing gas	311, 313
猩紅熱 scarlet fever	208
ショウジョウバエ fruit fly (Drosophila)	180, 181, 197, 304, 339
エーテル・ア・ゴーゴー	181
求愛の歌	304
の精子	197
小児糖尿病 juvenile diabetes	14
ショウノウ camphor	248
小脳 cerebellum	258, 261, 301
上皮ナトリウムチャネル（ENaC）epithelial sodium channels (ENaC channels)	199-201, 204, 241
小胞 vesicle「シナプス小胞」を参照	
食虫植物 carnivorous plants	215
植物 plants	92, 93, 111-113, 116, 188, 193, 194, 197, 205, 209, 212-216, 225, 279, 280, 284
イオンチャネル	212-216
活動電位	214-216
気孔	213, 214
光合成	213, 214
ごま葉枯病	193-195, 212
食虫	215
毒素	93, 194, 279
除細動器 defibrillator	171, 175, 176, 183, 339
触覚 touch	215, 246, 249, 265
徐脈 bradycardia	169
視力 vision	
色	17, 218-229, 252, 272-276
鋭敏さ	189, 220, 222
共感覚	274, 275
暗闇での	153, 222, 223
幻覚	67, 252, 274, 295, 296, 328, 351
光の感知	221
片頭痛の前兆	276
「目」も参照	
心筋細胞 heartcells	162, 164, 168, 178, 266
心室	162-164, 168-174, 177, 180, 181, 190
洞房結節（ペースメーカー）	163, 164, 169, 170, 172, 175, 185, 187, 188
神経−筋接合部 neuromuscular junction	103-105, 108, 109, 114, 116, 119, 262, 277, 278, 291
結合の数	262
伝達	116, 278
「シナプス」も参照	
神経インパルス nerve impulse	45, 51-53, 70-72, 74-77, 79, 81, 82, 84, 85, 95, 107-110, 114, 119, 130, 151, 217, 219, 240, 246, 251, 252, 290
感覚的な経験における	252
伝達	52, 53, 70, 75, 76, 95, 251
伝達物質放出	222
発生	51, 74, 76, 77, 82, 85, 95, 151, 240, 246
「活動電位」も参照	
神経ガス nerve gas	90, 114-116
神経細胞 nerve cell	70, 119, 210, 262, 287
インパルス伝達	303
インパルス発生	178
運動の制御	279, 340

エネルギー消費	268	心ブロック heart block	171
オプトジェネティック（光遺伝学）	303	心房細動 atrial fibrillation	170
灰白質	258	腎臓 kidney	147, 185, 200, 205, 206
構造	71, 260, 261	（腎）尿細管 kidney tubule	200, 206, 350
脳	255-262, 265, 266, 268, 270, 276-278, 281, 283, 285-287, 289, 292, 301, 303, 315, 340	水晶体 lens	218, 219, 225-227, 351
		白内障	226
の死	258, 276, 278, 279, 281, 303	水素イオン hydrogen ions	51, 214, 240, 241, 351
場所細胞	300, 308	錐体細胞 cones	220-225, 228, 244
連絡	258	髄膜 meninges	259
「ニューロン」も参照		睡眠 sleep	162, 178, 179, 182, 258, 267, 268, 288, 305-308, 315
神経終末 nerve terminal	95, 100, 103, 107-110, 116, 123, 187, 246, 250, 251, 277, 343	記憶	308
		睡眠中の突然死	182
神経線維 nerve fibre	39, 51, 58, 70-76, 99, 123, 124, 148, 154, 233, 258, 260, 289, 350	ナルコレプシー	307
		ノンレム睡眠	305, 306
運動	122	レム睡眠	305, 306
感覚	249-251, 337	「スープ戦争」Soup Wars	282
巨大な	77, 305	頭痛 headache	276, 290, 320, 322
「軸索」「神経終末」も参照		ストリキニーネ中毒 strychnine poisoning	282-284
神経伝達物質 neurotransmitter	67, 102, 107, 108, 148, 219, 286-290, 294, 305, 310	スルホニル尿素 sulphonylureas	14, 15
		精子 sperm	195-198
「アセチルコリン」「グリシン」「グルタミン酸」「セロトニン」「ドーパミン」も参照		静止電位 resting potential	77
		静電気 static electricity	18, 21-23, 25, 28, 35, 155, 238, 323
心室細動 ventricular fibrillation	171, 181, 190		
心臓 heart		琥珀	21-23
イオンチャネル	85, 89, 178-184, 188, 190, 191	「ライデン瓶」も参照	
活動電位、電気活動	162-165, 169, 171, 178, 180, 181, 191	静電気発生装置 electrostatic generator	25, 26, 35, 36, 38, 321, 323, 332
構造	162-163	生物農薬 biological control agents	208
コンピュータモデル	191	生物兵器 biological weapons	90, 93
収縮	162-164, 168, 169, 171, 175, 177-180, 185	赤外線 infrared radiation	225, 248
電気信号の伝導路	169, 177	セロトニン serotonin	67, 294, 296, 305
迷走神経抑制	188	セロトニン受容体 serotonin receptors	295, 296
「LQT症候群」「心電図」「ブルガーダ症候群」も参照		全身麻酔 general anaesthesia	135, 311-313, 315, 329
		先天性筋緊張症（先天性パラミオトニア）	
心臓突然死 sudden cardiac death	169, 182, 183	paramyotonia congenita	126-128, 130, 132, 135
心臓発作 heart attack	17, 169, 171, 176, 191	セント・アルフェッジの奇跡 miracle of	
心停止 cardiac arrest	34, 171, 174, 175, 177	St Alfege's	117
心電図（ECG）electrocardiogram	162, 164, 165, 167, 168, 174, 179, 181, 184, 266, 345	草原ハタネズミ prairie vole	293
		側坐核 nucleus accumbens	289, 293, 294
浸透 osmosis	205	側線 lateral line	153
心肺蘇生 cardiopulmonary resuscitation	34, 161, 175	「空飛ぶ少年」の実験 flying boy experiment	24
心拍 heartrate	100, 105, 164, 169-171, 177, 186-188, 258, 288	**【た】**	
アセチルコリン	99-105, 108-111, 113, 115-117	第一次世界大戦 World War I	75, 102, 112, 290
アドレナリン	185, 186, 189, 191, 199	第二次世界大戦 World War II	94, 221, 280, 327, 350
異常	170	体性感覚系 somatosensory system	265
運動中の	164, 185, 189	大脳皮質 cerebral cortex	257, 258, 265, 276, 299, 300, 303, 306
深部脳刺激療法 deep brain stimulation	340, 344		

大脳辺縁系 limbic system	244	抵抗 (電気、Ω) resistance (electrical)	32, 34, 48-50, 151, 152, 157, 332, 333, 337, 338
タクシー運転手 taxi drivers	300	テイザー銃 Tasers	337
多精、防止 polyspermy, prevention	198	テトロドトキシン tetrodotoxin	70, 85-89, 91
脱分極 depolarization	81, 84, 190	テルフェナジン terfenadine	183, 184
タバコ tobacco (*Nicotiana tabacum*)	268, 290, 291, 320	「電位依存性」ゲーティング voltage-dependent gating	68
多発性硬化症 multiple sclerosis	73	電位固定法 voltage clamp	80, 81, 130, 131
単孔類 monotremes	153, 154	電位差 voltage difference	25, 33, 49, 53, 58, 106, 111, 123-126, 133, 144, 145, 148, 180, 214, 222, 350
ダントロレン dantrolene	135	細胞膜内外の	67, 68, 77, 84, 198, 233, 234
地球(電位)(「地面」を参照)		電荷 electric charge	21, 22, 25, 26, 33, 48, 51, 58, 64, 84, 123, 144, 157, 188, 198, 323, 349
「チャイニーズレストラン症候群」'Chinese restaurant syndrome'	281, 282	てんかん epilepsy	16, 48, 267-269, 284-286, 299, 328-330, 339, 347
チャネル型タンパク質 channel-forming proteins	13, 207	電気 electricity	147, 162, 213, 317, 320-328
チャネル病 ion channel diseases	132	安全のためのトリップスイッチ	332
LQT症候群	181-183	静電気	18, 21-23, 25, 26, 28, 35, 36, 38, 155, 321, 323, 332
アクアポリン（チャネル病）	205, 206	電力供給	331-334
悪性高熱症	134, 135	動物	17, 35-39, 44, 52
塩類喪失症候群	201	動物電気と家庭用電気の違い	51, 52
高カリウム血性周期性四肢麻痺 (HYPP)	125-128	の定義	48
ごま葉枯病	193-195, 212	「感電死」「照明」「電荷」も参照	
色覚異常	218, 227-229, 351	電気椅子 electric chair	333, 335, 336
肢端紅痛症	249	電気魚 electric fish	138, 139, 156, 160
重症筋無力症	117	社会的序列	158
新生児糖尿病	14, 15, 48	電気感知	153-156, 158
先天性筋緊張症	127, 128, 130, 132, 135	電気ショック	138, 139, 156-160
先天性パラミオトニア	126, 127	「電気受容器」「電気板」「発電器官」も参照	
低血圧	201	デンキウナギ eel, electric (*Electrophorus electricus*)	17, 38, 139-149, 155, 157, 159, 350
てんかん	16, 48, 267-269, 284-286, 299, 328-330, 339	電気エーテル Electrical Ether	325
囊胞性線維症	16, 201-203	電気感知 electroreception	153-156, 158
びっくり病	282-284, 313	電気痙攣療法 (ECT) electroconvulsive therapy	328-331, 339
ブタストレス症候群	134, 135	電気受容器 electroreceptor	153, 154, 157, 350
ブルガーダ症候群	178, 179	ギアナコビトイルカ	154
片頭痛	16, 268, 275, 276	サメ	152
ランバート・イートン筋無力症候群 (LEMS)	109	単孔類	153, 154
リドル症候群	201	ナイフフィッシュ	158
チャネルロドプシン channel rhodopsin	304	「ロレンチーニ器官」も参照	
聴覚 hearing	229-239	電気ショック electric shock	17, 21, 24, 27, 38, 40, 41, 43-45, 49, 50, 54, 68, 70, 77, 84, 100, 101, 135, 136, 138-149, 155, 170, 171, 174-176, 183, 320, 321, 323, 324, 328, 329, 331, 332, 334, 336, 337
蝸牛管増幅器	234		
機械刺激感受性のイオンチャネル	234		
周波数の聞き分け	230, 231, 234, 341		
喪失	218, 237-239, 342		
補聴器	235, 341, 344		
耳鳴り	238, 239	死体を使った公開実験	40-42
「耳」「有毛細胞」「聾（難聴）」も参照		心臓への	171, 174-176, 183
聴神経 auditory nerve	230, 231, 233-235, 341, 342		
聴毛 stereocilia	232-234		
つがいの絆 pair bonding	293		
ツボクラリン tubocurarine	112		

電気魚	138, 139, 156-160	新生児	11
電気痙攣療法（ECT）	328-331, 339	の種類	14
電気治療	321-323, 326	動物電気 animal electricity	17, 35-39, 44, 52
ボルタ電堆	38, 41, 42, 143, 144	家庭用電気との違い	51, 52
ライデン瓶	25-27, 29, 35, 38, 50, 138, 323	洞房結節（ペースメーカー）	163, 164, 169, 170, 172, 175, 185, 187, 188
「除細動器」「電気椅子」「電気治療」「トプシー」も参照		ドウモイ酸 domoic acid	281
電気ショック療法 electric shock treatment	321, 329	トウモロコシ corn, maize	193-195, 209, 212
「電気痙攣療法」も参照		ドーパミン dopamine	289, 290, 293, 294
電気治療 electrotherapy	321-323, 326	ドーベルマン犬 Doberman pinscher dog	307
デンキナマズ African catfish (*Malapterurus electricus*)	138, 139	ドクニンジン hemlock (*Conium maculatum*)	113
電気の医学利用 medical uses of electricity		毒矢 arrow poisons	67, 110, 111
義肢	343, 344, 346	トナカイ reindeer	225
ジアテルミー	327	トプシー（象）Topsy (elephant)	319, 320, 335, 351
人工内耳	235, 341, 342	トムゼンの筋緊張症 Thomsen's myotonia	132
深部脳刺激	340, 344, 345	鳥 birds	92-94, 188, 225, 247, 280, 308
電気痙攣療法（ECT）	328-331, 339	ドリアン durian fruit	245
電気治療	321-323, 326	トリカブト（アコニチン）aconite (aconitine), monkshood, wolfsbane	91, 92
ピュルヴェルマシェール式健康帯	327		
「除細動器」「ペースメーカー」も参照		**【な】**	
「電気の精」Electricity Fairy	16	ナーバス・エーテル・バルサム Nervous Ætherial Balsam	325
電気の単位 units of electricity	40, 48	ナイフフィッシュ knifefish	139, 155, 158, 159
電気板 electroplaques	143-146, 148, 157	「ジムナーカス」も参照	
シビレエイ	38, 137, 143, 146-149, 320, 321, 348, 355	ナチュラルキラー（NK）細胞 natural killer cells	207
デンキウナギ	38, 139-149, 155, 157, 159, 350	ナトリウム（イオン）sodium (ion)	51-57, 65, 66, 68, 80-85, 95, 107, 111, 125, 146, 165, 180, 190, 199, 201, 214, 215, 222, 240, 241, 281, 291
天国のベッド Celestial Bed	325	活動電位における	80, 81, 111, 214, 215
電子 electrons	21, 22, 49, 51, 333	血圧調節	200, 201
電堆 voltaic pile	41	水分取り込み	200, 201
電池 electric battery	38, 42, 52, 141, 146, 172, 174, 333, 340	膜内外の濃度勾配	54, 55, 57, 146, 199
初期の（ボルタ電堆）	38, 39, 41, 42, 44, 143, 144	ナトリウムチャネル sodium channel	57, 70, 80, 81, 84, 85, 88-95, 124-127, 178, 179, 188, 190, 199, 241, 249, 251, 286
生物の	144	Nav1.7	249-251
電流 current		SCN5A	178
感電死（電気処刑）	29, 115, 142, 331-336	痛みの知覚	249, 250
交流	320, 333, 334	塩類喪失症候群	201
直流	320, 333, 334	高カリウム血性周期性四肢麻痺（HYPP）	125-128
電流の戦い	333	肢端紅痛症	249
の定義	48, 51, 52	上皮	199, 241
唐辛子 chilli peppers	246, 247	先天性筋緊張症	126-128, 130, 132, 135
瞳孔 pupil	188, 189, 219, 220	先天性無痛症	248
統合失調症 schizophrenia	328, 329	電位感受性	95
疼痛（痛み）pain	248-251, 323	不活性化	84, 126, 190
エンドルフィン	310, 311	ブルガーダ症候群	178, 179
緩和	309	リドル症候群	201
肢端紅痛症	249		
先天性無痛症	248		
慢性	250, 251		
糖尿病 diabetes	11-15, 68, 249		

「サキシトキシン」「テトロドトキシン」も参照	
ナトリウム電流 sodium current	82, 84, 85, 107
ナトリウムポンプ sodium pump	54, 55
ナマズ catfish (namazu)	138, 139, 151
ナルコレプシー narcolepsy	307
匂い smell	242-245
ニコチン nicotine	290-292
ニトログリセリン nitroglycerin	186
乳児硬直症候群 stiff-baby syndrome	282
乳児の突然死 cot death	182
ニューロン neurone 70, 106, 122, 262, 270, 277, 281, 286, 292, 294, 300, 302, 303, 310, 313-315, 317, 340	
運動	122
海馬	281, 299-301, 308
嗅神経細胞	242-244
結合	262, 302
死	281
麻酔の作用	314
ミラー	270
「神経細胞」も参照	
尿 urine	21, 200, 205, 206, 225
ニンニク garlic	248
熱感知 heat sensing	248
熱水噴出孔 hydrothermal vents	55
脳 brain	
運動野	265, 268, 271, 301
海馬	281, 299-301, 308
灰白質	258
画像検査	267, 300, 316
嗅球	244
グリア細胞	259
血液供給	171
視覚野	265, 270, 272, 276, 300
視床	306, 307, 340
手術	339
小脳	258, 261, 301
前頭前野	264, 271
前脳	257, 258
側坐核	289, 293, 294
体性感覚系	265
大脳皮質	257, 258, 265, 276, 299, 300, 303, 306
大脳辺縁系	244
電気刺激	37, 43, 132, 234, 323, 328, 339, 340
脳波	266, 267, 306
脳梁	257
白質	258
扁桃体	270, 289, 297, 301, 306
報酬中枢	268, 288-290, 293, 310
紡錘状回	275

脳幹 brainstem	258, 259, 282, 306
脳障害 brain damage	34
アルツハイマー病	302, 303, 346
てんかん	16, 48, 267-269, 284-286, 299, 328-330, 339
片頭痛	16, 268, 275, 276
脳卒中 stroke	170, 259, 264, 265, 272, 291
脳電図（EEG）electroencephalogram	266
脳の報酬中枢 reward centre of the brain	268, 288-290, 293, 310
嚢胞性線維症 cystic fibrosis	16, 201-203
嚢胞性線維症膜コンダクタンス制御因子（CFTR） cystic fibrosis transmembrane regulator	202
ノルアドレナリン noradenaline	101, 105, 189
ノンレム睡眠 non-rapid eye movement (NREM) sleep	305, 306

【は】

パーキンソン病 Parkinson's disease	288, 340
パーフォリン perforins	207
肺 Lung	163, 164, 172, 198-203, 291, 312
癌	109, 291
出生時の水分排出	199
嚢胞性線維症	16, 201-203
バイアグラ Viagra	186, 223
梅毒 syphilis	288
ハエトリグサ Venus fly trap	215, 216
白質 white matter	258
白内障 cataracts	226
場所細胞 place cells	300, 308
バソプレッシン vasopressin	293
バチルス・チューリンゲンシス *Bacillus thuringiensis*	208
麦角菌 *Claviceps purpurea*	102, 295
パッチクランプ法 patch-clamp method	60, 62
発電器官 electric organ	
シビレエイ	147-149
デンキウナギ	143, 145, 155
バトラコトキシン batrachotoxin	92
鼻ねじ（馬）twitch (use on horses)	310, 311
鍼治療 acupuncture	311
ハリモグラ spiny anteater (echidna)	154
パレイラ根 pareira vine	111
バンデグラフ起電機 Van de Graaf generator	25, 332
光の感知 photodetection	221
皮質（脳の）cortex (of brain)	
運動野	265, 268, 271, 301
視覚野	265, 270, 272, 276, 300
前頭前野	264, 271
体性感覚	265

大脳	257, 258, 265, 276, 299, 300, 303, 306
ビタミン A vitamin A	221, 351
びっくり病 startle disease	282-284, 313
ピトフーイ pitohui	92, 93
皮膚 skin	34, 70, 92, 115, 119, 125, 134, 149, 164, 167, 201, 207, 246, 247, 265, 266, 333, 336-338, 350
ギャップ結合チャネル	118, 119
電気抵抗	333, 337, 338
ヒポクレチン hypocretin	307
ピュルヴェルマシェール式健康帯 Pulvermacher electric belt	327
ヒョウモンダコ blue-ringed octopus	87, 88
避雷針 lightning conductor/rod	30-32, 44
頻脈 tachycardia	169
フィゾスチグミン physostigmine	116, 117
フェロモン pheromones	120
フグ puffer fish	70, 85-87, 89
不整脈 cardiac arrhythmia	16, 171, 179, 181, 183, 184
ブタストレス症候群 porcine stress syndrome	134, 135
不能 impotence	50, 186, 325
フラスモ（フラスコモ） Nitella	214
ブラックスモーカー black smokers	55
プリマス海洋生物研究所 Marine Biological Laboratories Plymouth	77, 79
ブルガーダ症候群 Brugada syndrome	178, 179
「ブレインボウ」マウス 'brainbow' mouse	262
プレスチン prestin	234
ブローカ野 Broca's area	264, 265, 268
プログラム細胞死 programmed cell death	209
プロポフォール propofol	313
分子生物学 molecular biology	63, 64
平衡電位 equilibrium potential	58
ペースメーカー pacemaker	163, 164, 169, 170, 172-175, 188, 339, 340, 344, 345
人工	170, 172, 173
心臓の細胞	169
心臓のリズムの回復	174
「洞房結節」も参照	
ペパーミントオイル peppermint oil	247
ヘビ snake	85, 140, 248
ベラドンナ deadly nightshade (Atropa belladonna)	188
ヘロイン heroin	310
片頭痛 migraine	16, 268, 275, 276
扁桃体 amygdala	270, 289, 297, 301, 306
鞭毛虫 dinoflagellates	88
房室結節 atrioventricular node	164, 169, 177

ポジトロン放出断層撮影（PET）positron emission tomography	268, 269, 354
補体 complement	207
発作 seizure	108, 121, 125-127, 134, 135, 162, 182, 267, 284, 286
ボツリヌス菌 Clostridium botulinum	97
ボツリヌス毒素 botulinum toxin	97, 98, 110, 348
ボトックス botox	17, 97-99
ボドリアン図書館 Bodleian Library	354, 355
ボルト（V）volts (V)	40, 48, 50, 332, 333, 350
定義	48
電気供給	68, 333, 334
電気ショックの	139, 142, 144, 147, 320, 332, 334

【ま】

膜電位 membrane potential	58, 68, 78, 80, 81, 84, 124, 178, 180, 214, 222, 233, 304, 347, 349
再分極	81
脱分極	81, 84, 190
「活動電位」「静止電位」も参照	
麻酔 anaesthesia	113, 114, 129, 134, 135, 181, 190, 250, 251, 267, 268, 288, 289, 311-316, 328
悪性高熱症	134, 135
局所	266, 340
全身	311, 313, 315
麻酔薬 anaesthetics	137, 251, 284, 311, 313
局所	251
全身	135, 312, 313
マスタード mustard	248
マチン Strychnos nux-vomica	284
マッドハニー mad honey	93
マリアーニ・ワイン Vin Mariani	290
ミエリン myelin	71-73, 258, 259
味覚 taste	239, 240, 242, 244
「嗅覚」も参照	
味覚受容体 taste receptors	240
水チャネル water channels	205, 206, 350
（「アクアポリン」を参照）	
ミズナギドリ sooty shearwater	280, 281
ミズワニ crocodile shark (Pseudocarcharias kamoharai)	149
ミトコンドリア mitochondria	72, 210-212
耳 ear	229
音の感知	229-235
蝸牛インプラント（人工内耳）	341, 342
基底膜	232-234
の構造	230
有毛細胞	230, 232-234, 237, 238, 246, 341, 342
「聴覚」「聾（難聴）」も参照	

耳鳴り tinnitus	238, 239
「耳の歌」'ear songs'	235
ミラーニューロン mirror neurone	270
味蕾 taste buds	240, 350
ミラクリン miraculin	239
ミラクルフルーツ miracle fruit (Synsepalum dulcificum)	239
ムジナモ waterwheel plant	216
ムスカリン受容体 muscarinic receptors	188
目 eye	188, 218-229
暗闇での視覚	153, 222, 223
構造	219
色覚	220, 223-225, 227-229, 272
色覚異常	218, 227-229, 351
光の感知	221
「視覚」も参照	
迷走神経 vagus nerve	70, 100, 105, 187-189
迷走神経物質 Vagus-stoff	100
「アセチルコリン」も参照	
メントール menthol	247
盲視 blindsight	272
モウセンゴケ sundew	216
盲点 blind spot	220
網膜 retina	218-221, 252, 270
モスキート装置 Mosquito device	237
モルヒネ morphine	309, 310
「門番」細胞 guard cells	214

【や】

ヤギ gout	16, 47, 121, 122, 127-132, 283
有毛細胞（耳の）hair cells (of the ear)	230, 232-234, 237, 238, 246, 341, 342
外有毛細胞	232-235, 237, 238
ダメージを受けた	341, 342
内有毛細胞	232-235, 238, 342
夢 dreams	305, 306, 309
溶血毒素 haemolysin	208
ヨーロッパオオヤリイカ Loligo forbesii	76
「イカ」も参照	
抑うつ depression	235, 288, 290, 294, 329, 330, 344

【ら】

ライデン瓶 Leyden jar	25-27, 29, 35, 38, 50, 138, 323
ラチルス病 lathyrism	279, 280
ランバート・イートン筋無力症候群（LEMS）Lambert Eaton myasthenic syndrome	109
ランビエ絞輪 nodes of Ranvier	72
リアノジン受容体 ryanodine receptors	132-135
リドカイン lidocaine	251
リドル症候群 Liddle's disease	201
リモネン limonene	243, 244
レーダー radar	78, 79, 155, 221
レチナール retinal	221
レム睡眠 rapid eye movement (REM) sleep	305, 306
聾（難聴）deafness	182, 235
蝸牛インプラント（人工内耳）	341, 342
ロックフェラー財団 Rockefeller Foundation	103
ロドプシン rhodopsin	221, 223, 224, 304
ロレンチーニ器官 ampullae of Lorenzini	151, 350
ロンドン電気診療所 London Electrical Dispensary	323

【わ】

ワサビ wasabi	248, 351
ワット watts	350

著者・訳者等 紹介

フランシス・アッシュクロフト Dame Frances Ashcroft
オックスフォード大学教授（生理学）。トリニティ・カレッジのフェロー。本書の主人公であるイオンチャネルについての研究統合コンソーシアム（OXION）の会長も務める。自身の主な研究テーマは、血糖値の上昇がインスリン分泌を刺激する仕組みについて、および糖尿病におけるそのプロセスの異常について。研究業績に対して数多くの受賞歴がある。2012年にロレアル/ユネスコ女性科学者賞を、2015年にはエリザベス女王より大英帝国勲位Dameを授与された。初の一般読者向けの著書として、『人間はどこまで耐えられるのか（原題：Life at the Extremes: The Science of Survival)』（河出書房新社、2008年）がある。

広瀬 静 ひろせしずか
1961年生まれ。九州大学薬学部薬学科卒業。医学系出版社での編集職を経て、1999年よりフリーランスの医学薬学ライター・翻訳者。学術記事の執筆と翻訳に従事するとともに、2010年より一般書の翻訳にも携わる。訳書に、ブライアン・クレッグ著『もしも、アインシュタインが間違っていたら？』（すばる舎リンケージ）、スーザン・グリーンフィールド著『マインド・チェンジ テクノロジーが脳を変質させる』（KADOKAWA）、ジャック・チャロナー著『世界で一番楽しい元素図鑑』（エクスナレッジ）など。

線画 ロナン・マホン Ronan Mahon

翻訳協力　株式会社 トランネット

編集　大山茂樹・寺嶋誠／編集協力　山本幸男／装幀　東京書籍 AD 金子 裕

編集注：本書では、人名のカタカナ表記は、通念として日本で普及している人名を除いて、本人の名前の実際の発音に近いカタカナ表記をめざした。例えば、著者のファーストネームをフランセスと表記している書籍があるが、本人の発音からはフランシスとすべきであり、本書ではこちらで表記している。

生命の閃光　体は電気で動いている

2016年7月29日　第1刷発行

著　者　フランシス・アッシュクロフト
訳　者　広瀬　静
発行者　千石　雅仁
発行所　東京書籍株式会社
　　　　東京都北区堀船 2-17-1（〒114-8524）
　　　　営業 03-5390-7531 ／編集 03-5390-7455
印刷・製本所　株式会社 シナノ パブリッシング プレス

禁無断転載　乱丁・落丁の場合はお取り替えいたします。
東京書籍　書籍情報　http://www.tokyo-shoseki.co.jp
　　　　　　　　　　e-mail: shuppan-j-h@tokyo-shoseki.co.jp
ISBN 978-4-487-80797-0 C0047
Japanese text copyright © 2016 by Shizuka Hirose
All rights reserved.
Printed in Japan

好評既刊書

科学は歴史をどう変えてきたか
その力・証拠・情熱

マイケル・モーズリー、ジョン・リンチ 著
久芳清彦 訳

古代から現代まで科学のあらゆる分野の大発見をたどりつつ、科学はどのようにして歴史と世界を変えてきたのかを豊富なオールカラーの図版とともに平易に語る。BBC制作。 二五〇〇円

数学は歴史をどう変えてきたか
ピラミッド建設から無限の探求へ

アン・ルーニー 著
吉富節子 訳

この世のすべてのパターンや法則を発見し宇宙の姿を解明しようとした人類が使ってきた最強のツールが数学である。過去四千年に明らかにされてきた数学の功績をカラー図版とともに語る。 二四〇〇円

医学は歴史をどう変えてきたか
古代の癒しから近代医学の奇跡まで

アン・ルーニー 著
立木勝 訳

人類を悩ませてきたさまざまな病気やケガへの対処。万病を克服しようと挑んだ戦いと数々の勝利、そして今なお解決しえない課題をカラーの図版を辿り、医学の原点を見つめ直す一冊。 二四〇〇円

物理学は歴史をどう変えてきたか
古代ギリシャの自然哲学から暗黒物質の謎まで

アン・ルーニー 著
立木勝 訳

物理学はすべての科学を結びつける科学だ。その目的は物質の最小単位から時空の本質、そして宇宙のすべてを説明しようとする人類にとって最も野心的な知の試みだ。カラー図版とともに解説。 二四〇〇円

もしも月がなかったら
ありえたかもしれない地球への10の旅

ニール・F・カミンズ 著
増田まもる 訳

もしも月がなかったら？　月がもっと地球に近かったら？　太陽がもっと大きかったら？　ブラックホールが地球を通り抜けたら？……科学のIFで探る地球・太陽系の成り立ちとその不思議。 二二〇〇円

もしも月が2つあったなら

ニール・F・カミンズ 著
竹内均 監修
佐藤勝彦 推薦
増田まもる 訳

「もしも月がなかったら」の続編、「もしも月が2つあったなら、地球はどうなっているのだろうか？」科学的なIFをさまざまなデータを駆使して考察する第2弾。科学の面白さを実感できる。 二二〇〇円

月の魔力　普及版

アーノルド・リーバー 著
藤原美子 訳

満月の夜に何かがおきる！　人間の体内の水分も月による潮汐作用が影響しているとするバイオタイド理論で科学のフロンティアを切り開いた書籍。その増補版の平装普及版。超ロングセラー 二二〇〇円

表示は本体価格（税別）